国家卫生健康委员会"十四五"规划教材

全国高等学校教材

供本科助产学专业用

遗传与优生

主　编　陈　叙　李　蓉

副主编　孙　珂　李　颖　赵　梅

编　者　（按姓氏笔画排序）

王　峰（天津医科大学基础医学院）

孙　珂（中山大学附属第三医院）

李　蓉（北京大学第三医院）

李　颖（北京协和医院）

辛　虹（河北医科大学第二医院）

宋少娟（长治医学院基础部）

宋东红（北京大学第三医院）

陈　叙（南开大学附属妇产医院／天津市中心妇产科医院）

陈　静（四川大学华西第二医院）

周　晖（南京医科大学附属妇产医院）

赵　梅（安徽医科大学护理学院）

常　颖（南开大学附属妇产医院／天津市中心妇产科医院）

崔晓波（哈尔滨医科大学基础医学院）

人民卫生出版社

·北　京·

图书在版编目（CIP）数据

遗传与优生 / 陈叙，李蓉主编 . —北京：人民卫生出版社，2021.11（2023.6 重印）

ISBN 978-7-117-32339-0

I. ①遗⋯　Ⅱ. ①陈⋯ ②李⋯　Ⅲ. ①医学遗传学 – 医学院校 – 教材②优生学 – 医学院校 – 教材　Ⅳ. ①R394 ②R169.1

中国版本图书馆 CIP 数据核字（2021）第 225609 号

人卫智网	www.ipmph.com	医学教育、学术、考试、健康，购书智慧智能综合服务平台
人卫官网	www.pmph.com	人卫官方资讯发布平台

遗传与优生

Yichuan yu Yousheng

主　　编：陈　叙 李　蓉

出版发行：人民卫生出版社（中继线 010-59780011）

地　　址：北京市朝阳区潘家园南里 19 号

邮　　编：100021

E - mail：pmph @ pmph.com

购书热线：010-59787592　010-59787584　010-65264830

印　　刷：三河市潮河印业有限公司

经　　销：新华书店

开　　本：850 × 1168　1/16　印张：14　插页：2

字　　数：414 千字

版　　次：2021 年 11 月第 1 版

印　　次：2023 年 6 月第 2 次印刷

标准书号：ISBN 978-7-117-32339-0

定　　价：52.00 元

打击盗版举报电话：010-59787491　E-mail：WQ @ pmph.com

质量问题联系电话：010-59787234　E-mail：zhiliang @ pmph.com

第七轮修订说明

2020 年 9 月国务院办公厅印发《关于加快医学教育创新发展的指导意见》(国办发〔2020〕34 号),提出以新理念谋划医学发展、以新定位推进医学教育发展、以新内涵强化医学生培养、以新医科统领医学教育创新,并明确提出"加强护理专业人才培养,构建理论、实践教学与临床护理实际有效衔接的课程体系,加快建设高水平'双师型'护理教师队伍,提升学生的评判性思维和临床实践能力。"为更好地适应新时期医学教育改革发展要求,培养能够满足人民健康需求的高素质护理人才,在"十四五"期间做好护理学类专业教材的顶层设计和规划出版工作,人民卫生出版社成立了第五届全国高等学校护理学类专业教材评审委员会。人民卫生出版社在国家卫生健康委员会、教育部等的领导下,在教育部高等学校护理学类专业教学指导委员会的指导和参与下,在第六轮规划教材建设的基础上,经过深入调研和充分论证,全面启动第七轮规划教材的修订工作,并明确了在对原有教材品种优化的基础上,新增《护理临床综合思维训练》《护理信息学》《护理学专业创新创业与就业指导》等教材,在新医科背景下,更好地服务于护理教育事业和护理专业人才培养。

根据教育部《关于加快建设高水平本科教育 全面提高人才培养能力的意见》等文件要求以及人民卫生出版社对本轮教材的规划,第五届全国高等学校护理学类专业教材评审委员会确定本轮教材修订的指导思想为:立足立德树人,渗透课程思政理念;紧扣培养目标,建设护理"干细胞"教材;突出新时代护理教育理念,服务护理人才培养;深化融合理念,打造新时代融合教材。

本轮教材的编写原则如下:

1. **坚持"三基五性"** 教材编写坚持"三基五性"的原则。"三基":基本知识、基本理论、基本技能;"五性":思想性、科学性、先进性、启发性、适用性。

2. **体现专业特色** 护理学类专业特色体现在专业思想、专业知识、专业工作方法和技能上。教材编写体现对"人"的整体护理观,体现"以病人为中心"的优质护理指导思想,并在教材中加强对学生人文素质的培养,引领学生将预防疾病、解除病痛和维护群众健康作为自己的职业责任。

3. **把握传承与创新** 修订教材在对原有教材的体系、编写体裁及优点进行继承的同时,结合上一轮教材调研的反馈意见,进一步修订和完善,并紧随学科发展,及时更新已有定论的新知识及实践发展成果,使教材更加贴近实际教学需求。同时,对于新增教材,能体现教育教学改革的先进理念,满足新时代护理人才培养在知识结构更新和综合能力提升等方面的需求。

4. **强调整体优化** 教材的编写在保证单本教材的系统和全面的同时,更强调全套教材的体系性和整体性。各教材之间有序衔接、有机联系,注重多学科内容的融合,避免遗漏和不必要的重复。

5. **结合理论与实践** 针对护理学科实践性强的特点,教材在强调理论知识的同时注重对实践应用的思考,通过引入案例与问题的编写形式,强化理论知识与护理实践的联系,利于培养学生应用知识、分析问题、解决问题的综合能力。

6. **推进融合创新** 全套教材均为融合教材,通过扫描二维码形式,获取丰富的数字内容,增强教材的纸数融合性,增强线上与线下学习的联动性,增强教材育人育才的效果,打造具有新时代特色的本科护理学类专业融合教材。

全套教材共 59 种,均为国家卫生健康委员会"十四五"规划教材。

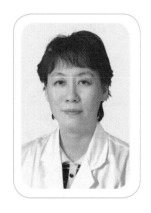

陈叙,主任医师、博士生导师、国务院特殊津贴专家。

天津市中心妇产科医院书记;南开大学博士生导师;天津市人类发育与生殖调控重点实验室主任;中华医学会妇产科分会委员;中国妇幼保健学会生育专业委员会副主任委员;中国医院管理协会妇产医院管理分会副主任委员;天津市医学会妇产科分会主任委员。主持和参加多项国家级及省部级课题,主编助产专业5年制本科教材《助产学》,获得天津市科技进步奖。《国际妇产科学杂志》执行主编,《天津医药》编辑委员会编委,《中华围产医学杂志》编辑委员会编委,天津市医疗事故技术鉴定专家组成员。主要研究方向为胎儿医学、妊娠合并症和并发症的诊治,特别是在产前遗传咨询及产科重症抢救方面有着丰富的经验。

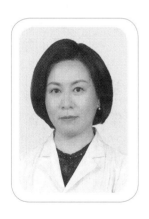

李蓉,主任医师,教授,国家杰出青年科学基金获得者,北京大学第三医院妇产科主任、生殖医学中心主任。中国医师协会生殖医学专业委员会副主任委员兼总干事;中国医疗保健国际交流促进会生殖感染与微生态分会副主任委员;生殖医学分会常委兼秘书;北京医学会生殖医学分会常委兼秘书。

主要研究方向为生殖内分泌疾病和辅助生殖技术。主持"十二五"科技支撑计划开展女性生育力流行病学调查,主持国家重点研发计划课题,开展女性生殖内分泌疾病对辅助生殖技术子代队列研究,致力于子宫内膜容受性等多项国家自然科学基金和省部级科研课题研究,参与发表SCI文章150余篇。连续三年获国家科技进步二等奖,2018年获得北京市茅以升科技奖。

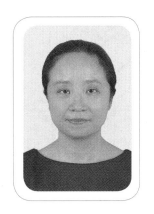

孙珂，主任护师，护理学硕士，中山大学附属第三医院妇产科科护士长。广东省护理学会妇产科专业委员会委员；广东省护士协会助产士分会副会长；广东省医学会围产护理组委员；广东省康复医学会围产康复分会常委；广东省妇幼保健机构等级评审专家。

研究方向和学术专长：妇产科母婴护理、产科危重症护理、妇产科护理教学及新生儿保健。发表论文 30 余篇，科研基金 4 项，参与撰写专著 6 部。

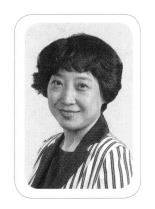

李颖，主任护师，现任北京协和医院妇儿片区执行总护士长。中华护理学会妇科分委会委员兼秘书；中华护理学会产业工作委员会委员；中国抗癌协会护理专业委员会委员。

从事临床护理、教学、科研和管理 28 年，承担北京协和医学院护理学院本科教学工作；主持北京协和护理学院科研课题 1 项；青年 LARC 专项研究课题 1 项；中国医学科学院中央级公益性科研立项 1 项；在各类期刊发表论文 40 余篇；参编教材、专著 20 余部。

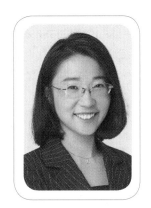

赵梅，教授，博士生导师，儿少卫生与妇幼保健学博士，注册营养师。安徽医科大学护理学院副院长、助产学专业负责人；美国加州大学洛杉矶分校访问学者；省级教学名师、省级教坛新秀。

研究方向为妇幼营养，主持国家自然科学基金 2 项，获中华医学科技三等奖 2 项，在国内外期刊发表论文百余篇。主持省级卓越人才培养创新项目、线下课程、教学研究等项目 6 项。获安徽省级教学成果奖 8 项。主编、参编教材 7 部。

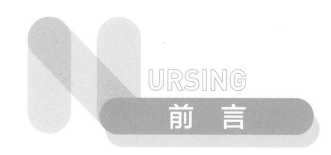

前　言

　　党的十九大提出"实施健康中国战略"的重大战略决策,"健康中国"理念践行了以人民为中心的发展思想。"提高人口素质"广义是指优生,不但可以防止遗传病出现,也有利于改善人口遗传素质,更直接关系到国家的命运和前途。为了更好地配合推进新时代医学教育改革发展要求,培养能够满足人民健康需求的高素质的助产学人才,特编写本教材。

　　本教材主要面向本科助产学专业学生,同时为助产士、产科医生及妇幼健康相关人员提供参考。医学遗传学是从医学的视角来探究人类疾病与遗传的关系,而优生学是医学遗传学发展到一定程度而出现的一门分支学科;医学遗传学为优生学提供了理论基础和技术支撑,优生学的发展也丰富了医学遗传学的内容。因此,本教材特邀请国内多家知名医学院校的妇产科学、遗传学和护理学教授共同编写完成。本着使学生了解遗传病如何发生、如何诊断、如何干预、如何预防,实现优生的目标,未来面对患者时如何咨询、心理疏导和护理等问题,为此本书在编写过程中并不局限于遗传性疾病基础知识的讲解,而是强调较强的临床适用性,并侧重助产专业学生相关临床思维的培养,同时还增加了对应的伦理学和心理学讲解。原则上是使"未来的助产士"通过学习教材中的遗传学与优生学知识目标,达到本书中相对应的能力目标和素质目标,掌握并具有一定解决临床实践中具体问题的能力。

　　本教材各个章节均围绕临床优生问题结合相关基础科学知识逐层递进式展开。重点介绍遗传与优生的基础知识,在把握知识深度的前提下针对遗传学原理、遗传性疾病与优生、遗传病的诊断、治疗及预防、畸形学、产前诊断、遗传咨询中的伦理及心理、常见遗传性肿瘤综合征以及妇产科遗传与优生的发展及应用前景等内容进行讲解。考虑到助产学本科生的基础和学科需求,使学生既能学到专业知识,又能解决实际问题,本书在编写过程中力求做到通俗易懂,言简意赅,基础理论与临床实践相结合。

　　本教材为了进一步体现本科助产学专业特点和人才培养要求,突出基础与助产临床应用相结合,同时推动后疫情时代高校教育改革,强调以多种富媒体形式对知识内容展示进行多维可视化,支持多终端使用学习。编写过程中针对各章节内容设立了"知识拓展"和"学科前沿"等部分,以达到"拓展、升华和启迪"的目的,同时注重基础科研与临床实践的纵向结合。

　　本教材在编写工作中,获得了参编单位各级领导及多位教授的协助,在此表示真挚的感谢。由于编写时间匆忙,难免有疏漏和不足之处,敬请诸位同仁和读者批评指正。

陈　叙　李　蓉

2021 年 10 月

URSING

第一章

绪　论

01章　数字内容

学 习 目 标

● 知识目标：

1. 掌握医学遗传学与优生学的基本概念及基本内容。

2. 熟悉常见的医学遗传学研究方法及我国现行的优生措施；婚前、孕前、孕期优生咨询的内容。

3. 了解遗传优生的发展史及健康与疾病的发育起源学说。

● 能力目标：

运用遗传及优生相关知识提供婚前、孕前、孕期优生咨询及指导。

● 素质目标：

关爱孕产妇，利用专业知识解答备孕夫妇及孕产妇关于遗传与优生的问题，促进优生优育。

随着生命科学和现代医学的飞速发展，人们逐渐认识到医学实践中所遇到的一些问题(许多疾病的病因、发病机制、病变过程、预后、诊治和预防等)需要用遗传学的理论和方法才能得以解决。例如，唐氏综合征(21三体综合征)是如何发生的？为什么随母亲年龄增长，唐氏综合征发生风险增加？随着社会的不断进步，人们对健康生育的要求越来越迫切；为什么宫内营养不良的胎儿在未来容易发生高血压和糖尿病？为什么同一药物对患有同一疾病的不同患者疗效不同(有人显效、有人无效、有人表现出严重的不良反应)？同时，由于人们对疾病发生、发展本质的认识有了进一步提高，目前认为绝大多数疾病的发生、发展和转归都是内在(遗传)和外在(环境)因素综合作用的结果。因此，遗传学已成为现代医学中的一个重要方面，医务工作者在医疗工作中正遇到越来越多的遗传学问题，优生学就是在人类遗传学基础上发展起来的一门学科。

第一节 医学遗传学概述

一、医学遗传学概念

医学遗传学(medical genetics)是以人类遗传学的理论和方法为基础，研究这些"遗传病"从亲代传递至子代的特点和规律、起源和发生、病理机制、病变过程及其与临床诊疗关系(包括诊断、治疗和预防)的一门学科。由于分子遗传学的迅速发展，基于DNA的诊断可用于数千种遗传性疾病，而基因治疗(通过基因改变来纠正遗传病)现已在某些情况下逐步显示出其有效性。医学遗传学还包括遗传咨询，在进行遗传咨询过程中，将相关风险、预后和治疗的信息传达给患者及其家人。

传统的疾病认知观念，通常将遗传因素作为唯一或主要病因的疾病称为"遗传病"。相应地，医学遗传学主要探讨疾病发生遗传学机制，以及应用遗传学原理和技术进行疾病诊断、治疗和预防，其研究范围包括家族中疾病的遗传方式、将疾病基因映射到染色体上的特定位置、分析基因引起疾病的分子机制以及遗传病的诊断和治疗。人类遗传学与医学遗传学都是以"人"为研究对象，但研究方向有所不同。人类遗传学主要是从人种和人类发展史的角度来研究人的遗传性状(例如人体形态的测量以及人种的特征)，同时广泛地研究人类组织器官形态结构和生理功能上的变异(例如毛发的颜色、耳的形状等)。但这些变异并不干扰或破坏正常的生命活动，其临床意义并不大。医学遗传学往往是从医学角度来研究人类疾病与遗传之间的关系，侧重于遗传病的病因学、病理生理学的研究。也有学者将侧重于遗传病的预防、诊断和治疗等与临床工作较为密切的学科称为临床遗传学(clinical genetics)或遗传医学(genetic medicine)。随着科学技术的不断进步，人们对疾病发生、发展本质的认识有了进一步的提高，现代医学遗传学的概念相比传统观念有了很大的扩充，目前普遍认为绝大多数疾病的发生、发展与转归都是遗传和环境因素综合作用的结果。在疾病发展过程中，遗传因素与致病因素交互作用，或致病因素对机体细胞产生损害作用，或机体细胞对致病因素产生适应性反应(多数情况下，这种反应是通过基因表达来保护机体细胞并去除有害致病因素)，这些交互作用的结果决定了机体细胞的转归(可能恢复细胞正常生理功能，也可能使细胞产生损害继而发生组织器官损害，导致疾病发生)。现代医学遗传学关注环境、遗传相互作用及对未来影响。因此，医学遗传学可以说是由"遗传病"这一纽带把遗传学和医学相结合，且是介于基础与临床之间的桥梁学科。

二、医学遗传学研究方法

(一)群体筛查法

通过一种或几种简便、高效且具有一定准确性的方法对特定人群的疾病或性状进行普查。这种普查需在一般人群和特定人群中同时进行，并通过对患者亲属发病率与一般人群发病率的比较研究，从而确定该病与遗传是否有关。如此病与遗传有关，则表现为患者亲属发病率高于一般人群，且发病率呈现一级亲属(父母、同胞、子女) > 二级亲属(祖父母、孙子女、叔舅姨姑、侄甥) > 三级亲属(堂表兄妹、曾祖父母等)>一般人群。值得注意的是,同一家族成员既往可能存在于相同或相似的生活环境,因此在确定某病亲属患病率前,应该首先排除潜在的环境因素影响。通常可采用比较血缘亲属与非血缘亲属患病率的差异和/或患者寄养子女与养母亲生子女间患病率差异的方法进一步鉴别。

(二)系谱分析法

在初步确认某种病可能为遗传病后,调查患者及其家族中全部成员的发病情况后,按一定规律绘成一个图解系谱,依系谱特征进行分析的遗传病识别方法即为系谱分析法(pedigree analysis)。它属于回顾性分析,适用于区别遗传病或非遗传病、辨别单基因病或多基因病、明确遗传方式(显性或隐性、常染色体遗传病或性染色体遗传病)、开展遗传咨询及产前诊断、探讨遗传异质性等。分析时应注意:①确保系谱的全面、准确和可靠;②避免因家系小样本导致偏倚;③鉴别延迟显性、新发突变、显性和隐性的相对性,以及因外显不全导致的系谱呈现隔代遗传;④更要注意辨别孟德尔式遗传病、非孟德尔式遗传病和一些特殊的遗传现象,如遗传印记和动态突变等。

(三)双生子法

双生子(或双胎)可分为两种:一种称为同卵双生或单卵双胎(monozygotic twin, MZ),是由一个受精卵在第一次卵裂后产生的两个子细胞分别发育成胚胎,因此两者具有相同的性别,遗传特性和表型特征也基本相同;另一种称为异卵双生或双卵双胎(dizygotic twin, DZ),是两个卵细胞分别受精发育成的两个胚胎,因此两者性别不一定相同,遗传特征及表型仅有部分相似,但具有相同的胚胎发育环境。两种双生子可从外貌特征、皮纹、血型、同工酶谱、血清型、人类白细胞抗原(human leukocyte antigen, HLA)型或 DNA 多态性加以鉴定。单卵双生子在不同环境中生长发育可以研究不同环境对表型的影响;双卵双生子在同一环境中生长发育可以研究不同基因型的表型效应。通过比较单卵双生和双卵双生某一性状(或疾病)的发生一致性,可以估计遗传因素在该性状(或疾病)发生过程中所起的作用大小。一般可用发病一致率(同病率)来表示。公式如下:

$$发病一致率(\%)=同病双生子对数 / 总双生子(单卵或双卵)对数 \times 100\%$$

(四)伴随性状研究

在疾病的研究中,如果某一疾病经常伴随另一已确定由遗传决定的性状或疾病出现,则说明该病与遗传有关。性状的伴随出现可以是由于基因连锁(link-age),即两个基因座位同在一条染色体上;也可以是由于关联(association),即两种遗传上无关的性状非随机的同时出现。如果其中一种性状决定于某个基因座的等位基因,就可作为特定的遗传标志物(genetic marker),以检测另一种性状与之是否具有关联,如果确证有关联,则表明后一性状也有遗传基础。

(五)疾病组分分析

对待比较复杂的疾病,特别是其发病机制不明的疾病,如果需要研究其遗传因素,可先将疾病"拆解",随后来对其某一发病环节(组分)进行单独的遗传学研究,称为疾病组分分析(component analysis)。如果能够证明所研究的疾病组分受遗传控制,则可认为这种疾病受遗传因素控制。该研究方法又被称为亚临床标记(subclinical marker)研究。

(六)种族差异比较

种族是在繁殖上隔离的群体,也是在地理和文化上相对隔离的人群。各个种族的基因库(群体中包含的总的遗传信息)彼此不同。不同种族的肤色、发型、发色、虹膜颜色、颧骨外形、身材等外部形态性状都显示出遗传学差异。它们之间在血型、HLA 类型、血清型、同工酶谱等的基因型频率也不相同,这说明种族的差异具有遗传学基础。因此,如果某种疾病在不同种族中的发病率、临床表现、发病年龄和性别、合并症有显著差异,则应考虑该病与遗传密切有关。当然,不同种族生活的地理环境、气候条件、饮食习惯、社会经济状况等方面也各不相同,故在调查不同种族发病率及发病情况时,应严格排除这类环境因素的影响。因此,这种调查常安排在不同种族居民混杂居住的地区进行,最好选择生活习惯和经济条件比较接近的对象。

（七）动物模型

直接研究人类遗传病受到某些限制时，动物中存在的自发遗传病可以作为研究人类遗传病的辅助手段。但应注意所得结论仅可作为参考，不能直接照搬并应用于人类。近年来研究成功的转基因动物，特别是转基因小鼠，已有人工定向复制可传代的动物模型，极大地丰富了这一手段的应用。

三、医学遗传学发展简史

医学遗传学是在遗传学理论指导下，关注人类的遗传性疾病，并借助现代生物学的研究方法，广泛采用多种实验方法和技术的基础上日益发展起来的。

1865 年，Gregor Mendel 发表了著名的《植物杂交试验》，认为遗传性状是由成对的遗传因子决定的，并揭示了生物遗传性状的分离和自由组合规律，以此解释了性状传递的机制，奠定了现代遗传学的基础，是科学意义上的"遗传学"学科诞生的标志。但是人们对遗传性疾病的认识，却远远早于这个时代。

早在古希腊 Hippocrates 时代，就已经有了关于家族性癫痫的记载。Aristotle 曾经描述了几个家庭出现"隔代遗传"的现象。对侏儒症、白化病的描述可以追溯到公元 1 世纪。公元 2 世纪的犹太法典中就有"若两个兄长死于术后出血不止，弟弟可免于割礼"的规定，反映了当时社会对血友病的初步认识。

1746 年，法国自然学家 Maupertuis 在其论文中描述了关于皮肤颜色起源的研究，其中包含了与现代表观遗传概念有关的描述：突变和颗粒遗传。Maupertuis 还对 Ruhe 家族的多指（趾）症进行了研究，指出无论男性还是女性都可以传递多指（趾）症状。Maupertuis 的工作首次提供了真正可被理解的某些疾病的遗传性质，早于孟德尔整整一个世纪。

1794 年，John Dalton 在一封信中描述他与哥哥关于红绿色盲的症状："别人称为红色的那部分图像对我来说只是阴影或暗块；而橙色、黄色和绿色似乎只是从强到暗的黄色，我应该称为不同的黄色"。后来，人们用"Daltonism"一词来描述色盲。

1803 年，Otto 对一个患有出血性疾病的家族进行研究后认为，这种出血性疾病主要影响男性。1813 年，Hay 提出患病男性可以将这种出血症状传给女儿。1828 年，Frederick Hopff 首次使用"血友病"一词来描述这类遗传性出血性疾病。

1871 年，德国眼科医生 Leber 首次研究了 Leber 遗传性视神经病，报道了四个家庭中的一些年轻人双眼同时或相继突然失去视力的现象。Leber 遗传性视神经病后来被确定是一种线粒体遗传病。

1875 年，Galton 发现单卵双生虽然具有相同的基因型，但在不同的环境中生长却可能有不同的表现型，由此 Galton 区分了先天与后天的影响。Galton 是生物统计学的创始人之一，首次把回归系数引进遗传学，借以估计各种亲属间的相似程度。Galton 还提出了优生学（eugenics）的概念，目标是通过选择性生育来改进人类的遗传素质。

1892 年，Galton 发明了第一个指纹识别系统，在 20 世纪后期 DNA 分析技术出现之前，指纹识别技术一直是法医鉴定最可靠的形式。

1900 年，当 De Vries、Correns 和 Tschermak 三位科学家分别独立地重新发现了孟德尔定律后，人们开始试图将孟德尔定律应用于人类本身。

1901 年，Landsteiner 发现两个不同个体之间的血液接触会发生凝集，并成功地鉴定了人类血液的三个血型 A 型、B 型和 O 型；1902 年，Von Decastello 和 Sturli 发现了第四种血型 AB 型；1924 年，Bernstein 证明 ABO 血型受一组复等位基因控制。

1902 年，英国内科医生 Garrod 对尿黑酸尿症进行了研究，并推测患者体内的尿黑酸是酪氨酸的降解产物。Garrod 分析了 4 个尿黑酸尿症家系，这四个家庭共有 11 个患者，其中至少有 3 个患者的父母为表亲，这些父母看起来都是正常的。受到遗传学家 Bateson 的提示，Garrod 认为尿黑酸尿症实际上是一种孟德尔隐性遗传的疾病。首次运用孟德尔遗传定律解释尿黑酸尿症的遗传方式，认为该病属于隐性遗传病,标志着医学遗传学的起始。

1903 年,Farabee 通过对一个五代家系的研究指出短指(趾)为显性性状,他认为"孟德尔定律不仅适用于植物和低等动物,在人类本身同样适用"。短指(趾)症是第一个被确定的常染色体显性遗传病。

1903 年,Boveri 和 Sutton 各自从研究中发现染色体的数量在生殖细胞中减少一半并在受精卵中恢复原始数量,这个过程和孟德尔遗传因子的行为完全一致。于是两人分别提出,遗传因子就在染色体上,父源和母源染色体的成对存在以及它们在减数分裂期间的分离,可能是构成孟德尔遗传定律的基础,这就是 Boveri-Sutton 染色体遗传学说。

1908 年,Garrod 把他对尿黑酸尿症、胱氨酸尿症、戊糖尿症和白化病的研究结果汇总,首次提出了先天性代谢缺陷(inborn errors of metabolism,IEM)的概念,奠定了生化遗传学的基础。Hardy 和 Weinberg 通过研究人群中基因频率的变化,共同提出了群体遗传学的基本理论——遗传平衡定律,也称 Hardy-Weinberg 定律,奠定了群体遗传学的基础。

1909 年 Johannsen 将孟德尔所指的遗传因子改称为基因(gene),并首次提出基因型(genotype)为个体的遗传结构,而表型(phenotype)是指环境与基因相互作用而使个体呈现的性状。同年,Nilsson-Ehle 提出了数量性状遗传的多因子假说,用多对基因的加性效应和环境因素的共同作用阐释了数量性状的遗传规律。

1910 年,摩尔根和他的学生开始研究黑腹果蝇性状的遗传方式,并发现了遗传的连锁与互换律,证实染色体是遗传的传递单位。1926 年,摩尔根总结了多年来的研究成果,出版了《基因论》一书,这是自孟德尔定律提出以来第一次用基因理论对当时已发现的遗传成果进行系统的总结,是经典遗传学最重要的理论著作。

20 世纪 20 年代,Painter 利用连续组织切片法对哺乳动物的染色体进行研究,描述了雄性哺乳动物的 XY 染色体类型,证实雄性和雌性哺乳动物有相同的染色体数目。1923 年,Painter 确定了人类染色体的数目是 48 条,即 2n=48,这个错误的结论一直到三十多年后才得以纠正。

1941 年,Beadle 和 Tatum 通过对粗糙脉孢菌的研究提出了"一个基因一种酶"假说。

1944 年,Avery、MacLeod 和 McCarty 完成了肺炎双球菌的转化实验,认为 DNA 是肺炎双球菌转化机制的基本单位。证明了除少数 RNA 病毒外,DNA 是所有已知生物的遗传物质。

1949 年,Pauling 等研究了正常个体、镰状细胞贫血患者和拥有镰状细胞性状个体三种类型的血红蛋白电泳迁移率的差异,提出了分子病(molecular disease)的概念。1956 年,Ingram 通过蛋白质"指纹法",确认镰状细胞贫血的发生是由于其 β 珠蛋白肽链第 6 位氨基酸谷氨酸被缬氨酸取代所致,这是首次鉴定出一种疾病发生的遗传机制。

1952 年,徐道觉(TC Hsu)建立了在染色体标本制备中至关重要的低渗休克法。1956 年,华裔学者蒋有兴(JH Tjio)和 Levan 进一步结合秋水仙碱在流产的胎儿肺组织培养中获得了更多的中期分裂象后,确认了人类体细胞正常的染色体数目是 46 条,即 2n=46。标志着细胞遗传学的诞生。

1953 年,Crick 和 Watson 发现了 DNA 的双螺旋结构,使人们认识到了遗传物质的化学本质,标志着分子遗传学的开始。1957 年,Crick 提出了中心法则:即遗传信息从 DNA 至 RNA 再传递到蛋白质。

1953 年,Bickel 公布了通过控制苯丙氨酸的摄入量,有效地改善了苯丙酮尿症患儿症状的方法。目前,利用特殊配方的食物进行饮食控制疗法已经成为防治和改善先天性代谢病的有效手段。1961 年,Guthrie 完善了抑菌试验,并开始在新生儿中进行苯丙酮尿症的筛查。

1956 年,Fraser 首次提出了"遗传异质性"的概念,指出两个在临床上表现相似的病例可能是由不同的遗传基础导致的。

1959 年,Lejeune 发现唐氏综合征患者的体细胞内比正常人多了一条 21 号染色体,这是人类发现的第一种染色体数目异常导致的疾病;Ford 发现 Turner 综合征患者的性染色体组成只有 1 条 X 染色体;Jacobs 发现 Klinefelter 综合征患者的性染色体组成是 XXY。1960 年,在美国 Denver 召开了一次

Note:

国际细胞遗传学会议,确认了"关于人类有丝分裂中染色体命名标准系统的提议",即"Denver 体制",该命名体制经过不断地补充和完善,最终被命名为"人类细胞遗传学命名的国际体制(International System for Human Cytogenetic Nomenclature)",简写为 ISCN。

20 世纪 50 年代,人们先后确定了琥珀酰胆碱敏感是由于丁酰胆碱酯酶缺乏所致,伯氨喹引起药物性溶血是由于葡糖 -6- 磷酸脱氢酶缺乏所致。1959 年,Vogel 提出药物遗传学(pharmacogenetics)的概念,主要是从单个基因的角度揭示个体对药物不同反应的遗传机制。1971 年,Brewer 提出生态遗传学(ecogenetics)的概念,主要研究群体对生存环境的适应以及对环境改变所作出反应的遗传学机制。1997 年,诞生了药物基因组学(pharmacogenomics)这一概念,主要在基因组水平上研究不同个体及人群对药物反应差异的遗传机制。

1960 年,Nowell 和 Hungerford 在慢性髓细胞性白血病患者中鉴别出 Ph 染色体,这是人类首次证明了一种特定的染色体结构畸变与一种特异性肿瘤之间的恒定关系。

1961 年,Nirenberg 发现了第一个"三联体"密码子,并与 Khorana 相继完成了全部密码子的破译。1964 年,Holley 确定了 tRNA 的分子结构。

1966 年,McKusick 出版了《人类孟德尔遗传》一书,概述了当时生物医学文献中报道的遗传表型及其编号条目。1987 年,约翰霍普金斯大学医学院资助了人类孟德尔遗传在线(Online Mendelian Inheritance in Man,OMIM)网站。OMIM 是不断更新的关于人类基因、遗传性疾病和性状的目录,特别关注基因与表型的关系,已成为我们理解基因组结构和复杂性状的经典工具。

1966 年,Kenneth Lyons Jones 及 David W.Smith 普及了"畸形学"这个术语,用以研究遗传性疾病和获得性结构畸形综合征的发病机制。现在已成为一门研究人类各种发育异常的成因、临床表现和形成机制,以及预防各种人类出生缺陷或先天畸形的综合性学科。

1969 年,O'Brien 明确了在德系犹太人群中高发的 Tay-Sachs 病是由于氨基己糖苷酶 A 缺陷引起的,并开发出了一种筛查携带者的血液测试方法。1971 年,Kaback 在历史上首次启动了针对 Tay-Sachs 病的携带者筛查工作。携带者筛查可以为相关人群提供充分的信息,并在此基础上做出适合的决定。通过人群筛查与遗传咨询,2000 年美国与加拿大的犹太群体中,Tay-Sachs 病的发病率减少了90% 以上。

1970 年,Smith 发现了第一个限制性内切酶,使得科学家首次能够对 DNA 进行可控操作;1975 年,Southern 建立了 Southern 印迹技术,为解决临床遗传病问题提供了新的方法。1978 年,YW.Kan 等首次利用限制性片段长度多态性(restriction fragment length polymorphism,RFLP)和 Southern 印迹技术成功地对镰状细胞贫血进行了产前诊断,开创了遗传病基因诊断的新时期。

1978 年,Boyer 利用转基因细菌合成人类胰岛素获得成功,并于次年应用于临床试验治疗。

20 世纪 80 年代,Mullis 发明了聚合酶链式反应(polymerase chain reaction,PCR)技术,能在体外实现 DNA 分子的快速扩增,从而使某些疾病的 DNA 检测成为临床的常规工作,如今 PCR 已成为医学遗传学领域应用最为广泛的基本技术。

1986 年,Wilton 开创了受精卵卵裂阶段活检技术,使对遗传性疾病的植入前遗传学诊断(preimplantation genetic diagnosis,PGD)成为可能。1990 年,Handyside 等在受精卵 6~8 细胞阶段通过 PCR 扩增 Y 染色体特异性重复序列,对 X 连锁遗传病家系的一对夫妇进行了胚胎性别鉴定,第一个 PGD 婴儿诞生,这是 PGD 技术的首次临床应用。1992 年,应用 PGD 技术使一对携带有囊性纤维化致病基因的夫妇生下一个健康婴儿。1999 年,PGD 技术开始应用于迟发性疾病的筛查。目前,PGD 技术已广泛地应用于包括低外显率和迟发性遗传在内的 100 多种遗传病,其中最常见的是对囊性纤维化和血红蛋白病的筛查。

1988 年,Wallace 发现线粒体 DNA(mitochondrial DNA,mtDNA)11778A 突变导致了 Leber 遗传性视神经病的发生,这是首例确认的 mtDNA 突变引起的人类疾病。目前已经发现了超过 360 种 mtDNA 突变(包括点突变和重排),引起不同表型和不同发病年龄的多种遗传性疾病。

1990 年 9 月,美国国立卫生研究院的 Anderson 等利用反转录病毒载体转移 *ADA* 基因对一个患有腺苷酸脱氨酶缺乏症(adenosine deaminase deficiency,ADA)的 4 岁女孩实施了体细胞基因治疗。Anderson 等在 10 个半月内对该女孩进行了 7 个轮次的基因治疗,患儿体内的 ADA 水平由原来约相当于正常人 1% 的量升高到 25%,这是首次遗传病的基因治疗在体内获得成功。1991 年,中国复旦大学的薛京伦教授利用导入 *F9* 基因的反转录病毒载体进行血友病基因治疗,首批接受治疗的 4 位血友病患者的症状均得到有效缓解,且经过 17 年随访,未发现任何肿瘤或免疫异常。

20 世纪 90 年代,一项真正促进医学遗传学发生革命性变化的人类基因组计划(Human Genome Project,HGP)作为一项国际协作课题开始实施,为此成立了国际性人类基因组组织(Human Genome Organization,HUGO)和国际人类基因组测序协作组(International Human Genome Sequencing Collaboration,IHGSC)。该计划的研究目标是从整体上阐明人类遗传信息的组成和表达,包括遗传图绘制、物理图构建、测序、转录图绘制和基因鉴定等方面的工作,为人类遗传多样性的研究提供基本数据,揭示上万种人类单基因异常(有临床意义的约计 7 000 种)和上百种严重危害人类健康的多基因病(例如心血管疾病、糖尿病、恶性肿瘤、自身免疫性疾病等)的致病基因或疾病易感基因,建立对各种基因病新的诊治方法,实现个性化医疗(personalized medicine),从而推动整个生命科学和医学领域的发展。2000 年 6 月,中、美、日、德、法、英 6 国科学家联合公布了人类基因组工作框架图,标志着人类在解读"生命之书"的路上迈出了重要一步;2003 年,IHGSC 和 Celera 公司完成了人类基因组测序工作;2004 年 10 月,IHGSC 公布了人类全基因组高精度序列图,结果显示人类基因组大约有 28.5 亿碱基,含 20 000~25 000 个基因。

1993 年,Delhanty 等将荧光原位杂交(fluorescence in situ hybridization,FISH)技术应用于植入前遗传学筛查(preimplantation genetic screening,PGS),用以检测胚胎中的非整倍体异常。

1996 年,PGS 技术开始应用于染色体易位的筛查。

1997 年,Yuk-ming Dennis Lo(卢煜明)等利用实时定量 PCR 的方法,成功证实胎儿 DNA 可以进入母体外周血循环并以游离形式稳定存在,为更高效的产前筛查带来了希望。

2007 年,国际 HapMap 协作组公布了人类基因组单核苷酸多态性图谱;同年 Watson 和 Venter 也完成了首例人类个人基因组测序。

2010 年,基于芯片技术的 PGS 技术开始应用于各种染色体异常的检测。国际千人基因组计划宣布人类可遗传的变异大全正式出版。

2012 年,Gurdon 和 Shinya Yamanaka 发现细胞核的基因重编程。

2013 年,新一代测序技术开始应用于植入前染色体非整倍体检测。目前,应用基于单细胞全基因组扩增的 PGS 以及实时荧光定量 PCR 技术已经可以对人类全部染色体进行遗传学分析。

现在,医学遗传学已成为 21 世纪分子医学的主体。医学遗传学大事记见附表一。

学 科 前 沿

通过基于人群的父母单倍型无创检测 α 和 β- 地中海贫血

地中海贫血会导致血红蛋白缺乏,并影响全球 4.4/10 000 的活产儿,其遗传复杂性涉及单核苷酸位点变异、插入缺失和拷贝数变异。基于对 4 356 例携带者筛查数据集的回顾性研究结果,通过使用父母单倍型辅助的隐马尔可夫模型和 Viterbi 算法推断胎儿的单倍型,成功推断出 94.1%(111/118)的胎儿等位基因。并在随后通过侵入性产前诊断证实了这些等位基因,准确率为 99.1%(110/111)(95%CI,95.1%~100%),表明基于人群单体型无创产前检测(non-invasive prenatal testing,NIPT)是一种敏感,快速且廉价的无创产前筛查胎儿地中海贫血的方法,将有助于临床预测和诊断胎儿地中海贫血。

Note:

知 识 拓 展

高通量测序

二代测序是一种高通量测序方法，可以对 DNA 或 RNA 样本的碱基对进行快速测序。基于二代测序技术的高通量检测方法可以在基因组水平上进行拷贝数变异测序、基因包（gene panel）测序、全外显子组测序、全基因组测序以及互联网背景下的全球化资料和信息共享。遗传性疾病的产前诊断需要结合胎儿表型与核型／基因型评估预后，这一技术的一系列应用共同促进了近年产前诊断的快速发展。

第二节　优生学概述

一、优生学概念

优生学（eugenics）是应用遗传学的原理和方法，改善人类的遗传素质，预防出生缺陷，提高人口质量的学科。包括负优生学和正优生学。负优生学主要研究如何减少有严重遗传病和先天性疾病的个体出生；正优生学则是研究如何增加有利的基因频率，让更多更健康、更聪明的孩子出生。优生学的主要理论基础是人类遗传学，它的措施涉及各种影响婚姻和生育的社会因素，如宗教法律、经济政策、道德观念、婚姻制度等。

二、优生学发展简史

（一）英国优生学的兴起

1883 年 F. Galton 出版了《人类才能及其发育》一书，第一次提出了优生学（eugenics）一词，该词之前缀为 eu-，是希腊字头，是优良的意思，-genics 是后缀，乃生殖和学科之意，从此便有了此专有名词，至今在各大字典、词典和百科全书中仍保留此词。F.Galton 也被称为优生学之父，他给出的优生学定义是一种通过理智的婚姻，以及其他各种能够促进优良的血统有更好繁衍机会的方法来改良人类血统的学科；后来又被修改为"优生学是研究在一些因素控制下，为改善或削弱某些种族后代的体格和智力素质的学科"。致使优生学进入 20 世纪 20~30 年代，在其他国家的一些特殊目的下被歪曲和利用。

（二）优生思想与活动

1903 年，优生学被一些极端人士利用，他们认为堕落、酗酒、失业、犯罪、卖淫是与遗传相关联的，于是便展开一场假借优生学的清洗运动。紧接着通过相关法案，对一些特殊人群开展绝育计划，到1931 年非自愿性绝育法的范围逐渐扩大。19 世纪 60 年代这些做法才大大减少，但此项法律仍然存在，直到 1987 年该法案才被废除。在第二次世界大战期间，"优生"沦落为政治统治的理论工具，他们打着优生的旗号剥夺人权，数以百万计的受害者成为第二次世界大战期间一些国家优生学计划的牺牲品，数百万计的人民被强制停止生育、隔离或实施"安乐死"。正是这一时期导致人们对优生学谈之色变，避而远之，优生学的发展也因此一度停滞不前。第二次世界大战后，学术界对各国优生学运动的讨论和反思陆续展开，尤其是第二次世界大战中的错误行为几乎使优生学这门学科销声匿迹，但通过战后反思，还是能够通过重新审视优生学历史，寻找到优生学的本来意图和实现这一意图的正确道路。随着生命科学与人类基因组各领域的发展，优生学的科学基础得到了拓展和发展。随着我国的社会经济迅速发展，优生学方面的突破性工作愈来愈多。我国先后颁布了一系列与优生相关的法规和技术规范。1988 年 5 月，在全国优生协作组的基础上，"中国优生协会"在杭州正式成立。1992

年3月,经国家卫生部(现为国家卫生健康委员会)、民政部批准,"中国优生科学协会"正式成立。至此,我国优生学呈现出勃勃生机。

三、健康与疾病的发育起源学说

在过去的30年中,人们对宫内及成长关键时期的营养状况与成年后健康给予了极大关注,这一领域被称为"胎儿起源假说"或"胎儿编程"。这一假说主要是指在胎儿出生前生长发育的关键时期,不良的宫内状况会导致胎儿长期的物质代谢或结构功能的改变,并持续影响到出生后甚至终身,从生物分子水平阐述了成年期疾病胎儿起源的可能机制。随着研究的深入,该假说后来修改为"健康与疾病的发育起源(developmental origins of health and disease,DOHaD)",认为从怀孕开始的胎儿期(280d)到出生之后2岁(720d)这一时期是可塑性最强的阶段,是生长发育的第一个关键时期,对人的一生起到决定性作用,这1 000d被称为"生命早期1 000天",是预防成年慢性非传染性疾病的"机遇窗口期"。

DOHaD的早期流行病学研究使用了一些有据可查的饥荒史人群的数据。其中,欧洲最著名的一项队列研究纳入了包括在1944—1945年饥荒时及之前、之后出生的人口。研究结果发现,与妊娠早期受饥荒或从未受饥荒影响的成年人葡萄糖耐量相比,妊娠中期或晚期受饥荒影响者成年后的葡萄糖耐量显著降低。此外,在妊娠的任何时期经历饥荒10周以上的成年人患高血压的风险是未经历者的3倍。在这一问题上各个国家的研究结论均一致,并由此得出了推广性结论,即生命早期的营养匮乏与成年后慢性疾病风险之间存在显著的关联。此外,生命早期的营养不良与心理健康和认知发展之间亦存在联系。来自全球不同国家的研究还发现,儿童时期营养不良可对认知造成负面影响,如智商、语言和阅读能力等方面不同程度的下降。

总之,大量的研究证据均支持DOHaD概念。多数使用饥荒和纵向队列数据的研究均发现,"生命早期1 000天"期间营养不良和/或生长不良是一些成年慢性疾病的危险因素。确切地说,不同的组织和器官系统如何及何时受到营养缺乏的影响仍然是主要的研究问题,新的研究正在为DOHaD背后的潜在机制提供更深的见解。如关于早期营养和身体健康与慢性疾病有关的研究,母亲营养不良如何影响脂肪组织库和血脂异常,糖皮质激素在子宫和成人健康中的作用,以及解释宫内和儿童营养不良如何影响成年期疾病风险的潜在机制等。

四、优生学研究的基本内容

"优生学"是一门综合学科,它包括产前遗传病和先天畸形的诊断、围产期母婴保健、新生儿疾病筛查和保健、影响胎儿发育和母亲健康的各种环境因素,以及新近兴起的辅助生殖技术等。1982年我国学者发表了《优生学的学科性质和学科体系》,他从历史的发展和国内的具体情况提出优生科学的学科体系应包括四个方面:基础优生学、社会优生学、临床优生学和环境优生学。1986年,我国第一部《实用优生学》出版,正式把优生学划分为基础优生学、社会优生学、临床优生学和环境优生学四个领域,目前已经成为国内优生科学工作者的共识。

（一）基础优生学

主要包括从生物科学和基础医学方面对优生课题的研究,旨在研究哪些因素可以导致"劣生"、其作用原理以及如何防止其作用以达到优生的目的。诸如人类遗传学、医学遗传学、畸胎学、毒理学等学科的有关研究都属于基础优生学。全国遗传病和先天性疾病的种类、分布和发生率的调查,都可列入基础优生学范畴。

（二）社会优生学

主要包括从社会科学和社会运动方面对优生课题的研究,旨在推动优生立法、贯彻优生政策、展开优生运动,使优生工作群众化、社会化、普及化,从而达到保证人口素质,实现民族优生的社会目标。目前,社会优生学主要包括政策、法规、社会宣传等,因此社会优生学是多学科的交叉研究,同时还需要基础优生学、环境优生学、临床优生学其他三个学科提供丰富的理论依据和实证数据来进一步推动优生立法、贯彻优生政策、进行人口预测。另外,优生教育和优生宣传的方式、方法以及其效果的评价和改进,也是一项有很大现实意义的社会优生学研究任务。我国社会优生学的发展体现在以下几个方面:

1. **优生立法**　国家适时地根据人民群众"择优而生"的愿望,以法律手段予以保护,使其得以顺利实现。优生保护的任务是确认并支持采用现代科学技术方法,限制和改造不良基因,尽量杜绝遗传病的发生,从而不断提高人口遗传素质,使人类自身朝着理想的方向发展。1907 年世界上第一个优生单行法律《优生法》颁布,随后其他国家也相继确立了相关法律法规。优生立法的实施,大大降低了遗传性疾病患者的出生率。同时减少了不良基因的扩散,提高了出生人口素质。

1950 年我国颁布了《中华人民共和国婚姻法》,该部法律首次体现了优生思想,规定了部分有遗传问题的患者不能结婚,除兄弟姐妹禁止结婚外,还规定了五代以内旁系血亲间禁止结婚。之后,随着医学的发展和对优生进一步要求,先后于 1980 年和 2001 年对该法进行了修改,并于 2021 年被《中华人民共和国民法典》所替换。为了保障母亲和婴儿健康,提高出生人口素质,1994 年根据宪法制定了《中华人民共和国母婴保健法》,于 2017 年 11 月 4 日第十二届全国人民代表大会常务委员会第三十次会议通过修改。之后,我国为规范管理母婴保健技术管理,先后制定实施了计划生育技术、人类辅助生殖技术、产前诊断技术、新生儿疾病筛查技术、孕产期保健技术等技术服务管理办法,对技术开展的机构、人员、服务监管等方面进行了严格规定。同时,为规范母婴保健技术服务规范地开展,出台了一系列母婴保健技术规范和标准,切实保障了母亲和婴儿的健康,极大降低了不良生育的发生,逐渐实现了在生育全过程的医疗保障,以达到优生的目的。此外,"全面二孩""开放三孩"政策实施后,为健全高危病例救治体系,制定了危重孕产妇以及新生儿救治中心建设和管理指南,以提高高危病例的救治服务质量。绝大多数国家与优生相关的立法都包含于婚姻法、民法、人口法、生育法律之中。但随着生命科学的发展,病因学研究发现,除了遗传因素以外,母亲在怀孕期间的健康状况,生活方式以及各种有害因素(包括疾病、用药、环境等)都会影响胎儿的生长发育,甚至导致胎儿畸形。因此,在各国的妇幼卫生保健的法规中,都具有关于孕期保护方面的规定。此外,环境保护、劳动卫生、公共卫生等法律中的有关内容也是优生法规的重要组成部分。

2. **优生健康教育**　优生立法和政策的制定是优生的重要方面,但是要做到真正的优生,这些观念和知识要普及到每一个个体。大力宣传优生科学的科学性、综合性、群众性、实用性,广泛深入科学的优生知识普及是提高群众的优生意识,是做到优生的重要保证,如积极组织优生科学学术会议。1979 年以后,在连续几次召开的产前诊断学术研讨会的基础上,于 1984 年召开全国第一次优生科学大会,以后每四年召开一次,每次人数均超过数百人。内容主要包括基础优生、临床优生、环境优生和社会优生诸方面;创办优生学刊物;各地卫生部门等采用电影、录像、报刊等各种传统媒体形式进行大量宣传。同时普及书籍、画册、海报等,向群众宣传优生知识。在社会各个部门协力合作下,这部分工作对计划生育的实施和优生学的发展起到了积极的作用。如今,随着计算机网络等新技术的发展,充分利用新媒体资源,依托新媒体平台,能够让大众更加快捷便利地了解优生知识,树立优生意识,做好优生优育,为子孙后代的健康发展创造有利条件。同时遗传相关的专业咨询在公共及医疗卫生事业中的重要作用也不断体现。通过直接面对患者,医师可以有效地向患者及其家属解释有关遗传病病因、传递特点、诊断、治疗等问题,并对让患者困惑的复杂检测结果进行解读,在指导家庭做出重要的医疗决策、保障全民健康、降低出生缺陷等方面发挥重要作用。

(三)临床优生学

指对于优生医疗措施的研究。应用于优生的医疗措施,较早的有输精管或输卵管结扎术、避孕和终止妊娠;而后有遗传咨询、产前诊断和选择性终止妊娠(有人把这三者的结合总称之为"新优生学");此外,还包括婚前检查、孕前保健、分娩监护、围产保健、新生儿保健等日益发展的内容。

1. **综合防治体系的建立**　1986 年,我国建立以医院为基础的出生缺陷监测系统。如今,已初步建立包括妇幼保健机构、综合医院、妇女儿童专科医院、基层医疗卫生机构、相关科研院所等在内的出生缺陷综合防治体系。1994年10月将出生缺陷三级预防纳入了规范化管理轨道。出生缺陷综合防治网络从无到有,从有到全,得到了全面的发展,达到了发达国家的水平,内容涵盖了遗传咨询、产前诊断、选择性流产等。三级预防体系的建立,使部分重大出生缺陷发生率明显下降。例如,通过遗传咨询,减少了遗传性出生缺陷的发生率;通过孕妇补充叶酸等营养素,降低了神经管缺陷发生率,由1987年的27.4/万下降至2017年的1.5/万,降幅达94.5%;通过实施产前基因诊断技术,2019年胎儿水肿综合征(重型α-地中海贫血)发生率与2006年相比,降幅达91%~93%;随着新生儿筛查水平的不断提高和筛查体系的不断完善,包括半乳糖血症、苯丙酮尿症在内的严重遗传病得到有效的治疗。此外,影像技术的发展,一些先天畸形(如先天性心脏病)可以得到早期诊断(包括宫内诊断)、早期治疗(包括宫内治疗)。这一系列措施使出生缺陷导致的儿童死亡率明显下降。

2. 妇幼健康优生科学的发展 早在新中国筹备之初,即1949年9月召开的中国人民政治协商会议上审议通过的《共同纲领》就明确提出"注意保护母亲、婴儿和儿童的健康"。中华人民共和国中央人民政府成立后,10月底就成立了卫生部,并设立妇幼卫生局,地方各级卫生部门内设妇幼卫生处(科),从而建立了自上而下的妇幼健康行政管理体系。1950年开始探索设立妇幼保健专业机构,从而构筑起保障妇女儿童健康的专业服务阵地。更为关键的是党和政府提出要加快妇幼健康人才队伍培养和建设步伐,得到了各地各级医学院校的积极响应,加快了包括助产士、儿科医生等在内的不同层次医学专门人才的培养。同时党和政府还提出了"把医疗卫生工作的重点放到农村去",各级政府部门积极响应党中央的号召,组织医务人员到农村去、到基层去。特别是动员因贫穷因素、因交通因素和受传统观念束缚的农村和山区孕产妇到医院分娩,大大降低了农村和山区等落后地区孕产妇死亡率和婴儿死亡率。20世纪90年代初,中共中央就提出:"发展优生科学事业,提高中华民族素质",更激励了全国广大优生科学事业工作者。这一时期形成了"以保健为中心,以保障生殖健康为目的,内容涵盖了婚前检查、孕前保健、分娩监护、围产保健、新生儿保健等,实行保健和临床相结合,面向群体、面向基层和预防为主"的工作方针,使优生科学事业走上了可持续的发展道路。2016年全国卫生与健康大会上强调,要关注和重视重点人群健康,保障妇幼健康。同年,党中央和国务院发布了《健康中国2030"规划纲要》,纲要指出推进健康中国建设,要坚持预防为主。要调整优化健康服务体系,强化早诊断、早治疗、早康复,更好满足人民群众健康需求。这些都为我国优生科学事业的发展指明了方向。

(四)环境优生学

环境优生学作为优生学的分支学科,是研究环境中的有害物理、化学和生物因素对生殖过程、胚胎及胎儿发育及胎儿出生后生长和发育的影响,探讨环境有害因素的发育和生殖毒性及其引起出生缺陷的条件、发生机制等,为保护母婴健康及子代正常发育提出预防对策的一门学科。近年来,人们对环境污染危害逐渐重视,同时生态科学、环境科学不断发展,环境优生学就有更充实的新内容和很大的实践意义。如何消除公害,防止各种有害物质对母体、胎儿和整个人类健康的损害,显然是环境优生学的重要任务。我国环境优生学的发展及现状:1987年中国医学百科全书将环境因素与优生编入环境医学章节。1992年召开的全国优生科学大会设立环境优生学专题进行学术交流。1995年我国第一部《环境优生学》专著出版并成为医学院校妇幼卫生专业教材。至今,我国在出生缺陷病因及防治方面,针对环境化学、物理和生物性污染物对男性和女性生殖细胞及生殖功能的损伤作用及机制,孕期接触不良环境因素对婴幼儿体格及认知发育的影响等方面,以及新出现的环境污染物对生殖和胎婴儿发育的影响均有涉猎和探讨。此外,环境优生领域的研究不断借鉴相关学科的新方法和新技术,为生殖、优生和优育预防和干预策略的制定提供了丰富的理论依据和参考数据。

五、我国现行的优生措施

我国现行的优生措施主要依据是《中华人民共和国民法典》和《中华人民共和国母婴保健法》。

Note:

(一)《中华人民共和国民法典》

简称《民法典》,其中关于优生的规定有:①结婚年龄:男不得早于22周岁,女不得早于20周岁;②直系血亲和三代以内旁系血亲禁止结婚。

(二)《中华人民共和国母婴保健法》

简称《母婴保健法》,是新中国成立以来我国第一部保护妇女儿童健康权益的法律,指在调整和保障母儿健康、提高出生人口素质活动中产生的各种社会关系的法律规范的总称。《母婴保健法》提出国家发展母婴保健事业,要提供必要条件和物质帮助,使母亲和婴儿获得医疗保健服务;国家对边远贫困地区的母婴保健事业给予扶持;各级人民政府领导母婴保健工作;母婴保健事业应当纳入国民经济和社会发展计划;国务院卫生行政部门主管全国母婴保健工作,根据不同地区情况提出分级分类指导原则,并对全国母婴保健工作实施监督管理;国务院其他有关部门在各自职责范围内,配合卫生行政部门做好母婴保健工作;国家鼓励、支持母婴保健领域的教育和科学研究,推广先进、实用的母婴保健技术,普及母婴保健科学知识;对在母婴保健工作中做出显著成绩和在母婴保健科学研究中取得显著成果的组织和个人,应当给予奖励。为了更好地贯彻实施《母婴保健法》,2001年6月国务院颁布了《中华人民共和国母婴保健法实施办法》,助产服务作为孕产期保健服务的重要内容,《母婴保健法》和《母婴保健法实施办法》做了相关规定,其中与优生相关的内容包括婚前保健、孕期保健和产后保健等。

1. **婚前保健** 医疗保健机构应当为公民提供婚前保健服务,内容包括:①婚前卫生指导:关于性卫生知识、生育知识和遗传病知识的教育;②婚前卫生咨询:对有关婚配、生育保健等问题提供医学意见;③婚前医学检查:对准备结婚的男女双方可能患影响结婚和生育的疾病进行医学检查。

2. **婚前检查** 包括的疾病:①严重遗传性疾病;②指定传染病;③有关精神病。经婚前医学检查,医疗保健机构应当出具婚前医学检查证明。

3. **咨询服务** 提供禁止或延缓结婚的咨询服务:①经婚前医学检查,对患指定传染病在传染期内或者有关精神病在发病期内的,医师应当提出医学意见;准备结婚的男女双方应当暂缓结婚。②经婚前医学检查,对诊断患医学上认为不宜生育的严重遗传性疾病的,医师应当向男女双方说明情况,提出医学意见;经男女双方同意,采取长效避孕措施或者施行结扎手术后不生育的,可以结婚。但《中华人民共和国婚姻法》规定禁止结婚的除外。

4. **孕产期保健服务** 医疗保健机构应为孕产妇提供保健服务,包括:①母婴保健指导:对孕育健康后代以及严重遗传性疾病和碘缺乏病等地方病的发病原因、治疗和预防方法提供医学意见;②孕妇、产妇保健:为孕妇、产妇提供卫生、营养、心理等方面的咨询和指导以及产前定期检查等医疗保健服务;③胎儿保健:为胎儿生长发育进行监护,提供咨询和医学指导;④新生儿保健:为新生儿生长发育、哺乳和护理提供医疗保健服务。

5. **优生咨询服务** ①对患严重疾病或者接触致畸物质,妊娠可能危及孕妇生命安全或者可能严重影响孕妇健康和胎儿正常发育的,医疗保健机构应当予以医学指导。②医师发现或者怀疑患严重遗传性疾病的育龄夫妻,应当提出医学意见。育龄夫妻应当根据医师的医学意见采取相应的措施。③经产前检查,医师发现或者怀疑胎儿异常的,应当对孕妇进行产前诊断。④生育过严重缺陷患儿的妇女再次妊娠前,夫妻双方应当到县级以上医疗保健机构接受医学检查。

6. **产前诊断** 指对高风险的胎儿进行特异性诊断,从而判断其预后。这是避免严重残疾胎儿出生的重要手段。

7. **终止妊娠的建议** 有下列情形之一的,医师应当向夫妻双方说明情况,并提出终止妊娠的医学意见:①胎儿患严重遗传性疾病的;②胎儿有严重缺陷的;③因患严重疾病,继续妊娠可能危及孕妇生命安全或者严重危害孕妇健康的。

Note:

第三节　遗传学和优生学的关系

从医学遗传学和优生学的定义可知,医学遗传学是优生学的基础,优生学是医学遗传学发展的原动力。医学遗传学是以遗传病作为研究对象,研究遗传的本质和规律,而优生学则是运用遗传学知识来降低遗传病的发病率和提高人类遗传素质的综合性和应用性科学。人类素质包括体质和智力的差异,是遗传或与遗传有关的。因此,遗传是优生等自然科学的主要理论基础。为了达到优生目的,实施优生措施,则必须掌握有关的医学遗传学基本理论、基本知识和基本技能。

一、优生学发展的科学基础

优生是使用遗传学的原理和方法,研究遗传与健康的关系,探索影响后代身体健康的各种因素的一门学科。按照现代医学的定义,狭义的优生学是指通过一些医学手段,减少遗传病和出生缺陷的发生;而广义的优生学指从孕前着手,避免孕前、孕期任何对于胚胎不利因素的暴露,尽可能保证健康胎儿出生。在我国,吴旻院士(1925—2017年)在1980年明确指出,"优生学是一门自然科学,其对象限于人类的生物学属性方面","优生学应是以生物医学(尤其是人类遗传学和医学遗传学)为基础,研究改善人类遗传素质的科学"。追求优生理想是现代妇产科学、生殖医学、围生医学、儿科学和遗传医学发展的必然逻辑。因而从遗传角度探讨人类的优生因素显得十分必要。

优生科学可分为两个方面:一方面是设法消除已经存在于体内的遗传缺陷,或防止带有缺陷基因的人把有缺陷的基因传给下一代,即研究如何使人类健康地遗传,减少以至消除遗传病和先天畸形患儿出生,被称为消极优生学或预防性优生学,包括遗传策划,遗传筛选和遗传治疗。另一方面是除去不好的基因,设法培育良好优秀的基因来改变人种,即研究怎样增加体力和智力上优秀个体的繁衍,叫作积极优生学,包括人工授精、人工授胎、试管授精等方法。前者是劣质的消除,后者是优质的扩展。其目的都是为了扩展优秀的遗传因素,提高人类的遗传素质。目前我国的优生工作,大都属于消极优生学的范围,随着现代优生学的范围逐步扩大,已不仅限于在遗传学上考虑下一代的生物素质,而且还要防止各种非遗传性的先天疾病、分娩过程中的损伤及新生儿疾病。随着人民生活水平的不断提高,个人健康意识也在逐步提升,人们对遗传诊断、遗传咨询、遗传病治疗等个性化医学服务的需求与日俱增,健康事业也逐渐上升到了国家战略层面。同时应重视高龄产妇,高龄进一步增加了潜在的出生缺陷发生率,这也对生殖健康、妇幼保健等医疗卫生服务水平提出了更高的要求。

二、人类遗传学发展的原动力

对于生命体而言,人们往往忽略了一个根本的事实,即遗传学在机体形成的重要作用。实际上,生命体无时无刻不通过遗传学原理起着作用,然而现有的传统医学往往只重视解决疾病问题,忽略了遗传学在其中发挥的作用。在这一问题的困扰下,科学家启动了人类基因组计划。这一计划带来了海量的基因组数据和信息,在遗传咨询的纽带作用下与对应的临床疾病特征有机结合,使人类战胜病魔具备了可能。通俗来说,如果疾病是一座冰山,我们现有的传统医学能解决的问题只是冰山一角,人类基因组计划带给我们的技术和海量的遗传数据,以及基因组学作为中心延伸出更多以组学为支撑的研究学科,让我们开始了解隐藏在海面之下的冰山主体。由于当年参加人类基因组计划的目的很少被真正地认识到,造成对产生的大量信息和数据的使用意识欠缺,使得相当一部分时间对解决与遗传问题相关疾病的工作停留在空白或无序阶段。直到最近,人们才明白应该用遗传学的利器开展相关工作。

当一条基因组序列以万元的低成本完成测序的时代到来后,对测序的结果分析和解读将可能带回数百万元或更高的回报。在这些经济效益及社会效益产生过程中,遗传学无疑发挥着核心纽带作用。对遗传学的正确认识和利用将会加速我们掌握使用解决优生及临床疾病问题的钥匙。目前基因测序技术主要应用于个体化用药基因检测与无创产前筛查等,这两者形成了个体化诊疗的重要板块。个体化医疗是以个体信息为决定基础的治疗,从基因组成或表达变化的差异来把握治疗效果或毒副作用等应答反应,对每个患者进行最适宜的药物治疗。因此所谓的精准医学是个体化医疗的基本要素,发展个体化医疗才是历史的必然。

所以,优生学是人类遗传学发展的原动力,优生学的动机和中心观念都是改善人类品质。如何促进优生、预防有严重遗传病或先天性疾病的个体出生,降低不利基因的频率和等位基因组合,将不断促进遗传学发展。

(陈 叙)

思 考 题

1. 简述优生学的概念及其研究内容。

2. 医学遗传学的理论和技术仍在不断发展,请结合专业特点浅谈对未来医学实践带来的可能影响。

URSING

第二章

发育遗传学

02章　数字内容

知识目标：

1. 掌握胚胎和胎儿的发育过程、基因表达在不同阶段的调控作用和双胎妊娠产前筛查诊断和遗传咨询。

2. 熟悉转录因子的分类及调控机制和双胎妊娠发育分类与特点。

3. 了解环境中有害因素对人类遗传物质的危害以及双胎妊娠的常见并发症。

能力目标：

能运用所学知识讲解遗传是如何对胚胎生长发育进行调控；能够运用所学知识对不同绒毛膜性的双胎进行合理管理。

素质目标：

能尊重具有遗传缺陷的患者，主动帮助患者，为患者提供相应的指导；能够尊重双胎妊娠孕妇意愿，减轻患者心理压力，保持患者心理健康。

人体的生长发育从精子和卵子结合为一个受精卵开始,生殖细胞和体细胞分别经过减数分裂和有丝分裂进行增殖,最终发育成由多种结构和功能的细胞组成的复杂整体,这是在基因表达调控下进行的非常复杂又高度有序的过程。近年来,一个新的学科发育遗传学逐渐兴起,它是专门研究发育或细胞分化过程中不同阶段的基因表达和调控的学科。随着研究的深入,人们发现外界环境可作用于人体生长发育的不同阶段,导致基因突变、干扰胚胎和人体的正常发育,引起疾病的发生。基因组信息与环境相互作用精确地引导细胞运动、增殖和分化直至发育成完整个体的全过程。

第一节　配子和胚胎发育的主要过程

配子(gamete)是指具有受精能力的成熟生殖细胞,包括女性的生殖细胞卵子和男性的生殖细胞精子。原始生殖细胞通过有丝分裂和减数分裂最终形成配子,精子与卵子结合形成受精卵,受精卵着床于子宫内膜后不断分裂增殖、分化,进而发育成胚胎。

一、配子发育的主要过程

(一)卵子的发生

原始生殖细胞(primordial germ cell,PGC)在胚胎发育过程中最早出现,通过迁移到达生殖嵴,形成生殖腺。性染色体为 XX 的胚胎,在发育到 6~8 周时,性腺分化为卵巢,PGC 不断有丝分裂,数目增多,体积增大,分化为卵原细胞(oogonia)。胚胎 11~12 周开始,卵原细胞启动第一次减数分裂进程,分化为初级卵母细胞(primary oocyte),并静止于第一次减数分裂前期的双线期。随后,PGC 和卵原细胞继续分裂增殖并于胚胎 16~20 周时达到高峰,双侧卵巢共含 600 万 ~700 万个生殖细胞(1/3 为卵原细胞,2/3 为初级卵母细胞)。此后,这些生殖细胞不再继续分裂,反而大量急剧退化消失,至出生时卵巢内只剩下约 200 万个初级卵母细胞。初级卵母细胞外包裹单层梭形前颗粒细胞形成原始卵泡(primordial follicle),是女性的基本生殖单位,也是卵细胞储备的唯一形式。儿童期大量卵泡相继退化,至青春期时只剩下约 30 万个。青春期后,每个月都有一定数量的原始卵泡开始发育,但绝大部分卵泡会在各个发育阶段闭锁,女性一生中只有 400~500 个卵泡能够最终发育为成熟卵泡并排卵,排出的卵细胞完成第一次减数分裂,进入第二次减数分裂中期,形成次级卵母细胞,进而完成卵母细胞的成熟过程。

1. 卵泡的发育　卵泡的发育伴随着卵母细胞的生长和成熟。女性进入青春期后,在促性腺激素的作用下,每个月有一批卵泡(3~11 个)经过募集和选择开始发育,而其中只有一个优势卵泡能发育成熟,并排出成熟卵母细胞,其余没有发育成熟的卵泡通过细胞凋亡机制而自行退化,称为卵泡闭锁(follicular atresia)。根据卵泡发育的形态学特点将其分为始基卵泡、窦前卵泡、窦状卵泡和排卵前卵泡四个阶段。

(1)始基卵泡(primordial follicle):又称原始卵泡,由位于中央的初级卵母细胞和周围包绕的单层梭形前颗粒细胞组成,位于卵巢皮质浅层,其染色体为 2 倍体。

(2)窦前卵泡(preantral follicle):由始基卵泡发育而成,初级卵母细胞体积进一步增大,周围的单层梭形前颗粒细胞分化为单层立方形颗粒细胞。颗粒细胞合成和分泌黏多糖,在卵母细胞周围形成一层透明环形区,称透明带(zona pellucida)。

(3)窦状卵泡(antral follicle):卵泡内颗粒细胞数目继续增多,颗粒细胞间积聚的卵泡液增加,融合形成卵泡腔,卵泡增大,称为窦状卵。随着卵泡腔的进一步扩大,围绕在卵母细胞周围的颗粒细胞被挤到卵泡的一侧,形成突向于卵泡腔中的丘状结构,称为卵丘(cumulus);围绕在卵母细胞周围的几层颗粒细胞呈放射状,称为放射冠(corona)。初级卵母细胞及其外面的透明带、放射冠和卵丘共同形成卵冠丘复合体(oocyte corona cumulus complex,OCCC)。在窦卵泡发育的后期,相当于前一周期的黄体晚期和本周期的卵泡早期,在血清水平及活性增加的卵泡刺激素(follicle stimulating hormone,FSH)作用下,超过阈值的一组窦卵泡群开始发育,此现象称为募集(recruitment)。约在月经周期第7d,被募集的发育卵泡群中,FSH阈值最低的一个卵泡优先发育为优势卵泡(dominant follicle),其余的卵泡逐渐退化闭锁,此现象称为选择(selection)。月经周期的第11~13d,优势卵泡直径达18mm,同时在FSH的刺激下,颗粒细胞出现黄体生成素(luteinizing hormone,LH)受体,具备了对LH的反应性,形成排卵前卵泡。

(4) 排卵前卵泡(preovulatory follicle):又称格拉夫卵泡(Graafian follicle),是卵泡发育的最后阶段。其内的卵母细胞重新进入减数分裂进程,发育到第一次减数分裂中期。

2. 排卵　卵细胞和它周围的卵丘颗粒细胞一起被排出的过程称排卵(ovulation)。排卵的发生依赖于血液中的LH峰。排卵后卵母细胞即刻完成第一次减数分裂,由一个二倍体细胞变成两个单倍体细胞。卵母细胞的胞质分裂不均,形成一个较大的与初级卵母细胞形态相似的次级卵母细胞,和一个较小的只有极少胞质的第一极体。当卵母细胞排出第一极体后,即进入第二次减数分裂并停留于第二次减数分裂中期,成熟卵母细胞经输卵管伞端的抓拾、输卵管壁的蠕动和管内黏膜纤毛的摆动等协同作用被运送至宫腔,若与精子受精,才能排出第二极体,完成第二次减数分裂。排卵可由两侧卵巢轮流进行,也可由一侧卵巢连续排出,多发生在下次月经来潮前的14d左右。排卵后的卵泡发育成黄体,黄体退化后由结缔组织代替,成为白体。

(二) 精子的发生

精子是由睾丸曲细精管内生精细胞生成,精原干细胞经历有丝分裂增殖分化、精母细胞减数分裂和精子形成三个阶段,最终形成精子。此过程自青春期开始启动,历时64~72d。人类每天每克睾丸组织可产生$(3\sim7)\times10^6$个精子。

1. 精原细胞有丝分裂　进入青春期后,位于曲细精管上皮基底部的精原细胞开始进行有丝分裂循环过程,精原细胞在增殖过程中形成两种细胞,其中一种是与精原干细胞完全相同,作为干细胞贮存并继续保持增殖活性(储备型精原细胞);另一种是具有不断更新能力,可通过有丝分裂增殖为同源的姐妹精原细胞群,并随即开始减数分裂。

2. 精母细胞的减数分裂　精原细胞一旦开始第一次减数分裂即成为初级精母细胞(primary spermatocyte),细胞内的染色体经历细线期、偶线期、粗线期、双线期和终变期,一个初级精母细胞完成第一次减数分裂后分裂成两个次级精母细胞(secondary spermatocyte)。每个次级精母细胞中包含单倍染色体,每条染色体由两个染色单体组成。次级精母细胞紧接着进行第二次减数分裂,两条染色单体在着丝粒处分开,分别移向细胞两端,一个次级精母细胞分裂形成两个单倍体的圆形精子细胞。

3. 精子的形成　圆形精子细胞进一步发育、变形成为成熟的精子(spermatozoon),这是精子发生的最后阶段。精子细胞不具有再分裂能力,而具备了复杂的变形能力,在变形过程中,精子细胞失去大部分胞质,细胞器也逐渐向特定位置移动,形成顶体及鞭毛,形如蝌蚪,分为头部和尾部。精子的头部前2/3为呈帽状的顶体结构,包含蛋白水解酶、透明质酸酶等多种酶类,在受精过程中发挥重要作用;而尾部的鞭毛结构,通过摆动参与精子的运动。此阶段大需要22.5~23d。

4. 精子的成熟　精子在附睾头和附睾体通过一系列的生理、生化和形态学变化获得使卵子受精的能力称为精子成熟(sperm maturation)。新生成的精子本身并没有运动能力,而是靠曲细小管外周肌样细胞的收缩和管腔液的移动运送至附睾内。精子在通过附睾的过程中,不仅获得了运动能力,而且运动模式也逐渐成熟。仅有少量的精子可储存在附睾内,大部分则位于输精管壶腹部,性交时,精子附睾、精囊腺、前列腺和尿道球腺的分泌物混合形成精液,在性高潮时通过输精管的蠕动自尿道射出体外。正常男性每次射出精液量为3~6ml,每毫升约含2 000万到4亿个精子。

(三) 受精和着床

受精(fertilization)是指获能的精子与次级卵母细胞相遇于输卵管,结合形成受精卵的过程。着床(implantation)指晚期囊胚种植于子宫内膜的过程。

1. 受精过程　受精使单倍体的配子结合恢复二倍体结构,维持了物种的稳定性;受精改变了遗传性状、决定了性别,受精卵的染色体分别来源于父方和母方。遗传物质重组,使新个体具备与亲代完全不同的性状。

(1)精子的运行和获能:精子进入女性阴道,穿过宫颈、子宫腔、到达输卵管,在输卵管与卵细胞相遇。宫颈管内的黏液对精子有选择性屏障作用,子宫的蠕动帮助精子向输卵管方向运动,在此过程中,精子顶体表面的糖蛋白被输卵管和子宫内的 α、β 淀粉酶所降解,同时顶体膜结构中胆固醇与磷脂比例和膜电位发生变化,顶体膜稳定性下降,从而使精子获得使卵细胞受精的能力,称为精子获能(capacitation)。

(2)顶体反应和透明带反应:卵巢排出的次级卵母细胞被输卵管伞端抓拾后进入输卵管腔内,当获能的精子与卵细胞周围的放射冠接触时,顶体的前膜与精子头部表面的细胞膜融合,融合后的膜形成许多泡状结构从精子头部分离。顶体内的各种酶(包括顶体酶、玻璃酸酶、酯酶等)通过泡状结构间隙释放出来,溶解卵细胞周围的放射冠的过程称为顶体反应(acrosome reaction)。借助顶体酶的作用,精子穿过放射冠和透明带,与卵细胞直接相贴,受精卵的细胞膜开始融合。随即精子核与胞质进入卵细胞的胞质,卵细胞膜下的大量皮质颗粒释放其内容物进入卵周隙,引起透明带的糖蛋白分子发生变化,精子受体分子变性,使透明带失去了接受其他精子穿越的能力,防止了多精入卵和多精受精的发生,保证了人类单精受精的生物学特性,这一过程称为透明带反应(zona reaction)。

(3)受精卵的形成:精子穿入卵细胞的过程可刺激卵细胞快速启动并完成第二次减数分裂,变成成熟卵母细胞,卵细胞核进一步膨大,形成雌原核,同时进入卵母细胞胞质的精子核也膨大形成雄原核。雌雄原核在膨大的同时进行染色体复制,并向细胞中部靠拢融合,核膜消失、染色体混合,形成二倍体的受精卵(fertilized ovum),又称合子(zygote),完成受精过程。

2. 受精卵着床 人类的子宫内膜只有在极短的时间内(排卵后的 5~7d)允许受精卵着床,称为"着床窗口期",只有在子宫内膜的发育和胚胎发育同步时,受精卵才可能通过定位(apposition)、黏附(adhesion)和侵入(invasion)三个阶段而成功着床。透明带能阻止胚胎在输卵管黏膜定位黏附,避免异位妊娠的发生。胚胎到达子宫后,在外胚层滋养细胞分泌的透明带赖氨酸作用下,透明带逐渐消失,囊胚孵出,内细胞团与子宫内膜黏附,囊胚表面的滋养细胞继续分化为两层,内层为细胞滋养细胞,外层为合体滋养细胞;此后滋养层细胞穿透侵入子宫内膜、内 1/3 肌层及血管,直至囊胚完全被子宫内膜覆盖,完成着床过程。受精卵着床后,子宫内膜的致密层蜕膜样细胞增大,变成蜕膜细胞,内膜转变为蜕膜(decidua);胚胎着床处的子宫内膜称为底蜕膜,覆盖胚胎表面的蜕膜为包蜕膜,其余覆盖宫腔的内膜称真蜕膜。

人类受精发生于排卵后的 12h 内,整个过程约需 24h。排卵后的卵细胞在输卵管壶腹部可停留约 80h,与精子结合形成受精卵,经过输卵管峡部到达宫腔约需 10h,与此同时,受精卵逐渐分裂,以 8 细胞或 10 细胞(桑葚胚)进入宫腔,完成胚胎着床,此过程需要体内复杂的激素尤其是孕激素的调节,激活多种细胞因子、生长因子和黏附分子共同参与完成。

二、胚胎发育的主要过程

受精后 8 周(妊娠 10 周)内的人胚称为胚胎,是器官分化和形成的初期,也是一个受精卵发育为初具人形的个体的时期。自受精第 9 周(妊娠 11 周)起称为胎儿,是胚胎期已经形成的组织和器官继续生长分化、发育成熟的时期。

(一)胚胎发育

着床后的胚胎继续发育,部分位于外层的细胞通过移入、内卷和内陷等细胞运动方式进入内部,从而形成一个二层或三层的原肠胚,内层称之为内胚层(endoderm)或中 - 内胚层(meso-endoderm),外层称为外胚层(ectoderm)。胚胎继续发育到第 4~8 周后,不仅初具人形而且胚盘的三胚层分化发育,各器官系统也初具雏形,胎膜胎盘发育形成。此时期的胚胎对环境因素的作用极其敏感,病毒、药物等胚胎毒性因素可影响其发育,进而导致某些严重先天畸形的发生。早期胚盘为扁平的盘状结构,随

Note:

着胚层的分化,各部分生长速度不同,扁平胚盘通过边缘向腹侧卷折逐渐形成头褶、尾褶和左右侧褶,而后变为圆柱形的胚体。胚盘头侧的生长速度比尾侧快,进而使得胚体呈头大尾小状;卷折到胚体腹侧的胚盘边缘逐渐靠近,最终形成圆索状的原始脐带与绒毛膜相连。生长最快的外胚层包于胚体表面,其内为中胚层,内胚层位于最里面卷折到胚体内,形成原始消化管。至第8周末,胚体外表已可见发育中的四肢和眼、鼻、耳的原基,并初具人形。

胚层分化 胚体形成的同时,内、中、外三胚层也逐渐分化形成各器官的始基。

(1) 外胚层的分化:脊索形成后可诱导其背侧中线的外胚层增厚呈板状形成神经板,神经板中央下陷形成神经沟,沟两侧隆起形成神经褶,两侧神经褶在神经沟中段靠拢融合,向头尾两端延伸,使神经沟封闭形成一条中空的神经管。神经管是中枢神经系统的始基,可分化为中枢神经系统、松果体、神经垂体和视网膜等。神经管的头端迅速发育膨大形成大脑的原基结构脑泡,中央的管腔将分化为脑室和中央管;神经管其余部分较细,将分化为脊髓。神经褶融合形成神经管时,部分细胞迁移到神经管背外侧,形成两条神经嵴,将分化为周围神经系统。部分神经嵴细胞发生远距离迁移,进而形成肾上腺髓质和分泌肽激素的细胞。神经管闭合后,在其表面的外胚层还将分化为表皮及其附属器官、毛发、角膜上皮、晶状体、内耳膜迷路、外耳道上皮、牙釉质、腺垂体、口腔、鼻腔和肛门的上皮等。若神经管前端未闭合则形成无脑儿,后端未闭合则形成脊柱裂。

(2) 中胚层的分化:中胚层在脊索两旁由内向外依次分化为轴旁中胚层、间介中胚层和侧中胚层。分散存在的中胚层细胞分化为结缔组织、血管、肌肉组织等。①轴旁中胚层(paraxial mesoderm):由紧邻脊索两侧的中胚层细胞迅速增殖而形成的一对纵行细胞索。轴旁中胚层形成后即分化为左右对称的块状细胞团称体节,体节随胚龄的增长而增多,从颈部向尾部依次形成,至5周时42~44对体节全部形成,将进一步分化为真皮组织和大部分中轴骨骼及骨骼肌。②间介中胚层(intermediate mesoderm):位于轴旁中胚层与侧中胚层之间,分化为泌尿生殖系统的原基。③侧中胚层(lateral mesoderm):位于中胚层的最外侧,初为一层,之后迅速在其中形成一个大腔,将其分为两层。其中一层紧贴外胚层称体壁中胚层,将分化为体壁的骨骼、肌肉、浆膜、血管和结缔组织;另一层紧贴内胚层,称脏壁中胚层,覆盖于原始消化管外侧,将分化为消化和呼吸系统器官的平滑肌、血管、浆膜和结缔组织等。两层之间的腔隙称原始体腔,是心包腔、胸膜腔和腹膜腔的原基。

(3) 内胚层的分化:内胚层卷折形成原始消化管,进而分化为消化管、消化腺、呼吸道和肺的上皮组织,同时还能分化出中耳、甲状腺、甲状旁腺、胸腺、膀胱和阴道等的上皮组织。

(二) 胎儿发育

为便于了解胎儿生长发育特点,一般以4周作为一个阶段来描述胎儿发生的变化。

1. 第9~12周 第9周初时,胎儿顶臀长4~5cm,约8g重。第11周时已能活动,第12周末外生殖器已明显分化,可初辨性别,神经系统也于此期基本形成。

2. 第13~16周 至此期末时,从外生殖器可确认胎儿性别,毛发已长出,胎儿开始出现呼吸运动,皮肤菲薄、透明光滑呈深红色,无皮下脂肪。

3. 第17~20周 胎儿生长速度减慢,皮肤暗红,出现胎脂,全身覆盖毳毛,还可见眉毛和头发。胎儿开始出现吞咽、排尿功能,胎动活跃。

4. 第21~25周 此期胎儿体重迅速增长,各脏器均已发育,皮下脂肪开始沉积但量少,虽然仍瘦,但身体各部分的比例较为匀称。出生后有存活的可能,但大都因肺发育不成熟而在早期内死亡。

5. 第26~29周 此时期各器官系统的发育已近成熟,皮肤粉红、瞳孔膜消失、有呼吸运动、四肢活动好,生后可存活,但死亡率很高。

6. 第30~34周 到此期末时男性胎儿睾丸下降。皮下脂肪较多,肤色粉红而光滑,身体圆润,指(趾)甲已达指(趾)端,出生后能啼哭和吸吮,注意护理可存活。

7. 第35~38周 胎儿发育成熟。皮下脂肪多、肤色粉红,足底皮肤可见纹理,男性胎儿双侧睾丸已降至阴囊内,女性胎儿大、小阴唇发育良好,四肢运动频繁、有力,出生后哭声响亮、吸吮能力强,

Note:

能很好存活。

发育遗传学

发育与遗传都是生物的重要属性和基本生命现象。发育遗传学（developmental genetics）是研究人类发育过程中不同阶段的细胞分化或基因表达、调控等问题的学科。100 多年前，人们通过不断探索和研究逐渐认识到发育与遗传之间有着密切的内在联系，在几代科学家的不断努力下，逐渐形成了一个新的体系和学科，也就是发育遗传学。Lewis、Wieschaus 和 Nüsslein-Volhard 等科学家在该领域做出了重要贡献，她们发现了果蝇体节发育在早期胚胎发育中受到基因调控这一重要现象，同时指出这一发现可以解释哺乳类动物与人类的胚胎发育及先天畸形的发生，这些重要发现促进了发育遗传学的发展。近年来，人类基因组学的研究为基因序列和非编码序列的调控作用和调控机制提供了大量的证据，最终让我们能够深入认识发育的遗传基础并解开发育过程的一系列谜团。

第二节 发育的控制

一、胚胎发育的遗传控制

人体有 200 多种可识别的细胞类型，其形态和功能各不相同，但是均来自同一个受精卵。从一个受精卵到复杂的有机体是通过基因在时空上的选择性表达与有序配合也就是按照特定发育的遗传程序（genetic program）进行的，在这个过程中，遗传因素起着非常重要的作用。

染色体是人类遗传物质的载体，负载着信息在亲代与子代之间传递。DNA 是人类基因最基本的结构和功能单元，它存在于染色体上，也是细胞内遗传物质的基本单元。作为人类基因的 DNA 具有储存遗传信息、自我复制以及传递信息的功能，同时还具有基因表达、控制细胞内蛋白质和酶的合成，最终决定生物体性状的能力。因此，人类胚胎的发育是在不同水平基因组信息的有序调控下进行的。

（一）遗传物质的基本结构

高等生物的遗传物质主要存在于染色体上。在光镜下，人体细胞由细胞膜、细胞质和细胞核三部分组成，其中，细胞核是细胞内遗传信息储存、复制和转录的场所，而染色体就存在于细胞核内。

1. **染色体（chromosome）** 遗传物质的载体，负载着遗传信息在亲子代细胞间传递。由 DNA、组蛋白、非组蛋白及少量 RNA 组成。在细胞的不同周期，其表现形式不同。细胞进行有丝分裂或减数分裂期，表现为短粗的棒状结构，称为染色体；分裂间期，表现为细丝状、易被碱性染料着色，成为染色质。

人体细胞的不同周期，染色体的形态经历着凝聚和伸展的变化，但是在有丝分裂中期，染色体的形态结构最为典型。此时，每一条染色体均由两条染色单体构成，并借着丝粒相连，这两条染色单体彼此互称姐妹染色单体。着丝粒将染色体分为短臂（p）和长臂（q），两臂的末端均有一特化的部位，称为端粒（telomere），可以维持染色体形态结构的稳定和完整。端粒就像 DNA 的帽子一样保护 DNA 的重要信息不丢失。

2. **核酸** 生物的遗传物质。核酸基本组成单位是核苷酸。每个核苷酸是由一分子磷酸、一分子戊糖和一分子含氮碱基组成。戊糖分核糖和脱氧核糖两种，含氮碱基分为腺嘌呤（A）、鸟嘌呤（G）、胞嘧啶（C）、胸腺嘧啶（T）和尿嘧啶（U）五种，多个核苷酸依次通过 3'，5'磷酸二酯键连接起来形成链状化合物。

核酸可分为 DNA 和 RNA，DNA 是绝大多数生物的遗传物质，RNA 是极少数病毒的遗传物质。DNA 中的戊糖是脱氧核糖，因此 DNA 的基本单位为脱氧核苷酸。DNA 中的碱基有 A、G、C、T 四种，所以组成 DNA 的基本单位有脱氧腺苷酸(dAMP)、脱氧鸟苷酸(dGMP)、脱氧胞苷酸(dCMP)和脱氧胸苷酸(dTMP)四种。大多数生物的 DNA 分子具有双螺旋结构。RNA 中的戊糖是核糖，因此 RNA 的基本单位为核糖核苷酸，也称核苷酸。RNA 中的碱基有 A、G、C、U 四种，所以组成 RNA 的核苷酸有腺苷酸(AMP)、鸟苷酸(GMP)、胞苷酸(CMP)和尿苷酸(UMP)四种。RNA 一般为单链结构，有些经过自身回折形成局部区域双螺旋结构。

3. 基因　是细胞内遗传物质结构和功能基本单位，主要以 DNA 形式存在于染色体上，有一些病毒的基因存在于 RNA 上。

按照功能可将基因分为结构基因和调控基因。结构基因编码蛋白质多肽链，调控基因调节基因表达。结构基因突变可以导致特定蛋白质或酶的结构、功能发生改变，调控基因突变可以影响一个或多个结构基因的表达，进而导致蛋白质或酶合成量的改变。按照位置可以将基因分为核基因和细胞质基因。在真核生物中，核基因是位于细胞核 DNA 上的基因，细胞质基因是位于细胞器 DNA 上的基因，如线粒体基因。

(二)基因表达的调控

人体形态结构和生命活动的基本单位是细胞，其代谢、生长、分裂和分化等活动是在基因表达调控下有序进行的。人体所有体细胞含有相同的基因组，但是维持细胞生命活动所需的基因表达有严格的时空顺序，某些基因只有在细胞特定发育阶段或功能状态下表达。不同类型细胞的区别并非所含基因组不同，而是基因表达差异所导致，基因的异常表达可引起疾病。基因表达包括转录和翻译两个主要阶段，受到多种因素的调控。真核生物的基因表达调控存在于转录前、转录水平、转录后、翻译水平和翻译后等不同的阶段。一般情况，基因表达主要受到基因转录成 RNA 的速率、RNA 加工、mRNA 的稳定和降解速率、mRNA 翻译成蛋白质的速率、蛋白质翻译后修饰以及蛋白质的稳定和降解速率等因素的影响。

1. 转录前调控　基因转录的前提是染色质的结构发生变化，染色质结构改变是一种非常重要的调控机制。细胞核中的染色质可以分为有转录活性和无转录活性，有转录活性的染色质较松散，在 S 期早复制，与组蛋白结合弱，组蛋白乙酰化，DNA 甲基化较少。无转录活性的染色质通常呈高密度，在细胞周期的 S 期晚复制，与组蛋白结合比较紧密，DNA 甲基化程度较高。非组蛋白也是基因表达调控的重要组成部分，非组蛋白磷酸化后可以与组蛋白形成复合体而解除组蛋白对 DNA 转录的抑制作用，进而促进基因转录。

2. 转录水平调控　主要是通过顺式作用元件和反式作用因子的相互作用实现的，该水平的调控是真核基因表达调控的关键环节。

顺式作用元件(cis-acting element)是指基因启动子、增强子、沉默子中的一些 DNA 序列，这些序列能与转录因子特异性结合，对目的基因表达的空间、时间和强度起着至关重要的作用。位于 5' 端的启动子内部含有多种调控基因生长和发育的顺式作用元件，在调控中起非常重要的作用。研究还发现启动子的来源不同，其内部通常还有特异的调控基序。与启动子只位于基因转录起始点上游的特点不同，增强子可位于基因转录起始点的任何位置，其作用方向可以是 5' 端到 3' 端，也可以是 3' 端到 5' 端，起增强基因转录活性的作用，如 β 珠蛋白的增强子可增强转录活性至原来的 200 倍。另外，增强子提高基因转录效率的作用具有组织特异性，如免疫球蛋白的增强子在淋巴细胞中活性最高。

转录因子又称反式作用因子(trans-acting factor)，"trans"意味着转录因子转移到它们作用的位置，对应于顺势作用元件，作为转录激活子或抑制子调节基因表达的蛋白质。真核细胞中的 RNA 聚合酶本身不能启动转录，必须有许多转录因子特异结合在基因转录起始点上游的顺式作用元件，激活 RNA 聚合酶，从起点开始合成 DNA。在已知转录因子结构中都有一些相似的结构域基序，这些基序就是蛋白质与 DNA 顺式作用元件特定序列相结合的部位。转录因子除了与 DNA 靶序列相互作用，它们之间也相互作用，这些作用决定了高等生物和人类发育过程复杂的组织特异性基因表达。转录因子 DNA 结合域基序由 60~100 个氨基酸残基组成，常见的有四种，分别为螺旋 - 转角 - 螺旋蛋白质、锌指蛋白、亮氨酸拉链蛋白和螺旋 - 环 - 螺旋蛋白,其中螺旋 - 转角 - 螺旋蛋白质最为常见,由一个氨基酸短链连接两个 a 螺旋结构构成(详见本节胚胎发育的信号系统)。

3. **转录后调控** 基因转录产物都是 RNA,只有经过初级 RNA 的剪接、戴帽、加尾和编辑修饰才能成为具有生物功能的活性分子。信使 RNA 的稳定性、RNA 加工效率、剪接加工的选择性都直接影响基因表达。一个基因转录本的剪接改变可以构成许多异构蛋白,例如膜结合的和可溶性的异构蛋白、组织特异性的异构蛋白等。参加剪接调控的主要调节因子是 RNA 结合蛋白的 SR 家族和一些 snRNP 蛋白。编辑修饰是另外一种转录后加工形式,它是一种信使 RNA 序列的改变。信使 RNA 转录后在编码酶的作用下,通过插入、缺失或核苷酸的替换改变了 DNA 模板来源的遗传信息,翻译出氨基酸序列不同的多种蛋白质。例如,载脂蛋白 B 基因(apolipoprotein B gene,apoB)在肝脏中编码一个含有 4 536 个氨基酸的蛋白 apoB100,但是在肠道中,由于 C → U 编辑产生一个提前出现的终止密码子,最终形成一个含有 2 152 个氨基酸的蛋白 apoB48。

4. **翻译水平调控** 翻译水平调控对于真核生物尤其重要,它控制着分化所必需的某些特定蛋白的产生。翻译过程受核糖体数量、启动因子、延长因子和 tRNA 数量等条件影响。

5. **翻译后调控** 翻译后对多肽链的加工与修饰过程都属于翻译后调控。这些加工修饰过程包括两条或两条以上肽链间的连接和进一步折叠成特定的空间构象,多肽链的糖基化和切割以及某些氨基酸的羟基化或磷酸化。如胰蛋白酶原生成胰蛋白酶的过程、凝血酶原生成凝血酶的过程。蛋白质被翻译后也可以通过不同的加工方式形成不同的蛋白质分子。

6. **表观遗传调控** 表观遗传是通过有丝分裂和 / 或减数分裂传递非 DNA 序列信息的现象。表观遗传也是一种可遗传的变化,但它不涉及 DNA 序列改变的基因表达和调控。也就是说,决定细胞类型的不是基因本身,而是一种基因表达模式,并且这种基因表达模式可以遗传。表观遗传调控包括 ATP 依赖的染色体重塑、DNA 甲基化、组蛋白修饰、RNA 干扰及非编码 RNA 等多种类型。

(三) 早期胚胎发育的调控

1. **胚胎诱导** 胚胎发育最显著的一个特征是精确性,发育信号的产生、传递及接受均有序进行。这些发育信号有很多类型,且通过不同途径起作用。诱导反应(induction interaction)是指在胚胎发育过程中,一部分胚胎组织,也就是"组织者(organizer)"对其邻近的另一部分组织产生影响,从而决定反应组织的发育和分化方向,使其发育过程发生质的改变。诱导反应是最主要的一种胚胎信号传导方式。器官分化过程中普遍存在胚胎诱导作用。典型例子是 Spemann 在 1912 年研究两栖类动物发育的实验中发现眼泡以及胚孔的背唇可以分别发育和诱导成不同的组织。另外,研究者还发现诱导反应具有组织特异性和阶段特异性。

2. **胚胎发育的信号系统** 胚胎发育过程相对保守,其调控过程精细且复杂。随着分子遗传学的迅速发展,遗传因素对胚胎发育的调控机制也日趋明朗。第一,与胚胎发育相关的基因极度保守,这些基因的序列极少发生突变,不同物种间的同源基因在胚胎发育中可能发挥着类似的功能。第二,同一基因可以在不同的器官或者同一器官的不同发育阶段发挥调控作用。这种方式大大降低了调控分子的数量和系统的复杂性。目前,根据功能可将胚胎发育的调控因子分为三大类,包括在细胞核内起作用的转录因子,在细胞间传递信息的信号分子以及细胞质内的信号转导分子。

(1) 转录因子:能识别启动子、增强子或特定序列而调控基因表达的蛋白质。其可与其他转录因子或 RNA 聚合酶Ⅱ形成转录因子复合体进而调节基因的转录。转录因子可分为特殊转录因子和通用转录因子,通用转录因子几乎存在于机体的每个细胞中。特殊转录因子仅在特定类型的细胞中存在或只在某个发育阶段发挥作用。

1) 同源盒(homeobox)家族:该蛋白家族成员都含有同源结构域,其中,编码该结构域的 180 个核苷酸序列被称为同源盒基因。同源结构域由 60 个氨基酸构成,形成螺旋 - 环 - 螺旋结构。

HOX 基因家族和 *PAX* 基因是同源盒家族的重要成员。*HOX* 基因分散于 4 条染色体上的 4 个基因簇上,并分为 13 个平行组。*HOX* 基因表达主要沿身体的纵轴分布,决定身体体节的发育。如果突

变造成基因功能的缺失,会导致后部体节变成与该部分最靠近的前部体节。如果突变造成基因功能的获得,就会产生相反的结果,也就是前部体节转变为与该部分最靠近的后部体节。对哺乳动物来说,同一个平行组中的 *HOX* 基因总是具有类似的功能,如果其中一个 *HOX* 基因失去功能,其他成员将发挥代偿作用。如果整个平行组员都失去功能,则会导致身体结构发生严重的形态学异常。因此,*HOX* 基因的表达受精密而复杂的调控。在中枢神经系统发育的过程中,视黄酸是 *HOX* 基因表达重要的调节因子。

PAX 基因家族由 9 个成员组成,大部分成员同时含有部分或完整的同源结构域和一个保守的 8 肽序列。*PAX* 基因主要参与感觉器官如眼、内耳、胰腺、肌肉和中枢神经系统的发育。另外,还参与调控上皮 - 间叶细胞转换中的细胞分化。

其他同源盒基因家族如 *LIM* 基因家族、*MSX* 基因家族和 *DLX* 基因家族等在发育过程中也起到非常重要的作用。*LIM* 基因家族在身体各部分的形成中均起重要作用,LIM 蛋白的缺失会导致无头胚胎的产生。*MSX* 基因家族在胚胎发育,尤其是四肢及面部的上皮 - 间质相互作用中至关重要,该蛋白在胎儿发育阶段抑制细胞分化,在出生后的发育阶段又维持组织的增殖能力。*DLX* 基因家族成员主要参与内耳及下颌的形成。

2) 螺旋 - 环 - 螺旋(helix-loop-helix)转录因子

① 碱性螺旋 - 环 - 螺旋(basic helix-loop-helix,bHLH)蛋白:该家族成员因含有两个 a 螺旋,中间一段氨基酸环而得名。螺旋 - 环 - 螺旋结构域可以使蛋白发生同二聚化或异二聚化。具有这种构象的转录因子往往与中胚层的肌肉发生有关。另外,该家族还对神经祖细胞向神经元和神经胶质细胞分化过程起到重要的调节作用。

② Forkhead 基因家族:Forkhead(*FOX*)基因家族分为 17 个亚组,有 100 个成员。该家族除了螺旋 - 环 - 螺旋结构域还含有翼状螺旋结构的 Forkhead 结构域。胚胎发育过程中的不同胚层或者同一胚层的不同部位都有特异性 *FOX* 基因表达,参与控制细胞类型和细胞分化方向,并调节器官形态结构的发育。例如 *FOXC1* 突变失活的小鼠可出现脑膜、心、肾及骨骼等多器官发育异常。*FOXC1*、*FOXC2*、*FOXD1*、*FOXE3* 等参与眼睛发育,如果发生突变可导致视网膜和虹膜发育异常、青光眼及晶状体粘连等。*FOXD1*、*FOXD2* 和 *FOXIL* 则参与肾脏发育。

3) 锌指(zinc finger)转录因子:该家族的数个半胱氨酸和组氨酸残基可与锌离子结合,形成手指状结构,便于插入 DNA 螺旋的特殊区域并发挥作用。*SOX* 基因家族就属于锌指转录因子家族,迄今已经有 20 多个成员。该家族成员不同于其他转录因子的显著特征是可与其他转录因子相互作用,结合于 DNA 双螺旋的小沟,使 DNA 构象发生显著性改变,实现对靶基因的表达调控。如 *SOX2* 调节内耳和眼部的发育,*SOX3* 参与生殖嵴和软骨的形成。

(2) 信号分子:信号分子在细胞间传递信息。多数胚胎发育建立在化学信号分子的基础上。化学信号分子往往由一组细胞产生,激活邻近或者远距离的靶细胞。同一种信号分子可以在胚胎发育的不同阶段和胚胎不同位置进行多种调控。信号分子的浓度和作用于靶细胞的时间也非常重要,这些分子信号由信号分子(配子)- 受体 - 信号转导构成的信号通路传递进靶细胞核,对基因表达进行调控,对发育过程进行控制。其中,转化生长因子 β 超家族、刺猬基因家族、Wnt 家族是几个重要的信号分子相关家族。

1) 转化生长因子 β(transforming growth factor-β,TGF-β)超家族:TGF-β1 是第一个被发现的成员,其结构和修饰在信号分子中具有代表性。TGF-β1 和 TGF-β5 蛋白均参与中胚层的发育诱导、成肌细胞增殖以及心脏房室内皮细胞向心胶质的浸润。骨形成蛋白(bone morphogenetic protein,BMP)是该家族另一个重要的亚家族成员,BMP-1 到 BMP-15 参与诱导神经板的产生及骨骼的分化等,在胚胎发育过程中,主要通过抑制作用来确保胚胎各结构的正常发育。

2) 刺猬基因(hedgehog,*Hh*)家族:Hedgehog 家族的命名来源于果蝇的 *Hh* 突变基因,因为果蝇的刺猬基因突变导致果蝇幼虫身体长出刺猬状"长刺"而得名,是脊椎动物胚胎发育过程种最重要的信号分子之一。在哺乳动物中,它的三个等位基因分别为沙漠刺猬、印度刺猬和超音速刺猬。例如超音速刺猬蛋白主要控制人胚胎的生长发育,如头面部、毛发和肢芽的形态发生,同时也参与中枢神经系统的发育调控。

3) Wnt 家族:Wnt 家族成员众多,通常和细胞外基质组分相互作用,在生命各器官形成初期,Wnt 信号通路的激活促使细胞增殖;在发育后期,Wnt 参与细胞分化和细胞极性的形成。但是,Wnt 信号通路极其复杂,目前仍然未能完全清楚。

(3) 信号转导:各种信号分子通过信号转导对生长发育进行复杂而精密的调控,确保胚胎能够有序而正确的生长发育。信号转导是指第一信使如生长因子或其他信号分子所携带的信息转导至细胞内,并产生一系列应答的复杂过程。在这个过程中,首先是信号分子与受体结合,受体发生构象改变,产生级联反应,激活或者抑制细胞内的第二信使,将信息传递至细胞核内,调控靶基因的表达,最终使细胞对信号做出应答反应。在细胞对外界信号做出反应的过程中,可同时存在多个信号通路的协同作用,可见信号转导是一个庞大而又精密的调控网络,确保细胞产生正确的应答。

二、外界环境对胚胎发育的影响

胚胎发育除了受遗传控制之外,还与人类生存的环境有着密切的关系。环境中的有害因素(详见第六章第二节中相关内容)通过改变人类的遗传物质影响胚胎发育,进而引起遗传病。特别是在胚胎发育的早期,此阶段细胞数量少,具备全能性或多能性,环境因素对基因重组、表观遗传学修饰、能量代谢等过程的干扰可随着卵裂的进行而进入之后的分裂周期,最终不可逆地改变发育程序。环境中有害因素诱发生殖细胞的基因突变和染色体畸变,造成子代遗传性疾病发生频率增加;还可作用于发育中的胚胎细胞,干扰其基因的正常表达,胚胎细胞分化和器官系统发育,从而导致畸胎发生。例如人类环境中有些化学工业物质、化学农药、食品添加剂和化妆品等通过碱基置换、异常烷化作用、碱基氧化作用等可导致人类基因突变或染色体畸变。

学科前沿

胚胎发育密切相关的基因

发育遗传学重要的里程碑之一就是对果蝇发育过程的研究,对于果蝇发育过程的基因控制是迄今为止研究最为清楚的。研究资料还显示,人的发育相关基因与果蝇存在很大的同源性。这里介绍几种已经被研究发现与胚胎发育密切相关的基因,包括母体效应基因(maternal effect genes)、分节基因(segmentation genes)、同源异型基因(homeotic genes,HOM)和锌指蛋白基因(zinc finger gene,ZNF)。

知识拓展

启动子

启动子是一段位于编码区 5′ 端侧翼的 DNA 序列,通常位于起始点上游 100~200bp 内,是 RNA 聚合酶的结合位点,可以使 RNA 聚合酶与模板 DNA 准确地相结合,启动基因的转录。对调控基因的表达起着不可替代的作用,可在特定的发育阶段驱动或阻止转录。真核生物常见的启动子有 TATA 框、CAAT 框和 GC 框。其中,TATA 框能够与转录因子结合,再与 RNA 聚合酶形成复合物,具有准确识别转录起始点的作用;CAAT 框与转录因子结合可激活转录、促进转录,提高转录效率;GC 框可与转录因子结合,促进转录。

第三节 双胎妊娠及其发育

 ——————————— 导入情景与思考 ———————————

刘女士,36岁,孕1产0,2018年自然妊娠1次,孕6周胚胎停育;末次月经2020年12月11日,因"输卵管因素"于2021年1月4日行IVF-ET,移植鲜胚2枚,移植后14d血HCG阳性。患者于停经7周5d产科建档,行超声检查提示宫内孕双活胎,有两个独立的孕囊,每个孕囊各有一个胚胎,且羊膜囊间隔较厚,宫腔积血可能。家族史(-),既往史(-)。近1周出现轻微恶心、呕吐等早孕反应。查体:体温36.7℃,脉搏76次/min,血压120/72mmHg,其余无异常。

请思考:

1. 该病人可能的护理诊断是什么?

2. 针对该病人,如何指导患者进行产前筛查和产前诊断?

3. 如何对该病人进行孕期护理管理?

一次妊娠子宫腔内同时有两个胎儿时称为双胎妊娠(twin pregnancy)。自然双胎妊娠的发生率为1∶89,近年来随着促排卵药物的应用和辅助生殖技术的广泛开展,双胎妊娠的发生率明显增高。

一、双胎妊娠的类型及特点

双胎妊娠是受精和胚胎发生中的特殊事件,从排卵、受精、胚胎形成与分化到胎儿的生长发育都有其特点,配子的正常发生和受精是胚胎发生的前提,胎盘胎膜是胚胎发育的重要辅助结构。

(一)双胎妊娠的胚胎发育

1. **双卵双胎妊娠的配子发生与受精** 同一生殖周期,发生2个及2个以上的卵子,是双卵双胎发生的核心。同一月经周期两个卵子同时排出或相继排出,一般情况下,一个囊状卵泡排出后会抑制另外一个囊状卵泡,但当这种抑制作用受阻后会产生多卵泡排卵。双卵双胎的形成是2个不同的卵子与2个不同的精子受精而产生的。

2. **单卵双胎妊娠的配子发生与受精** 单卵双胎是1个卵子和1个精子受精后发育形成的卵裂球被分割成2团,各自发育成1个胎儿,这是单合子双胎形成的传统"分裂模型"。单卵双胎是发生在受精后2周内的胚前期的特殊事件,大约有1/3的单卵双胎在受精后3d内分裂形成双绒毛膜双胎。约有2/3单卵双胎在受精后的3~8d的囊胚期分裂,形成单绒毛膜双羊膜囊双胎。约有1/100在受精后第8~13d羊膜腔形成后,胚盘发生分裂,两个胎儿共用一个绒毛膜和羊膜,形成单绒毛膜单羊膜囊双胎。

(二)双胎妊娠的影响因素

单卵双胎是偶发事件,不受母亲年龄、胎次、身高和体重的影响,一般无家族性,发生率约为1/250。双卵双胎的发生率波动较大且受多种因素影响。黑种人多见,白种人居中,亚洲人较少见。35~40岁是双胎妊娠的高峰期,随后其发生率急剧下降;随着女性身高或体重的增加,双胎妊娠的发生率也明显增加。

1. **药物** 围受孕期补充叶酸会增加双胎的发生率。此外,多胎妊娠是药物诱发排卵的主要并发症之一,与药物剂量、个体反应差异有关。应用雌激素类药物可使双卵双胎的发生率增至5%~10%。

2. **辅助生殖技术** 辅助生殖技术的应用增加了多卵多胎的发生,同时也增加了单绒毛膜双胎的发生。辅助生殖技术可使单卵双胎增加3~5倍,可能与移植多个胚胎、透明带异常、辅助生殖技术过程中的培养和处理等有关。

3. 遗传因素 多胎妊娠有家族聚集倾向,单卵双胎与遗传无关,双卵双胎与遗传有关。曾经妊娠过双卵双胎的妇女,再次妊娠发生多胎妊娠的概率增加了10倍。身为双卵双胎或其父母生育过双卵双胎的白种人妇女与一般人群相比,其后代的双胎发生率高。

(三) 双胎妊娠的分类

1. 双卵双胎 两个卵子分别受精形成的双胎称为双卵双胎(dizygotic twin),约占双胎妊娠的70%。两个卵子可来源于同一成熟卵泡,或者同一卵巢的不同成熟卵泡,或者两侧卵巢的成熟卵泡。两个卵子分别受精形成两个受精卵,因此两个胎儿各自的遗传基因不完全相同,其性别、血型可相同或不同,外貌、指纹和精神类型等多种表型不同。双卵双胎有2个胎盘和2个胎囊,有时两个胎盘紧贴在一起似融合成一个,但两者血液循环各自独立,胎盘胎儿面有两个羊膜腔,中间隔着两层羊膜和两层绒毛膜。

2. 单卵双胎 由一个受精卵分裂而形成的双胎妊娠称单卵双胎(monozygotic twin),单卵双胎约占双胎妊娠的30%,目前形成原因不明。一个受精卵分裂形成两个胎儿,两个胎儿的遗传基因相同,因此其性别和血型相同,容貌相似。每个胎儿均有一根脐带,其胎盘和胎囊根据受精卵早期发育阶段发生分裂的时间不同可形成下述4种类型:

(1) 双绒毛膜双羊膜囊单卵双胎:分裂发生在桑葚期,相当于受精72h内,形成两个独立受精卵和两个羊膜囊。两个羊膜囊之间隔有两层绒毛膜和两层羊膜,胎盘可为两个或一个。此类型约占单卵双胎的30%。

(2) 单绒毛膜双羊膜囊单卵双胎:分裂发生在受精的第4~8d(晚期囊胚),此时胚胎发育已分化出滋养细胞,羊膜囊未形成,共同拥有一个胎盘,两个羊膜囊之间仅隔有两层羊膜。此类型约占单卵双胎的68%。

(3) 单绒毛膜单羊膜囊单卵双胎:分裂发生在受精后的第9~13d,此时羊膜囊已形成,胚胎在羊膜囊分裂后各自发育成胎儿,2个胎儿共存于一个羊膜腔内并共有一个胎盘。此类型较罕见,约占单卵双胎的1%~2%。

(4) 联体双胎:分裂发生在受精第13d后,此时原始胚盘已形成,机体不能完全分裂成两个,形成不同形式、不同程度的联体儿,此类型极其罕见。

(四) 双胎妊娠的并发症

1. 双胎妊娠常见并发症

(1) 流产:双胎妊娠的自然流产率为31%,是单胎妊娠的2~3倍,其中早期流产占80%。可能与胎儿畸形、胎盘血液循环障碍、胎盘发育异常、宫腔压力较大、外伤、环境污染、孕妇不良生活习惯等有关。

(2) 妊娠期高血压疾病:发病率为5%~10%,是单胎妊娠的3~4倍,发病早,程度重,容易出现心肺并发症和子痫。目前发病机制和病因尚未完全阐明。

(3) 贫血:发生率是单胎的2.4倍。与铁、叶酸缺乏有关。

(4) 早产:双胎妊娠早产发生率约为50%,双胎妊娠早产风险为单胎妊娠的7~10倍。双胎妊娠早产多由胎膜早破、宫腔内压力过高及严重母儿并发症等所致。

(5) 妊娠糖尿病:双胎妊娠糖尿病发病率可高达23.7%。主要原因为双胎妊娠中晚期孕妇胰岛素抵抗加重,而胰岛素代偿性分泌不足,导致血糖水平升高而发生妊娠糖尿病。

(6) 宫颈功能不全:双胎妊娠较单胎妊娠更容易出现孕期宫颈形态变化,主要表现为宫颈功能不全。宫颈功能不全可以是宫颈自身功能问题,也可以是母体各种复杂因素诱发或促使宫颈缩短或形态扩张。

(7) 复合妊娠(宫内妊娠与异位妊娠同时存在):接受辅助生殖技术妇女复合妊娠发生率约为1.5/1 000。可能与输卵管疾病、盆腔炎性疾病、高雌二醇及孕酮水平、胚胎移植或排出卵母细胞数量有关。

2. 双绒毛膜双胎孕期并发症

（1）双胎生长不一致：双绒毛膜双胎生长不一致的诊断标准为双胎中一胎估测体重＜同胎龄第3百分位数；或符合以下条件中的至少2个：①一胎估测体重＜第10百分位数；②2个胎儿估测体重差异≥25%；③较小胎儿的脐动脉搏动指数＞第95百分位数。双绒毛膜双胎生长不一致可能与一胎结构异常、染色体异常、两个胎儿的遗传潜能不同或小胎儿所占胎盘比例异常有关。

（2）双胎中一胎胎死宫内：双胎妊娠两胎儿其中之一胎死宫内，另外一个胎儿存活。主要原因为胎儿先天性异常、母体严重并发症及合并症和胎盘因素（胎盘早剥、胎盘梗死、胎盘血管瘤、早期胎膜早破和绒毛膜羊膜炎等）。

（3）双胎中一胎异常：双绒毛膜双胎中一胎异常包括胎儿结构异常和染色体异常。

3. 单绒毛膜双胎孕期特有并发症

（1）双胎输血综合征（twin to twin transfusion syndrome，TTTS）：是单绒毛膜双羊膜囊双胎常见并发症，TTTS在单绒毛膜双胎中发生率为8%~15%，常出现在妊娠16~26周。TTTS发生的主要机制是两胎儿间血管吻合支数目及分布异常造成两胎儿间血流灌注失衡。造成一个胎儿持续向另外一个胎儿"输血"，导致供血儿血容量逐渐减少，出现少尿和羊水过少；而受血儿血容量逐渐增加，出现多尿和羊水过多的表现。

（2）选择性胎儿生长受限（selective growth restriction，sIUGR）：单绒毛膜双胎中sIUGR发生率为10%~15%。sIUGR发病原因为胎盘和血管份额分配不均，脐带边缘或帆状附着导致双胎胎儿之一宫内生长受限。

（3）双胎贫血多血质序列征（twin anemia polycythemia sequence，TAPS）：在单绒毛膜双胎中，原发性TAPS发生率为3%~5%，继发于TTTS激光治疗术TAPS的发生率为2%~16%。原发性TAPS病因至今不明，继发于TTTS激光治疗后的TAPS可能与治疗技术选择不当有关，表现为两个胎儿之间的慢性输血而出现胎儿间较大的血红蛋白差异。

（4）双胎动脉反向灌注序列（twin reversed arterial perfusion sequence，TRAPS）：也称一胎无心畸形，其发生率约为1/35 000，约占单绒毛膜双胎妊娠的1%。TRAPS病因至今未明，主要表现为双胎之一发育失去正常形态且无胎心搏动。

（5）双胎之一胎死宫内（single intrauterine fetal death，sLUFD）：有研究报道sLUFD的发生率为2.6%~6.2%，单绒毛膜双胎妊娠发生一胎胎死宫内的风险比双绒毛膜双胎妊娠明显增高。其主要原因为胎儿先天性发育异常、母体因素、双胎行胎儿减胎术后、胎盘吻合血管间血流动力学不平衡和胎盘份额分配不均衡等，导致双胎之一胎死宫内。

4. 单绒毛膜单羊膜囊双胎妊娠　为极高危双胎妊娠，有较高的围产儿发病率和病死率。单绒毛膜单羊膜囊双胎妊娠两胎儿共用一个羊膜腔，易发生脐带缠绕和打结导致双胎之一或双胎均胎死宫内。

（五）双胎妊娠附属物疾病

1. 胎膜早破　是指临产前发生的胎膜破裂，胎膜早破是双胎妊娠常见并发症。文献报道双胎胎膜早破的发生率为7.1%~13.9%，是单胎妊娠的2~3倍。可能与子宫增大、宫腔内压力增高有关。双胎胎膜早破可引起早产、脐带脱垂、胎盘早剥、呼吸窘迫综合征、胎儿窘迫、新生儿脑瘫、孕产妇及胎儿感染率和围产儿死亡率增高。

2. 前置胎盘　是指妊娠28周后，胎盘位置位于子宫下段，下缘达到或者覆盖宫颈内口，低于胎儿先露部。前置胎盘是双胎妊娠期危重症之一，是导致妊娠中晚期阴道流血的最常见原因。文献报道国内双胎妊娠前置胎盘的发生率约为3.9‰，目前病因尚不明确，可能与高龄和辅助生殖技术有关。双胎妊娠合并前置胎盘可导致孕妇贫血、产后出血、上行性感染、早产、胎儿生长受限、新生儿窒息，甚至围产儿死亡等不良妊娠结局。

Note:

二、双胎妊娠的产前监测

(一)临床表现

双胎妊娠恶心、呕吐等早期反应较重,子宫大小大于妊娠孕周;妊娠中后期子宫增大明显,胃部受压、胀满,引起食欲下降,摄入量减少;体重增加迅速,腹部增大明显,可出现下肢水肿、静脉曲张等压迫症状,孕妇感到疲劳和腰背部疼痛,行动困难;孕晚期腹围的增加使横膈上移,导致呼吸困难。

(二)护理诊断

1. 根据受精卵分裂时间判定不同的绒毛膜和羊膜性质 见表 2-1。

表 2-1 根据受精卵分裂时间判定绒毛膜和羊膜性质

合子性	分裂时间	绒毛膜数量 / 个	羊膜数量 / 个	胎儿数量 / 个	绒毛膜、羊膜性质
同卵	1~3d	2	2	2	双绒毛膜双羊膜囊
同卵	3~8d	1	2	2	单绒毛膜双羊膜囊
同卵	8~13d	1	1	2	单绒毛膜单羊膜囊
同卵	>13d	1	1	1	联体
异卵	无分裂	2	2	2	双绒毛膜双羊膜囊

2. 辅助检查

(1)产前检查:出现以下情况可考虑为双胎妊娠。

1)子宫大于孕周,羊水量较多。

2)在不同部位可听到两个不同频率的胎心音,两胎心音之间隔有无音区,或同时听诊 1min,两个胎心率相差 10 次及以上。

3)胎头较小,与子宫大小不成比例。

4)妊娠中晚期腹部可触及多个小肢体和两个胎头。

(2)B 型超声检查:对早期诊断双胎、畸形有较大帮助。

1)妊娠 35d 后,B 型超声检查可见宫腔内两个妊娠囊,妊娠 6 周后可见 2 个原始胎心搏动,孕 13 周后可清楚显示两个胎儿光环和各自拥有的躯干、脊柱、肢体等。

2)B 型超声还可筛查胎儿结构畸形、帮助确定两个胎儿的位置。

3)判定胎儿类型,胎儿性别不一致可以确诊双卵双胎;胎儿性别一致,根据两个羊膜囊间隔厚度估计,间隔厚度 <2mm,提示双羊膜囊单绒毛膜双胎;间隔厚度 >2mm 提示双羊膜囊双绒毛膜双胎。

(3)多普勒胎心仪:在妊娠 12 周后,应用多普勒胎心仪可听到两个频率不同的胎心音。

(三)护理评估

1. 双胎妊娠的产前筛查和产前诊断咨询

(1)指导孕妇应进行孕期常见染色体异常疾病的筛查和诊断。

(2)根据所处的不同孕周介绍相应筛查模式的选择;双胎妊娠 8 周之前和妊娠 11~13^{+6} 周,可进行绒毛膜性鉴定;妊娠 11~13^{+6} 周进行胎儿颈项后透明带厚度(nuchal translucency,NT)筛查;早孕期可提供的筛查包括:NT 单独的筛查、NT 联合早孕期的血清学筛查、NT 联合早中孕期血清学序贯筛查和无创产前检测或称非侵入性产前检测(non-invasive prenatal test,NIPT)筛查;孕中期可提供的筛查包括:中孕期血清学筛查和 NIPT 筛查;

（3）告知孕妇如果筛查提示高风险或有产前诊断的指征,需进行产前诊断,具体方式包括绒毛穿刺、羊膜腔穿刺和脐带血穿刺三种。

2. 双胎妊娠的产前筛查　包括胎儿 NT、血清学筛查和非侵入性产前检测。

3. 双胎妊娠的产前诊断

（1）双胎妊娠产前诊断常用的方法:包括影像学诊断、细胞遗传学诊断和分子遗传学诊断。影像学诊断主要包括超声及磁共振成像(magnetic resonance imaging,MRI)检查,出现以下情况可选择胎儿 MRI 检查:①超声提示异常;②评估双胎之一胎死宫内后存活胎儿的宫内状态,建议行 MRI 检查时间为孕 26~32 周;细胞遗传学诊断主要包括染色体核型分析及荧光原位杂交(FISH),检测样本主要包括绒毛组织、羊水或脐血等;分子遗传学诊断主要包括荧光定量 PCR、高通量测序、一代测序、染色体微阵列分析(chromosomal microarray analysis,CMA)、多重连接探针扩增(multiplex ligation-dependent probe amplification,MLPA)等技术,其中全基因组测序(whole genome sequencing,WGS)和全外显子组测序(whole exome sequencing,WES)在胎儿结构异常的诊断中将逐渐成为重要的检测手段。

（2）双胎妊娠侵入性产前诊断常用的技术:双胎妊娠的染色体异常风险高于单胎妊娠,单绒毛膜双胎染色体结构异常风险较高,导致先天性心脏病、颅脑异常、神经管缺陷、唇腭裂、胃肠道发育异常和前腹壁缺陷等疾病的发生。双胎妊娠的孕妇如存在高龄(我国政策预产期时年龄≥35 周岁)、产前筛查高风险、其他提示胎儿染色体或基因异常风险增加时,须进行侵入性产前诊断穿刺操作。目前常用的侵入性产前诊断操作技术包括绒毛穿刺、羊水穿刺和脐血穿刺,获取的样本分别为绒毛组织、羊水和脐血。

（四）护理措施

1. 治疗　双胎妊娠中面临胎儿染色体核型异常伴有或不伴有解剖学异常时,应在充分尊重并知情选择的前提下为患者提供产前咨询,主要包括:产前诊断结果、对应胎儿疾病信息、出生后的表型、治疗方式的选择、短期和长期预后等。目前对于双胎之一染色体异常的处理选择主要有继续妊娠观察、选择性减胎和全部终止妊娠三种。告知孕妇及丈夫不同选择对应的益处和风险,尊重孕妇及丈夫的选择并回答孕妇及丈夫提出所有相关问题。

2. 孕期的监测与管理　双胎妊娠母体生理变化较单胎妊娠时明显,并发症更常见,围产儿风险明显增高。因此双胎妊娠应按照高危妊娠进行管理,双胎妊娠比单胎妊娠需要更多次的产前检查和超声监测。

（1）孕期保健:增加母体孕期监护频率,及时发现并处理妊娠期并发症,根据孕妇具体情况制订个性化的产前管理策略和早产风险评估;针对双胎孕妇用药应进行药物意外暴露后咨询,并参考多方数据给出谨慎的建议,告知风险和以后可能面临的问题;做好双胎妊娠孕期营养管理和体重监测,保证孕期母体和胎儿生长发育需要,维持孕妇合理体重增长。

（2）双胎妊娠孕期监护:①双绒毛膜双羊膜囊双胎:较单胎妊娠需要更多的产前检查和超声监测,需要有丰富临床经验的医师进行高危妊娠孕期管理;②单绒毛膜双羊膜囊双胎:孕期监护需要产科医师和超声医师的密切监护,如发现异常,建议及早转诊至有条件的产前诊断中心或胎儿医学中心;③单绒毛膜单羊膜囊双胎:在充分知情告知的基础上,孕期加强监护,酌情考虑终止妊娠。

（3）产前管理

1）孕早期:第一次产检超声确定胎儿数目、确定孕周、判断绒毛膜性、进行双胎标记。进行胎儿非整倍体筛查的初步检查。评估患者营养状态、血红蛋白,根据体重指数制订特有的体重计划,告知妊娠风险、孕期处理和可能结局。

2）孕中期:每月进行产检一次,产检内容包括母体状态监测、体重增加情况、早产监测和超声评估(胎儿生长发育、羊水量、胎儿血流多普勒检查)。如为单绒毛膜双羊膜囊双胎,建议从妊娠 16 周开始,每 2 周至少进行一次超声检查;评估内容比双绒毛膜双羊膜囊更多,包括羊水、胎儿膀胱、脐动脉血流、大脑中动脉收缩期血流峰速及静脉导管血流等。

Note:

3) 孕晚期:适当增加产检次数,酌情增加胎儿超声的评估次数,每月至少一次,及时发现双胎生长发育可能存在的差异,并准确评估胎儿宫内生长发育情况。①双绒毛膜双羊膜囊双胎:从妊娠32~34 周开始,每周一次无应激试验(non-stress test,NST),评估胎儿宫内状况,无合并症者可以选择阴道试产,建议对于无并发症和合并症者可期待至 38 周再考虑分娩;②单绒毛膜双羊膜囊双胎:孕晚期应适当增加产前检查次数,仍应至少 2 周进行一次超声检查,检查内容与孕中期相同,因围产期死胎风险高,建议从 32 周开始每周一次 NST 来评估宫内状况,无合并症者可以选择阴道试产,无并发症及合并症者可以在严密监护下妊娠至 37 周左右分娩;单绒毛膜单羊膜囊双胎:围产儿发病率和死亡率较高,由于脐带缠绕风险高,孕期需加强监测。建议行剖宫产终止妊娠,建议分娩孕周为 32~34 周,也可根据母体情况适当延迟分娩孕周。

学 科 前 沿

双胎贫血多血质序列征的诊断标准

双胎贫血多血质序列征(TAPS)是单绒毛膜双羊膜囊双胎间的慢性输血,两个胎儿出现较大的血红蛋白差异,但不存在双胎羊水过少 - 过多序列征。目前,对 TAPS 的诊断,主要通过大脑中动脉最大收缩期流速峰值(middle cerebral artery peak systolic velocity,MCA-PSV)的检测,并且同时还要排除 TTTS。

双胎贫血多血质序列征的产前诊断标准为:临床排除 TTTS;多血质儿 MCA-PSV≤0.8 中位数倍数(multiple of the median,MoM),贫血儿 MCA-PSV≥1.5MoM,或 2 个胎儿 MCA-PSV 差值≥1.0MoM;产后的诊断标准为 2 个胎儿血红蛋白水平差异≥80g/L,并且贫血儿与多血质儿的网织红细胞比值≥1.7。

知 识 拓 展

双绒毛膜性双胎生长不一致的诊断标准

长期以来,双绒毛膜双胎生长不一致的诊断标准一直未达成共识。美国妇产科医师学会(American College of Obstetricians and Gynecologists,ACOG)推荐诊断标准为两个胎儿的出生体质量相差 15%~25%;加拿大妇产科医师学会(Society of Obstetricians and Gynaecologists,SOGC)的推荐观点为胎儿估测体质量相差 >20% 或两个胎儿腹围相差 >20mm;英国皇家妇产科医师学会对双胎生长不一致的界定范围是两个胎儿估测体质量相差 >25%;2016 年国际妇产科超声学会定义为双绒膜双胎其中一个胎儿估测体重 < 第 10 个百分位。目前,双绒毛膜双胎生长不一致的诊断标准专家共识为:双胎中一胎估测体重 < 同胎龄第 3 百分位数;或符合以下3 个条件中的至少 2 个:①一胎估测体重 < 第 10 百分位数;②2 个胎儿估测体重差异≥25%;③较小胎儿的脐动脉搏动指数 > 第 95 百分位数。

(李 蓉 宋东红)

思 考 题

1. 胚胎发育控制过程中与其有密切关系的基因有哪些?
2. 胚胎发育的信号系统有哪些?
3. 基因的表达调控都发生在转录源和翻译的哪几个阶段?

Note:

4. 环境中的化学因素是如何影响肿瘤的发生和发展的？
5. 简述人类的精子和卵子的形成过程。
6. 简述双胎妊娠常见的产前筛查和产前诊断手段。
7. 简述双胎妊娠的分类及特点。

Note：

URSING

第三章

遗传病与优生

03章 数字内容

━━━━━━ 学 习 目 标 ━━━━━━

● **知识目标：**

1. 掌握各种遗传病的概念、遗传特征及影响再发风险的因素。

2. 熟悉常见遗传病。

3. 了解遗传性疾病的发生机制。

● **能力目标：**

能运用所学知识简单估算常见遗传病的后代发病风险。

● **素质目标：**

能尊重遗传病患者，减轻其对后代发病风险的过分担忧。

遗传性疾病简称遗传病(genetic disease),是一类由遗传物质改变所引起的疾病。遗传病的发生需要有一定的遗传基础,并按一定的方式传于后代发育形成疾病。人类遗传病种类多,且病种不断增加。人类孟德尔遗传在线(OMIM)数据库记载有2万多种人类单基因病(性状)条目,以及100多种严重危害人类健康的多基因类型。正如诺贝尔奖获得者Berg所说:"几乎所有疾病都与遗传相关",这对我们的优生提出巨大挑战。

第一节 染色体病与优生

 ———————— 导入情景与思考 ————————

孕妇35岁,第二胎。孕16周NIPT检查提示检测范围内性染色体数目偏多,超声未发现明确异常。于孕19周时行羊水穿刺,胎儿染色体核型分析结果为,47,XXY。

请思考:

1. 胎儿的护理诊断是什么?

2. 如果家属放弃此胎儿,再发风险是多少?

染色体(chromosome)是遗传物质-基因的载体。真核细胞的基因大部分存在于细胞核内的染色体上,通过细胞分裂,基因随着染色体的传递而传递。在不同物种中,染色体的数目、形态结构、大小各具特征;而在同一物种中,染色体的形态结构、数目是恒定的。所以染色体如果发生了异常,无论是数目还是结构的畸变,均会导致基因的增加或缺失。因此,染色体异常常表现为具有多种畸形的综合征,又称为染色体综合征。

一、人类正常染色体的基本特征

(一) 染色质与染色体

染色质(chromatin)与染色体(chromosome)是同一种物质在细胞周期的不同时期所表现的不同存在形式。染色质和染色体是一种由DNA、组蛋白、非组蛋白及RNA等组成的核蛋白复合物,是核基因的载体。染色质是细胞间期核内伸展的DNA蛋白质纤维,而染色体则是高度螺旋化的DNA蛋白质纤维,是间期染色质结构紧密盘绕折叠的结果。

1. **染色质** 是DNA和蛋白质的复合体。伸展的染色质在电镜下呈现出串珠样的结构,串珠间由细丝连接,每一个珠体与其旁的珠间丝构成一个核小体(nucleosome)。其中珠体为核小体的核心,珠间细丝为连接区。因此,染色质是由一条DNA分子缠绕无数核小体核心组成的核蛋白纤维。间期细胞核内染色质根据其所含核蛋白分子螺旋化程度以及功能状态的不同,分为常染色质(euchromatin)和异染色质(heterochromatin)两类。

常染色质在细胞间期螺旋化程度低,呈松散状,染色较浅而均匀,含单一或重复序列的DNA,具有转录活性,常位于细胞核的中央部位。异染色质在细胞间期螺旋化程度较高,呈凝集状态,染色较深,多分布在核膜内表面,其DNA复制较晚,为重复序列,且很少进行转录或无转录活性,为不活跃的染色质。异染色质又分为2种:结构异染色质和兼性异染色质。结构异染色质是异染色质的主要类型,这类异染色质在各种细胞中总是处于凝缩状态,含有高度重复的DNA序列,没有转录活性,常见于染色体的着丝粒区、端粒区、次缢痕,以及Y染色体长臂远端2/3区段等;另一种为兼性异染色质,是在一定的细胞类型中或者在一定的发育阶段凝集,由常染色质转变而来的异染色质。

2. **染色体** 是由染色质通过多级螺旋包装形成。其形态结构在细胞增殖周期中是不断运动变化的,一般在细胞有丝分裂中期染色体的形态是最典型的,很容易辨认和区别,可以在光学显微镜下观察。

3. **性染色质(sex chromatin)** 是在间期细胞核中性染色体的异染色质部分显示出来的一种特殊

Note:

结构。人类性染色体有 X 和 Y 两种,所以性染色质也有 X 染色质(X-chromatin)和 Y 染色质(Y-chromatin)。

(1) X 染色质:1949 年 Bar 等人在雌猫神经元细胞核中观察到一个浓缩小体,在雄猫中则见不到这一结构。进一步研究发现,除了猫以外,其他雌性哺乳类动物(包括人类)也同样有这种显示性别差异的结构。而且不仅是神经元细胞,在其他细胞的间期核中也可以观察到这一结构,称之为 X 染色质,也称 Barr 小体或 X 小体(图 3-1)。

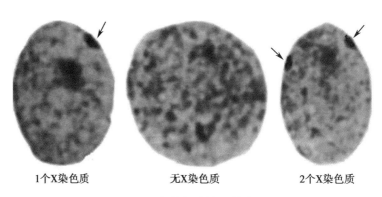

1个X染色质　　　　　无X染色质　　　　　2个X染色质

图 3-1　间期细胞核 X 染色质

正常女性的间期细胞核中紧贴核膜内缘有一个染色较深,大小约为 1μm 的椭圆形小体,即 X 染色质。1961 年,Mary Lyon 提出了 X 染色体失活的假说,即 Lyon 假说。这一假说提出的实验根据是对小鼠 X 连锁的毛色基因的遗传学观察。发现雌性小鼠毛色的杂合体不表现显性性状,也不是中间类型,而是显性和隐性两种颜色嵌合组成斑点状(不是共显性)。而雄性小鼠却不表现斑点状毛色,而是显性或隐性单一的毛色。Lyon 同时也注意到间期核内 X 染色质数目总是比 X 染色体数目少 1,即 XX 者有 1 个 X 染色质,XXX 者有 2 个 X 染色质。因此,两个 X 染色体中有 1 个 X 染色体是异固缩的,并且是迟复制的。在细胞代谢中,异固缩的 X 染色体没有活性,只有 1 个 X 染色体有活性。在异常细胞中具有的额外 X 染色体也无活性。对于正常男性,单个的 X 染色体不发生异固缩,而且任何时候都是有活性的,故无 X 染色质。

Lyon 假说的要点如下:

1) X 染色体随机失活发生在女性早期发育阶段。女性胚胎形成之后很短一个时期,遗传自父方和母方的 X 染色体均有活性。胚胎发育的第一周,通过位于 Xq13.2 的 X 失活中心等,使某条 X 染色体发生随机失活。

2) X 染色体的失活是随机的,异固缩的 X 染色体可以来自父亲也可以来自母亲。

3) X 染色体失活是完全的,雌性哺乳动物体细胞内仅有一条 X 染色体是有活性的。另一条 X 染色体在遗传上是失活的,在间期细胞核中螺旋化而呈异固缩为 X 染色质。

4) X 染色体失活是永久的和克隆式繁殖的,一旦某一特定细胞内的 X 染色体失活,那么由该细胞增殖的所有子代细胞也总是这条 X 染色体失活。即原来是父源的 X 染色体失活,则其子细胞中失活的 X 染色体也是父源的,也就是说,这个细胞的子代细胞都将表达有活性的母源 X 染色体。因此,失活是随机的,但是,是恒定的。因此,就 X 连锁基因的表达来说,女性为嵌合体;一些细胞只表达从父方遗传来的 X 染色体等位基因,而另一些细胞则恰好相反。

女性体细胞的 X 染色体失活通常是随机的,但是也有例外,如 X 染色体发生不平衡型结构异常(包括缺失、重复和等臂染色体)时,失活的总是这条结构异常的 X 染色体。

(2) Y 染色质:正常男性的间期细胞用荧光染料染色后,在细胞核内可出现一强荧光小体,直径为 0.3μm 左右,称为 Y 染色质(图 3-2)。这是由于 Y 染色体长臂远端 2/3 区段为结构异染色质,可被荧光染料染色。这是男性细胞中特有的,女性细胞中不存在。细胞中 Y 染色质的数目与 Y 染色体的数目相等。如核型为 47,XYY 的个体,其间期细胞核中有两个 Y 染色质。

（二）人类染色体的数目、结构和形态

1. **人类染色体的数目** 不同物种的生物其染色体数目各不相同，而同一物种的染色体数目是相对恒定的。染色体数目的恒定对维持物种的稳定性具有重要意义。染色体数目也是物种鉴定的重要标志之一。

在真核生物中，一个正常生殖细胞（配子）中所含的全套染色体称为一个染色体组，其所包含的全部基因称为一个基因组（genome）。具有一个染色体组的细胞称为单倍体（haploid），用 n 表示；具有两个染色体组的细胞称为二倍体（diploid），以 2n 表示。人类正常体细胞染色体数目是 46，即 2n=46 条。正常配子（精子或卵子）中染色体数为 23 条，即 n=23 条。

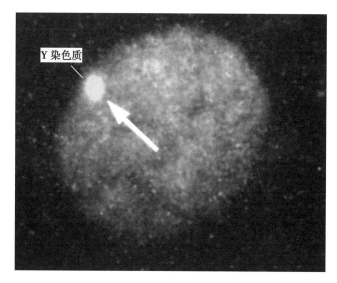

图 3-2 男性间期细胞核 Y 染色质

2. **人类染色体的结构和形态** 在细胞增殖周期中的不同时期，染色体的形态结构不断地变化着。在有丝分裂中期的染色体的形态是最典型的，可以在光学显微镜下观察，常用于染色体研究和临床上染色体病的诊断。

每一中期染色体都具有两条染色单体（chromatid），互称为姐妹染色单体，它们各含有一条 DNA 双螺旋链。两条单体之间由着丝粒（centromere）相连接，着丝粒处凹陷缩窄，称初级缢痕（primary constriction）。着丝粒是动粒（kinetochore）形成的位点，并与纺锤体的微管相连，在细胞分裂中与染色体的运动密切相关，失去着丝粒的染色体片段通常不能在分裂后期向两极移动而丢失。着丝粒还含有"卫星"DNA 序列，它是一种短串联重复 DNA 序列，通常具有染色体特异性。着丝粒将染色体划分为短臂（p）和长臂（q）两部分。在短臂和长臂的末端分别有一特化部位称为端粒（telomere）。端粒是一种特殊的蛋白质 -DNA 结构，含有 TTAGGG 六核苷酸重复的延伸序列，起着维持染色体形态结构的稳定性和完整性的作用。它可以保护染色体末端不被降解，并防止与其他染色体间的末端融合。端粒长度的缩短与体细胞的老化有关。在某些染色体的长、短臂上还可见凹陷缩窄的部分，称为次缢痕（secondary constriction）。人类近端着丝粒染色体的短臂末端有一球状结构，称为随体（satellite）。随体柄部为缩窄的次缢痕，次缢痕与核仁的形成有关，称为核仁形成区或核仁组织者区（nucleolus organizing region，NOR）。核仁组织者区含有核糖体 RNA 基因 18s 和 28s 的 rDNA，其主要功能是转录 rRNA，参与核糖体大亚基前体的合成。

染色体上的着丝粒位置是恒定不变的，根据染色体着丝粒的位置可将染色体分为 4 种类型：①中着丝粒染色体（metacentric chromosome）：着丝粒位于或靠近染色体中央。若将染色体全长分为 8 等份，则着丝粒位于染色体纵轴的 1/2~5/8，着丝粒将染色体分为长短相近的两个臂。②近中着丝粒染色体（submetacentric chromosome）：着丝粒位于染色体纵轴的 5/8~7/8，着丝粒将染色体分为长短不同的两个臂。③近端着丝粒染色体（acrocentric chromosome），着丝粒靠近一端，位于染色体纵轴的 7/8 至末端，短臂很短。④端着丝粒染色体（telocentric chromosome），着丝粒位于染色体的末端，没有短臂。人类染色体只有前三种类型，即中着丝粒染色体、近中着丝粒染色体和近端着丝粒染色体（图 3-3，见文末彩图）。

（三）染色体的研究方法

对人类染色体的研究已有很长的历史，1888 年德国解剖学者 Waldeyer 根据细胞有丝分裂和生殖细胞减数分裂观察到的现象，提出了染色体这一名称。但是由于人类染色体数目较多，并且由于当时的技术和方法的限制，对染色体的研究受到一定的影响。尤其是染色体数目的研究结果很不一致。

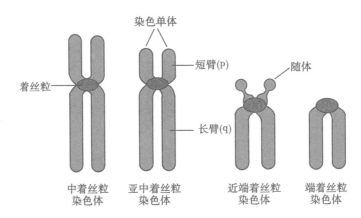

图 3-3　染色体的四种类型

1923 年 Painter 提出了染色体数目为 2n=48 的观点,这个结论一直被多数学者所承认。直到 1956 年,华裔学者蒋有兴(Joe HinTjio)和 Albert Levan 应用纺锤丝抑制剂——秋水仙碱和低渗技术,在流产的胎儿肺组织培养中发现这些细胞的染色体数目是 46 条,而不是 48 条。英国学者 Charles Ford 和 John Hamerton 的研究结果支持了他们的结论。从此肯定了人类染色体数目为 2n=46。这标志着现代细胞遗传学的开始。

　　1. 染色体核型分析　一个体细胞中的全部染色体,按其大小、形态特征顺序排列所构成的图像就称为核型(karyotype)。将待测细胞的核型进行染色体数目、形态特征的分析,确定其是否与正常核型完全一致,称为核型分析(karyotype analysis)。

　　(1) 人类染色体非显带核型:非显带染色体核型是指按常规染色方法所得到的染色体标本,用 Giemsa 染色,染色体除着丝粒和次缢痕外,整条染色体均匀着色,因此,很难准确鉴别多数组内染色体的序号(图 3-4)。

　　1960 年在美国丹佛、1963 年在英国伦敦、1966 年在美国芝加哥召开过三次国际会议,确定和制定了人类有丝分裂染色体的识别、编号、分组以及核型描述(包括染色体数目和结构异常的核型描述)等一套统一的标准命名系统。主要根据染色体长度和着丝粒的位置等,将人的体细胞 46 条染色体进行配对、顺序排列、编号。1~22 号为常染色体(euchromosome),是男女共有的 22 对染色体。其余一对随男女性别而异,为性染色体(sex chromosome),女性为 XX,男性为 XY。将这 23 对染色体分为 A、B、C、D、E、F、G7 个组,A 组最大,G 组最小。X 染色体列入 C 组,Y 染色体列入 G 组。

　　核型的描述包括两部分内容:①染色体总数;②性染色体的组成,两者之间用",",分隔开。正常女性核型描述为:46,XX。正常男性核型描述为:46,XY。在正常核型中,染色体是成对存在的,每对染色体在形态结构、大小和着丝粒位置上基本相同,其中一条来自父方的精子,一条来自母方的卵子,称为同源染色体(homologous chromosome)。而不同对染色体彼此称为非同源染色体。

　　(2) 人类染色体显带核型:非显带染色体标本是用 Giemsa 染色液使染色体着色,不能将每一条染色体本身的特征完全显示出来,因此,只能根据各染色体的大致特征(大小、着丝粒位置)来识别染色体,即使是最有经验的细胞遗传学家,也只能较准确地识别出 1、2、3、16 号和 Y 等几条染色体,对 B、C、D、F 和 G 组的染色体,只能识别出属于哪一组,而组内相邻号的染色体之间很难区分,并且,对于染色体所发生的一些结构畸变,例如易位、倒位和微小的缺失等均不能检出,这对染色体异常,特别是结构畸变的研究与临床应用造成极大的限制。因此,从 1959 年 Lejeune 发现第一例人类染色体病至 1968 年的 10 年中,人们只发现了 10 多种染色体异常综合征,并且主要是染色体数目异常的病例。

　　1968 年瑞典细胞化学家 Caspersson 等应用荧光染料氮芥喹吖因(quinacrine mustard,QM)处理染色体后,在荧光显微镜下可观察到染色体沿其长轴显示出一条条宽窄和亮度不同的横纹,即染色体的带(band)。这一显带技术称 Q 显带(Q banding),所显示的带纹称为 Q 带(Q band)(图 3-5a,见文末彩图)。

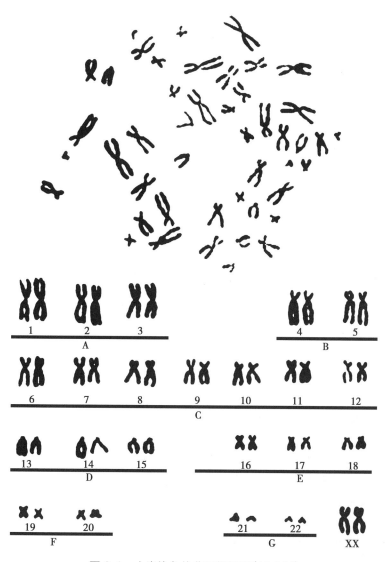

图 3-4　人类染色体非显带核型(46,XX)

显带技术可将人类的 24 种染色体显示各自特异的带纹,称为带型(banding pattern)。随后又出现了其他几种染色体显带技术。G 显带(G banding):是将染色体标本用碱、胰蛋白酶或其他盐溶液处理后,再用 Gemisa 染色,染色体上出现与 Q 带相类似的带纹,在普通显微镜下,可见染色深浅相间的带纹,称 G 带(G band)(图 3-5b,见文末彩图)。G 带与 Q 带相对应,即在 Q 显带的亮带的相应部位,被 Giemsa 染成深带,而在 Q 显带中暗带的相应部位被染成浅带。G 显带方法简便,带纹清晰,染色体标本可以长期保存,因此被广泛用于染色体病的诊断和研究。R 显带(R banding):用盐溶液处理标本后,再用 Giemsa 染色,显示出与 G 带相反的带,即 G 显带中的深带在 R 显带中为浅带,G 显带中的浅带在 R 显带中为深带,称反带(reverse band)或 R 带(R band)(图 3-5c,见文末彩图)。T 显带(T banding):将染色体标本加热处理后,再用 Giemsa 染色可使染色体末端区段特异性深染,称 T 带(T band)。

用 Q 显带、G 显带和 R 显带等染色体显带方法,可使染色体沿其长轴显示出明暗或深浅相间的带纹,而每一条染色体都有其独特而恒定的带纹,这就构成了每条染色体的带型。同源染色体的带型基本相同,不同对的染色体的带型各不相同。这为识别每条染色体提供了分析基础,通过染色体显带核型分析,我们可以准确识别每一条染色体以及其所发生的各种变异。

2. 人类染色体的多态性　在正常健康人群中,存在着各种染色体恒定的微小变异,包括结构、带纹宽窄和着色强度等。这类微小而恒定的变异是按照孟德尔方式遗传的,通常没有明显的表型效应

Note:

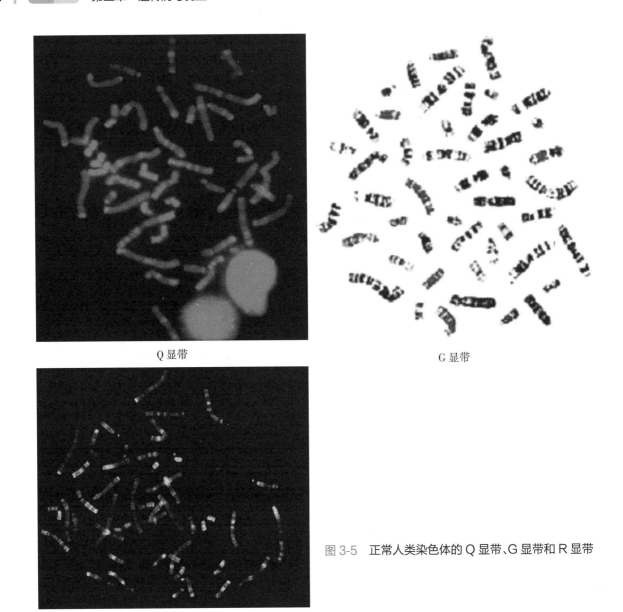

Q 显带

G 显带

R 显带

图 3-5 正常人类染色体的 Q 显带、G 显带和 R 显带

或病理学意义,称为染色体多态性(chromosomal polymorphism)。

染色体多态性常见于以下部位:①Y 染色体的长度变异,这种变异存在着种族差异。主要变异部位是 Y 染色体长臂结构异染色质区,即长臂远端约 2/3 区段的长度变异。如果 Y 染色体大于 F 组或大于第 18 号染色体,称为"长 Y""大 Y"或"巨 Y",描述为 Yq+;若 Y 染色体的长度为 G 组染色体长度的 1/2 以下,称"小 Y"染色体,描述为 Yq-,但这种现象比较罕见。②D 组、G 组近端着丝粒染色体的短臂、随体及随体柄部的次缢痕区的变异,表现为随体的有无、大小及重复(双随体)等;短臂、次缢痕的增长或缩短。③第 1、9 和 16 号染色体次缢痕的变异,表现为次缢痕的有无或长短的差异。此外,在 1、9 和 16 号染色体的着丝粒异染色质区也可出现多态性的倒位。

染色体的多态性变异主要发生在结构异染色质区,因此一般没有明显的表型效应和病理学意义,也就是说一般没有不良的临床后果。但现在有研究报道,某些多态现象与临床症状有关。这说明染色体多态性与表型效应之间的关系问题还有待于进一步的研究探讨。

染色体多态现象是一种较稳定的结构变异,可以在显微镜下观察检查,并且它是按孟德尔方式遗传的,它以一定的遗传方式传给下一代,因此可以作为一种遗传标记,应用于临床和研究工作。

染色体多态性的应用主要为以下几个方面:

Note:

　　(1) 染色体的多态性可用于追溯染色体(包括额外染色体或异常染色体)的来源:比如在产前诊断中,进行羊水细胞或绒毛细胞检查时可根据染色体多态现象来鉴定胎、母细胞,判断有无母体细胞的污染;可以根据 21 号染色体的短臂、随体、次缢痕以及显带、着色强度等多态性特征来追溯额外的 21 号染色体来自父方或母方,确定 21 三体综合征患者的额外染色体的来源。

　　(2) 法医中可用以进行亲权鉴定:通过检查子女和父母(或可能的父母)的染色体,根据染色体多态性标记的异同,可以帮助判断子女与其父母的真实关系,进行亲权鉴定。

　　(3) 染色体多态性变异可作为一种标记,进行不同种族或民族人群中的遗传学研究。

二、染色体畸变和染色体病

　　染色体畸变(chromosomal aberration)是指体细胞或生殖细胞内染色体发生异常的改变。畸变的类型和可能引起的后果在细胞不同周期和个体发育不同阶段不尽相同。染色体畸变可分为数目畸变和结构畸变两大类。其中染色体的数目畸变又可分为整倍性改变和非整倍性改变两种。结构畸变主要有缺失、重复、插入、易位和倒位等。当一个个体细胞有两种或两种以上的不同核型的细胞系时,这个个体就被称为嵌合体。无论数目畸变,还是结构畸变,其实质是涉及染色体上基因群的增减或位置的转移,使遗传物质发生了改变,可以导致染色体异常综合征或染色体病。

(一) 染色体畸变

　　1. 染色体畸变发生的原因　导致染色体畸变的因素有多种,归纳起来可以分为以下几种:

　　(1) 化学因素:许多化学物质,如一些化学药品、农药、毒物和抗代谢药等都可引起染色体畸变。据调查,某些化工厂的工人由于长期接触苯、甲苯等,出现染色体数目异常和发生染色体断裂的频率远高于一般人群。农药中的除草剂和杀虫的砷制剂等都是染色体畸变的诱变剂。

　　(2) 物理因素:存在于自然空间中各种各样的射线都可对人体产生一定的影响,因其剂量极微,故影响不大。但是,大量的电离辐射对人类具有极大的潜在危险。例如放射线物质爆炸后散落的放射性尘埃、医疗上所用的放射线等,对人体都有一定的损害。工业放射性物质的污染也可引起细胞染色体的改变。细胞受到电离辐射后,可引起细胞内染色体发生异常,畸变率随射线剂量的增高而升高。最常见的畸变类型有断裂、缺失、双着丝粒染色体、易位、核内复制、不分离等,这些畸变都可使个体的性状出现异常。射线可作用于体细胞和生殖细胞,如果一次照射大剂量的射线,可在短期内引起造血障碍而死亡。长期接受射线治疗或从事放射工业的人员,由于微小剂量的射线不断积累,会引起体细胞或生殖细胞染色体畸变。有实验证明,受照射组卵细胞中染色体不分离的频率明显高于未受照射组。同时还发现,这一现象在年龄较大的小鼠中更为明显。还有报道,受到过电离辐射的母亲生育唐氏综合征患儿的风险明显增高。

　　(3) 生物因素:导致染色体畸变的生物因素包括两个方面:一是由生物体产生的生物类毒素所致;二是某些生物体本身如病毒感染可引起染色体畸变。真菌毒素具有一定的致癌作用,同时也可引起细胞内染色体畸变。病毒也可引起宿主细胞染色体畸变,尤其是那些致癌病毒,其原因主要是影响 DNA 代谢。当人体感染某些病毒,如风疹病毒、乙肝病毒、麻疹病毒和巨细胞病毒时,就有可能引发染色体的畸变。如果用病毒感染离体培养细胞将会出现各种类型的染色体异常。

　　(4) 母亲年龄:当母亲年龄增加时,所生子女的体细胞中某一序号染色体有三条的情况要多于一般人群。母亲年龄越大(大于 35 岁),生育唐氏综合征患儿的危险性就越高。这与生殖细胞老化及合子早期所处的宫内环境有关。一般认为,生殖细胞在母体内停留的时间越长,受到各种因素影响的机会越多,在以后的减数分裂过程中,容易产生染色体不分离而导致染色体数目异常。

　　2. 染色体数目畸变

　　(1) 整倍体改变:如果染色体的数目变化是单倍数(n)的整倍数,即以 n 为基数,整倍地增加或减少,则称为整倍体(euploid)。超过二倍体的整倍体称为多倍体(polyploid)。例如,在 2n 的基础上,如果增加一个染色体组(n),则为 3n,即三倍体(triploid);若增加 2 个 n,则为 4n,即四倍体(tetraploid);若减少一个 n,则称为单倍体(haploid)。

有调查资料表明,在自发流产的胎儿中,有染色体畸变的占 42%,其中三倍体占 18%,四倍体占 5%,可见在流产的胎儿中三倍体是常见的类型。但只有极少数三倍体的个体能存活到出生,存活者多为 2n/3n 的嵌合体。一般认为,三倍体胎儿易于流产的原因是在胚胎发育过程中,细胞有丝分裂形成三极纺锤体,因而造成染色体在细胞分裂中、后期的分布和分配紊乱,最终导致子细胞中染色体数目异常,严重干扰胚胎的正常发育而致流产。四倍体比三倍体更为罕见,多在流产的胚胎中发现,往往是 4n/2n 的嵌合体。

(2) 非整倍体改变:一个体细胞的染色体数目增加或减少了一条或数条,称非整倍体(aneuploid)。这是临床上最常见的染色体畸变类型。发生非整倍体改变后,会产生亚二倍体(hypodiploid)、超二倍体(hyperdiploid)等。亚二倍体即在 2n 的基础上,减少了一条或几条染色体,可写作 2n-m(注:m<n);超二倍体即在 2n 的基础上,增加了一条或几条染色体,可写作 2n+m(注:m<n)。

(3) 非整倍体的产生机制:多数是在性细胞成熟过程或受精卵早期卵裂过程中,发生染色体不分离或染色体丢失。

1) 染色体不分离(nondisjunction):在细胞分裂进入中、后期,如果某一对同源染色体或姐妹染色单体没有彼此分离,而是同时进入一个子细胞,则形成的两个子细胞中,一个将因染色体数目增多而成为超二倍体,另一个则因染色体数目减少而成为亚二倍体,这种现象称为染色体不分离。染色体不分离可以发生在细胞增殖的有丝分裂过程,也可以发生在配子形成的减数分裂过程。

2) 染色体丢失(chromosome lose):又称染色体分裂后期延滞(anaphase lag),在细胞有丝分裂过程中,某一染色体未与纺锤丝相连,不能移向两极参与新细胞的形成;或者在移向两极时行动迟缓,滞留在细胞质中,造成该条染色体的丢失而形成亚二倍体。染色体丢失也是嵌合体形成的一种方式。

按照 ISCN(1978),非整倍体的描述方法为"染色体总数,性染色体组成,+(-)畸变染色体序号"。例如某一核型中的 18 号染色体多了一条,可描述为:47,XX(XY),+18;少了一条 22 号染色体则描述为 45,XX(XY),-22;若是少了一条 X 染色体,可描述为 45,X 或 45,X0。

3. 染色体结构畸变 染色体结构畸变的发生受多种因素的影响,如物理因素、化学因素、生物因素和遗传因素等。在某些因素的作用下染色体发生断裂(breakage),随后断裂片段进行重接(rejoin)。断裂的片段如果在原来的位置上重新接合,称为愈合或重合(reunion),即染色体恢复正常,不引起遗传效应。如果染色体断裂后未在原位重接,而是移动位置与其他片段相接或者丢失,则可引起染色体结构畸变,又称染色体重排(chromosomal rearrangement)。

(1) 染色体结构畸变的描述方法:ISCN 制定了有关人类染色体以及染色体畸变等的命名方法。结构畸变染色体核型的描述方法有简式和详式两种。在简式中,对染色体结构的改变只用其断点来表示。按国际命名规定,具体见附表二,应依次写明染色体总数,性染色体组成,然后用一个字母(如 t)或三联字符号(如 del)写明重排染色体的类型,其后的第一个括弧内写明染色体的序号,第二个括弧写明区号、带号以表示断点。在详式中,除了简式中应写明的内容外,与简式有所不同,即在最后一个括弧中不是只描述染色体的断裂点,而是描述重排染色体带的组成。

(2) 染色体结构畸变的类型及其产生机制:临床上常见的染色体结构畸变有:缺失、重复、易位、倒位、环状染色体和等臂染色体等。

1) 缺失(deletion):染色体片段的丢失,使位于这个片段的基因也随之发生丢失。按染色体断点的数量和位置可分为末端缺失和中间缺失两类:①末端缺失(terminal deletion):是指染色体臂发生断裂后,未发生重接,无着丝粒的片段不能与纺锤丝相连而丢失;②中间缺失(interstitial deletion):指一条染色体的同一臂上发生了两次断裂,两个断点之间的片段丢失,其余的两个断片重接。

2) 重复(duplication):一个染色体上某一片段增加了一份或一份以上的现象,使这些片段的基因多了一份或几份。发生的原因是同源染色体之间的不等交换或染色单体之间的不等交换以及同源染色体片段的插入等。

Note:

3）倒位（inversion）：是某一染色体发生两次断裂后，两断点之间的片段旋转 180° 后重接，造成染色体上基因顺序的重排。染色体的倒位可以发生在同一臂（长臂或短臂）内，也可以发生在两臂之间，分别称为臂内倒位和臂间倒位。

　　具有臂间倒位染色体的个体称为倒位携带者（inversion carrier）。这种个体一般外表正常，但染色体发生倒位后，其结构发生了重排，形成了重排染色体，这种重排染色体在形成生殖细胞的减数分裂I的前期中，同源染色体发生联会配对时形成特有的倒位环。如果在倒位环内发生交换，理论上形成 4 种不同的配子，一种具有正常染色体，一种具有倒位染色体，其余两种均带有部分重复和部分缺失的染色体。

　　4）易位（translocation）：一条染色体的断片移接到另一条非同源染色体的臂上，这种结构畸变称为易位。常见的易位方式有相互易位、罗伯逊易位和插入易位等。①相互易位（reciprocal translocation）：两条染色体同时发生断裂，断片交换位置后重接，形成两条衍生染色体（derivation chromosome）。当相互易位仅涉及位置的改变而不造成染色体片段的增减时，则称为平衡易位。②罗伯逊易位（robertsonian translocation）：又称着丝粒融合（centric fusion），这是发生于近端着丝粒染色体的一种易位形式（图 3-6）。当两个近端着丝粒染色体在着丝粒部位或着丝粒附近部位发生断裂后，两者的长臂在着丝粒处接合在一起，形成一条衍生染色体。两个短臂则构成一个小染色体，小染色体往往在第二次分裂时丢失，这可能是由于其缺乏着丝粒或者是由于其完全由异染色质构成所致。由于丢失的小染色体几乎全是异染色质，而由两条长臂构成的染色体上则几乎包含了两条染色体的全部基因。因此，罗伯逊易位携带者虽然只有 45 条染色体，但表型一般正常，在形成配子的时候会出现异常，造成胚胎死亡而流产或形成先天畸形患儿。③插入易位（insertional

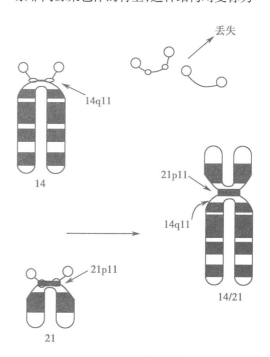

图 3-6　罗伯逊易位

translocation）：两条非同源染色体同时发生断裂，但只有其中一条染色体片段插入到另一条染色体的非末端部位。只有发生了三次断裂时，才可能发生插入易位。

　　除此之外，还包括环状染色体（ring chromosome）、双着丝粒染色体（dicentric chromosome）、等臂染色体（isochromosome）等染色体畸变类型。

　　（二）染色体病

　　染色体病（chromosome diseases）是染色体数目异常或结构畸变所致。由于染色体异常涉及许多基因，患者均有较严重或明显的临床症状，故又称染色体异常综合征。因此，染色体病一般具有以下临床特征：①染色体病患者一般有先天性多发畸形，智力发育和生长发育迟缓，有的还有特殊的皮肤纹理改变。具有染色体异常的胚胎，大部分流产或死产；②性染色体异常患者，除有上述特征外，还有内外生殖器异常或畸形，如性腺发育不良，副性征不发育等。

　　1. 常染色体病（autosomal disease）　由常染色体数目或结构异常引起的疾病。常染色体病约占染色体病的 2/3。包括三体综合征、单体综合征、部分三体综合征、部分单体综合征和嵌合体等。下面列举几种临床上较常见的常染色体病：

　　（1）唐氏综合征（Down syndrome，DS）：本病的病因是多了一个 G 组染色体（后来确定为 21 号），故本病又称为 21 三体综合征（trisomy 21 syndrome），也称先天愚型。本病是最早发现的由染色体异常而导致的疾病，也是最常见的染色体病。

　　1）Down 综合征的临床特征：这一疾病的主要临床表现为生长发育迟缓，不同程度的智力低下和包括头面部特征在内的一系列异常体征。智力发育不全是本病最突出的症状,患者智商在 25~50。患者呈现特殊面容:眼距过宽、眼裂狭小、外眼角上倾、内眦赘皮、鼻梁低平、外耳小、耳郭常低位或畸形、硬腭窄小、舌大外伸、流涎,故又被称为伸舌样痴呆(图 3-7,见文末彩图)。患者其他症状或体征还有:肌张力低下、四肢短小、手短宽而肥、第五手指因中间指骨发育不良而只有一条指横褶纹、肤纹异常,40% 合并先天性心脏病,白血病的发病风险是正常人的 15~20 倍;患者 1gE 水平较低,容易发生呼吸道感染;白内障发病率较高。存活至 35 岁以上的患者出现阿尔茨海默病的病理表现。男性患者常有隐睾,无生育能力;女性患者通常无月经,偶有生育能力,并有可能将此病遗传给下一代。

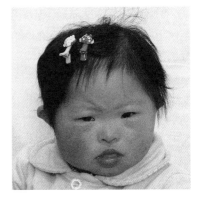

图 3-7　Down 综合征患者

　　2) Down 综合征的遗传学类型:根据患者的核型组成不同,可将 Down 综合征分为以下三种遗传学类型:

　　① 21 三体型:也称游离型,具有三条独立存在的 21 号染色体。约占全部患者的 92.5%,核型为 47,XX(XY),+21(图 3-8)。此型的发生绝大部分与父母核型无关,它是生殖细胞形成过程中,减数分裂时 21 号染色体发生不分离,结果形成染色体数目异常的配子,当其与正常的配子结合后,即产生 21 三体型的患儿。染色体不分离发生在母方的病例约占 95%,另 5% 见于父方,且主要为第一次减数分裂不分离。

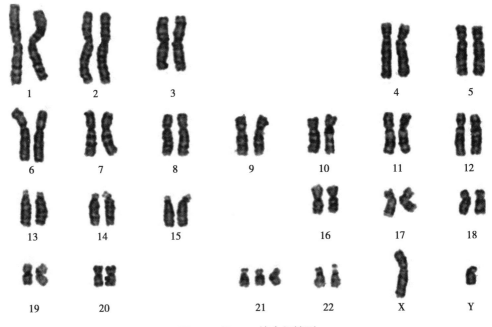

图 3-8　Down 综合征核型

　　② 易位型:此型约占全部患者的 5%。1960 年 Polani 首次报道了易位型唐氏综合征的病例。易位型患者具有典型的唐氏综合征临床症状。但其增加的一条 21 号染色体并不独立存在,而是与 D 组或 G 组的一条染色体发生罗伯逊易位,染色体总数为 46,其中一条是易位染色体,故称为假二倍体(pseudodiploid)。最常见的是 D/G 易位,如 14/21 易位,核型为 46,XX(XY),−14,+t(14q21q),其次为 G/G 易位,如 21/21 易位,核型为 46,XX(XY),−21,+1(21q21q)。患者的易位染色体,如果是由亲代传递而来的,其双亲之一通常是表型正常的染色体平衡易位携带者(balanced translocation carrier),其核型常为 45,XX(XY),−14,−21,+1(14q21q)。染色体平衡易位携带者在生殖细胞形成时,理论上经减数分裂可以产生 6 种类型的配子(图 3-9,见文末彩图),但实际上只有 4 种配子形成,故与正常个体婚配后,将产生

4 种核型的个体。由此可见,染色体平衡易位携带者虽外表正常,但其结婚怀孕后,常有自然流产或死胎,所生子女中,约 1/3 正常,1/3 为易位型唐氏综合征患儿,1/3 为平衡易位携带者。但如果是 21/21 平衡易位携带者,即其核型为 45,XX(XY),−21,−21,+t(21q21q)者,其婚后所孕胎儿中,1/2 将因核型为 21 单体而流产,1/2 核型为 46,XX(XY),−21,+t(21q21q)。因此,活婴将 100% 为 21/21 易位型唐氏综合征患儿。这种类型的唐氏综合征具有明显的家族倾向,可以通过遗传咨询明确携带者的生育风险。

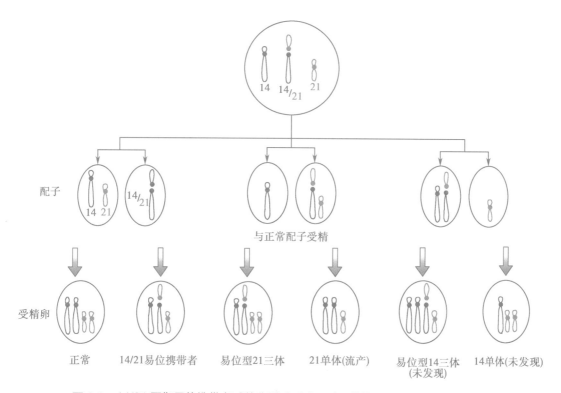

图 3-9　14/21 平衡易位携带者减数分裂后形成 6 种可能的配子及其后代核型图解

③ 嵌合型:此型较少见,约占 2.5%。嵌合型产生的原因主要是受精卵在胚胎发育早期的卵裂过程中,第 21 号染色体发生不分离。如果第一次卵裂时发生不分离,就会产生 47,+21 和 45,−21 两个细胞系,而后一种细胞很难存活。因此,嵌合体不分离多半发生在第一次卵裂以后的某次有丝分裂,形成 45/46/47 细胞系的嵌合体。所有嵌合体内都有正常的细胞系。不分离发生越晚,正常细胞系所占比例就越多,则此患者症状就越轻。因本型患者的体细胞中含有正常细胞系故临床症状多数不如 21 三体型严重、典型。

3) Down 综合征发生的分子机制:2000 年 5 月,由日、德等国科学家通力合作的人类 21 号染色体 DNA 序列测定工作完成。21 号染色体是人类染色体中最小的一条,由 5.1×10^7bp 组成,包含 600~1 000 个基因,占整个人类基因组的 1.7%。

通过对部分 21 三体的基因型与表型关系的研究,现已将唐氏综合征的 24 种特征定位在 21 号染色体的 6 个小区域,其中 D21S52 和 D21S55-MX1 两个区域尤为引人关注。D21S52 是表达 13 种特征的最小区域,13 种特征分别是:智力障碍、身材矮小、肌张力下降、关节松弛和 9 种面貌特征:鼻梁扁平;舌外伸;腭弓高;窄腭;耳郭畸形;手掌宽且短;第五指短且弯;足第一、二趾间距宽。D21S55-MX1 是表达 6 种外貌特征(眼裂斜、内眦赘皮、Brushfield 斑 - 虹膜周围小白斑、通贯手、指纹尺箕和小鱼际肌无侧环)的最小区域。D21S5 在 DS 的发病机制中起重要作用,在 21q22.2 跨 0.4~3kb。D21S55 及 21g22.3 远端被称为 DS 关键区(Down's syndrome critical region,DCR)。一些研究已显示与 DS 发病有关的基因可能是一些结构基因或调控基因,但具体作用机制尚不太清楚。21 号染色体 DNA 测序的完成,无疑将加快 21 号染色体基因功能的研究,对揭示 DS 及其他疾病的分子病因,更快、更精确地

Note:

诊断 DS,并且在分子病理学上进行干预性治疗,都具有深刻的意义。

(2) 18 三体综合征:1960 年 Edwards 等首先报告本病,故又称为 Edwards 综合征。1961 年 Patau 证实了该症的病因是多了一条 18 号染色体,因此定名为 18 三体综合征(trisomy 18 syndrome)。

1) 18 三体综合征的临床特征:新生儿发病率为 1/8 000~1/3 500,但在某些地区或季节明显增高,达到 1/800~1/450。男女性别比为 1:4,这可能与此类男性胚胎不易发育至出生有关。患者宫内生长迟缓,小胎盘及单一脐动脉,胎动少,羊水过多,95% 胎儿流产;一般过期产,平均妊娠 42 周;出生时体重低,平均仅 2 243g,发育如早产儿,吸吮差,反应弱,因严重畸形,出生后 1/3 在 1 个月内死亡,50% 在 2 个月内死亡,90% 以上 1 岁内死亡,只有极个别患者活到儿童期。

18 三体综合征的主要临床特征为生命力严重低下,多发畸形,生长、运动和智力发育迟缓。其异常表型主要有:眼裂小、眼球小、内眦赘皮、耳畸形伴低位、枕骨突出、小颌、唇裂或腭裂、胸骨小;95% 有先天性心脏病,它构成了婴儿死亡的主要原因;手呈特殊握拳姿势:第 2 和第 5 指压在第 3 和第 4 指之上;有所谓"摇椅样畸形足"(图 3-10)。

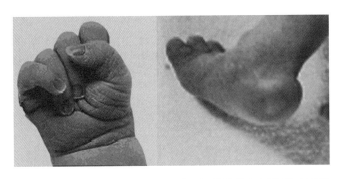

图 3-10　18 三体综合征患者的特征握拳姿势和摇椅样畸形足

2) 核型与遗传学:本症患者有 80% 核型为 47,XX(XY),+18,症状典型。18 三体型的产生多由母亲卵母细胞减数分裂时发生的 18 号染色体不分离所致,其发生与母亲年龄增大有关;10% 为嵌合型,即 46,XX(XY)/47,XX(XY),+18,症状较轻;其余为各种易位,主要是 18 号与 D 组染色体易位。

2. 性染色体病(sex chromosome disease)　指性染色体 X 或 Y 发生数目或结构异常所引起的疾病。性染色体虽然只有一对,但性染色体病约占染色体病的 1/3。临床上较常见的性染色体病为:

(1) 克氏综合征(Klinefelter syndrome,KS):1942 年 Klinefelter 等首先报道了该综合征,故称为 Klinefelter 综合征,也称先天性睾丸发育不全或原发性小睾丸症。1956 年 Bradbury 等在患者的细胞内发现 X 染色质阳性(正常男性 X 染色质为阴性),1959 年 Jacob 和 Strong 证实患者的核型为 47,XXY,即较正常男性多出一条 X 染色体,又称 47,XXY 综合征。

1) 发病率及临床特征:本病发病率相当高,在男性新生儿中占 1/1 000~2/1 000,在身高 180cm 以上的男性中占 1/260,在精神病患者或刑事收容所中占 1/100,在不育的男性中占 1/10。

Klinefelter 综合征以睾丸发育障碍和不育为主要特征。第二性征发育不良,阴茎发育不良、睾丸小或隐睾,精曲小管萎缩并呈玻璃样变性,不能产生精子,因而不育。患者体征呈女性化倾向,大部分人无胡须、无喉结、体毛稀少、阴毛呈女性分布、稀少或无毛、皮下脂肪丰富、皮肤细嫩、约 25% 的个体发育出女性型乳房、其性情和体态趋向于女性特点(图 3-11)。此外,还可能有头围小、指距宽、耳畸形、骨骼异常、先天性心脏病等畸形;部分患者有轻到中度智

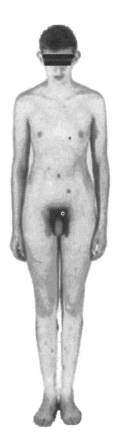

图 3-11　Klinefelter 综合征患者

Note:

力障碍,表现为语言能力低下,一些患者有精神分裂症倾向。

2) 核型与遗传学:患者的主要核型为 47,XXY,约占 80%。嵌合型约占 15%,包括 46,XY/47,XXY;45,X/46,XY/47,XXY;46,XX/47,XXY 等。另外还可见核型如 48,XXXY;48,XXYY;49,XXXXY 等。一般来讲,核型中 X 染色体数量越多,表现的症状越严重。例如 49,XXXXY 的个体除了上述症状更明显外,还有智力极度低下,并具有小头、颈蹼、腭裂、桡尺骨连合、肘外翻、膝外翻、脊柱畸形等异常。而嵌合型的症状相对较轻且不典型。本征额外的 X 染色体产生于减数分裂时 X 染色体的不分离,不分离发生在父方和母方的概率均等。

对本综合征患者可在青春期用雄激素替代治疗,以维持男性表型,改善患者心理状态。但如果疗效不佳,应停止使用激素。男性乳房发育,可手术切除。凡具有 Y 染色体而性腺发育不良者,易有性腺恶变,应给予重视。

(2) 特纳综合征(Turner syndrome,TS):1938 年 Turner 首先描述该综合征,故命名为 Turner 综合征,随后发现患者体内有条索状卵巢,无卵泡发生,因此称为性腺发育不全或先天性卵巢发育不全。1954 年发现多数患者的 X 染色质阴性。1959 年 Ford 等证实患者的核型为 45,X。

1) 发病率及临床表现:在新生女婴中 Turner 综合征的发病率约为 1/5 000,但在自发流产胎儿中可高达 18%~20%。本病在胎儿中占 1.4%,但在子宫内不易存活,其中 99% 流产。

本综合征的主要临床特征是:表型女性,出生体重低,新生儿期脚背有淋巴样肿,第 4、第 5 指骨短小或畸形;身材发育缓慢尤其缺乏青春期发育,成年身材显著矮小,仅在 120~140cm;后发际低,头发可一直延至肩部;50% 个体出现颈蹼;还可有盾状胸、肘外翻、两乳头间距过宽和肤纹异常等。第二性征发育差,表现为成年外阴幼稚、阴毛稀少、乳房不发育、子宫发育不良、卵巢无卵泡、原发闭经,因而不能生育。此外,约 1/2 患者有主动脉狭窄和马蹄肾等畸形。部分患者有轻度到中度智力障碍,表现为语言能力低下,一些患者有精神分裂症倾向。

2) 核型与遗传学:约 55% 病例核型为 45,X(图 3-12),还有各种嵌合型和结构异常的核型,最常见的嵌合型为 45,X/46,XX。结构异常有 X 等臂染色体,其核型为 46,X,i(Xq)。一般来说,嵌合型的临床表现较轻,轻者有可能有生育力,而有 Y 染色体的嵌合型可表现出男性化的特征;身材矮小。其他 Turner 体征主要是由 X 短臂单体性决定的;但卵巢发育不全和不育则更多与长臂单体性有关。除

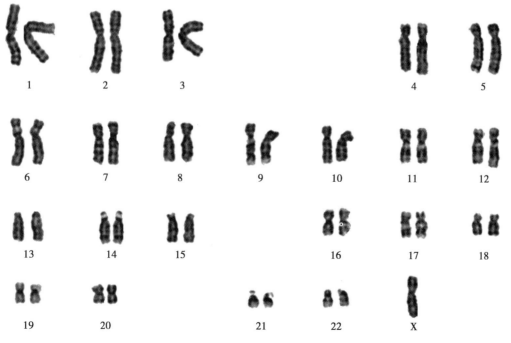

图 3-12　Turner 综合征核型图

少数患者由于严重畸形在新生儿期死亡外,一般均能存活。对性腺发育不全的治疗原则主要是对症治疗。在青春期用女性激素治疗可以促进第二性征和生殖器官的发育,月经来潮,改善患者的心理状态,但不能促进长高和解决生育问题。对大量患者的治疗尚在研究中。

(3) 脆性X染色体综合征(fragile X syndrome,FXS):当外周血淋巴细胞在缺乏叶酸或胸腺嘧啶的培养基中培养后,可以在染色体上观察到明显的断裂或裂隙,这些断裂或裂隙称为脆性部位。脆性X染色体是指在Xq27.3位置具有脆性部位的X染色体。

1) 临床症状:这一X染色体脆性部位是1969年由Lubs在一个X连锁的智力低下家庭中发现的,这个X连锁的智力低下就是后来知道的脆性X染色体综合征。脆性X染色体综合征的发病率在男性中约为1/1 250,女性中约为1/2 000,没有明显的种族特异性。

脆性X染色体综合征的临床症状:受累男性表现为中度(IQ=35~49)至重度(IQ=20~34)智力低下,表现在语言障碍和算术能力差;还可表现为多动症、性情孤僻、精神病倾向。各种体征包括:大睾丸、大耳、长形面容、前额和下颌突出。其中巨大的睾丸是青春期以后出现的典型体征。但患者的睾丸功能正常,可有正常的生育能力。受累女性的临床表现通常较轻,1/3的女性杂合子有轻度智力发育障碍,其发病与女性正常的X染色体随机失活,而脆性X染色体在众多体细胞中保持活性有关。但女性只有遗传自母亲携带者时才发病。正常男性携带者的女儿不发病,但外孙(女)可能发病。该病在连续遗传中有早现现象,即发病年龄有一代代提前并加重的倾向。

2) 分子机制:与脆性X染色体智力低下有关的基因已被克隆,并被命名为*FMR1*(Fragile X mental retardation 1)。该基因位于Xq27.3,长38kb,包含17个外显子,其表达最高的组织包括脑、睾丸及卵巢。该基因的5'末端有一三聚核苷酸重复序列(CGG)n,CGG重复序列的长短在人群中具有多态性,正常人可具有6~50个CGG重复序列。脆性X染色体智力低下患者具有200~1 000个CGG重复序列。当重复次数达到约200次后,FMRl基因的5'端发生异常甲基化,导致基因转录失活而发病。CGG串联重复次数的增加和相邻区域的高度甲基化也造成了脆性X染色体脆性部位的显示。当一个个体CGG的重复次数达到52次后,这一区域在减数分裂过程中即显现不稳定状态,其重复次数可继续增加。重复次数在60~200次称为前突变(premutation),带有前突变的个体称为携带者。前突变在遗传过程中不稳定,携带者在减数分裂过程中CGG串联重复继续增加至230次以上并使相邻区域高度甲基化,称为全突变(full mutation),具有全突变的所有男性和约半数女性在临床上发病。但全突变只产生于前突变,不能由正常重复的CGG形成。而且携带者男性在生女儿时并不发生全突变。前突变携带者女性不表现症状,但在传给子代时重复序列进一步延长,达到全突变的长度,其子代出现症状。此外,CGG发生前突变后在有丝分裂时也表现不稳定,因此受累个体的体细胞中可继续发生CGG不同次数的扩增,形成体细胞的"嵌合"性,即不同体细胞CGG的重复次数不同。这样一种基因突变的形式被称为"动态突变"。CGG重复序列不稳定性和延长特征,可以解释为什么脆性X染色体智力低下综合征的遗传不遵循孟德尔规律。

目前已经发现类似的三核苷酸串联重复的动态增加也是许多其他单基因遗传病,例如Huntington舞蹈症,强直性肌营养不良等的致病原因。

由于已经基本了解这一疾病的分子基础,所以分子诊断技术将比细胞遗传学分析更加有效和可靠。对产前或出生后个体的血液或组织样品提取DNA,用两种限制性内切酶处理,其中一种方法是不能切割甲基化的DNA,这样就可对DNA进行甲基化分析并估计CGG串联重复的长短。另一方法是运用PCR技术判断CGG串联重复的次数。

三、染色体病与优生

进行产前筛查时,可以依据染色体异常的常用标志物进行血清学检查,同时由于染色体病通常伴随较为明显的胎儿解剖异常,因此临床上可以通过超声、MRI等影像学手段,判断胎儿是否存在结构异常,也可以对绒毛、羊水或胎儿细胞的染色体进行核型分析,明确其染色体病具体分型,以达到早期诊断和优生的目的。

（王　峰）

第二节　单基因遗传病与优生

存在于生殖细胞或受精卵中的突变基因,按一定方式在上下代之间进行传递,其所携带的突变的遗传信息经过表达则可形成具有一定异常性状的疾病,这类疾病称为单基因遗传病(single gene disorder,monogenic disorder)。单基因遗传受一对等位基因控制,其传递方式遵循孟德尔遗传规律,故又称为孟德尔遗传(Mendelian inheritance)。

一、单基因遗传病的基本遗传方式

(一)常染色体显性遗传

人类的许多性状呈常染色体显性遗传(autosomal dominant inheritance,AD),例如,在决定人耳形态的三个主要性状中,长耳壳对短耳壳为显性,宽耳壳对狭耳壳为显性,有耳垂对无耳垂为显性。也就是说,长耳壳、宽耳壳、有耳垂等性状都受显性基因控制,短耳壳、狭耳壳、无耳垂等性状均为隐性基因所控制。人类疾病中有不少疾病呈常染色体显性遗传。

1. 常染色体显性遗传病举例　亨廷顿病(Huntington disease,HD)又称亨廷顿舞蹈症(Huntington chorea),是一种典型的常染色体显性遗传病(图 3-13)。该病常于 30~45 岁时缓慢起病。患者大脑基底神经节变性可引起广泛脑萎缩,病变主要位于尾状核、豆状核(主要是壳核)和额叶。临床表现为进行性加重的舞蹈样不自主运动(不能控制的痉挛和书写动作)和智能障碍。患者舞蹈样运动的动作快,累及全身肌肉,以面部和上肢最明显。每一阵舞蹈运动间有一较长间歇期,不自主运动在睡眠时消失。随着病情加重,可出现语言不清,甚至发音困难;精神症状常在不自主运动发生 1~2 年或数年后出现;智能障碍为进行性加重,最终出现痴呆。

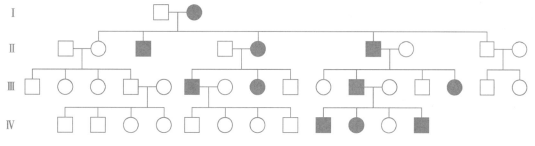

图 3-13　一个亨廷顿病系谱

该病基因定位于 4pl6.3,正常情况下,基因编码了一种称为 huntingtin 的蛋白,在疾病状态下,由于基因 5' 端(CAG)$_n$ 的动态突变,且(CAG)$_n$ 重复的多少与发病的早晚、疾病的严重程度成正比。正常人的(CAG)$_n$ 重复次数在 9~34 次,亨廷顿病患者大于 36 次,最多超过 120 次。发生了突变的 huntingtin 蛋白其羧基端串联重复的谷氨酰胺(polyQ)数量大大增加,使之在进入细胞核后不能正常地发挥调节基因转录的作用,而是相互聚集,形成核内包涵体(nuclear inclusion),最终导致神经元变性,死亡。

2. 常染色体显性遗传的形式　常染色体显性遗传的形式可分为完全显性遗传、不完全显性遗传、不规则显性遗传以及共显性遗传等。

(1) 完全显性遗传(complete dominance):是指杂合子(Aa)患者表现出与显性纯合子(AA)患者完全相同的表型。短指(趾)症(brachydactylyA1;0MIM112500)是一种常染色体完全显性遗传的典型例子。它的主要症状是患者指骨(或趾骨)短小或缺失,致使手指(或足趾)变短(图 3-14);致病基因定位于 2q33-q35。

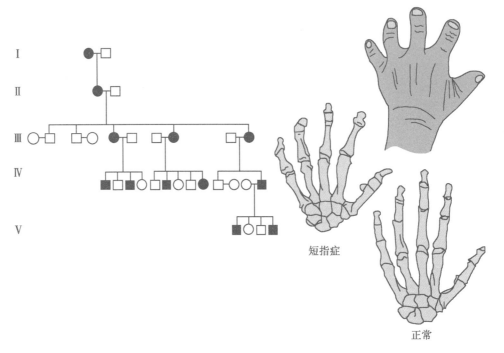

图 3-14 一个短指症家族的系谱

　　(2) 不完全显性遗传(incomplete dominance):也称为半显性(semi-dominance)遗传。它是杂合子 Dd 的表现介于显性纯合子 DD 和隐性纯合子 dd 的表现型之间,即在杂合子 Dd 中显性基因 D 和隐性基因 d 的作用均得到一定程度的表现。例如人类对苯硫脲(PTC)的尝味能力就是不完全显性遗传的典型性状。苯硫脲是一种白色结晶状物质,因含有 N-C=S 结构而有苦涩味。有人能尝出其苦味,称 PTC 尝味者;有些人不能尝出其苦味,叫 PTC 味盲者。在我国汉族居民中,味盲者约占 1/10。

　　(3) 不规则显性遗传(irregular dominance):遗传是杂合子的显性基因由于某种原因而不表现出相应的性状,因此在系谱中可以出现隔代遗传的现象。换言之,在具有某一显性基因的个体中,并不是每个个体都能表现出该显性基因所控制的性状。但是带有显性基因的某些个体,本身虽然不表现出显性性状,但他们却可以生出具有该性状的后代。显性基因不能表达的原因还不清楚,生物体的内外环境对基因表达所产生的影响和不同个体所具有的不同遗传背景可能是引起不规则显性的重要因素。多指(趾)症就是不规则显性的典型例子。

　　(4) 共显性遗传(codominance):是一对等位基因之间,没有显性和隐性的区别,在杂合体时两种基因的作用都完全表现出来。例如人类的 ABO 血型、MN 血型和组织相容性抗原等的遗传属于这种遗传方式。ABO 血型是一组复等位基因(A、B 和 O)所控制的。这一组复等位基因均位于第 9 号染色体上的 q34 位点。复等位基因(multiple alleles)来源于一个基因位点所发生的多次独立的突变,是基因突变多向性的表现。

　　(二) 常染色体隐性遗传

　　由于常染色体隐性遗传(autosomal recessive inheritance,AR)的致病基因为隐性基因,所以只有隐性纯合子才会发病。在杂合子时,隐性致病基因的作用被其显性基因所掩盖,而不表现相应的疾病,表型与正常人相同,但是却可将致病基因遗传给后代。这种表型正常而带有致病基因的杂合子,称为携带者(carrier)。白化病、先天性聋哑、先天性肌弛缓等都属于此种遗传方式。

　　1. 常染色体隐性遗传病举例　α_1- 抗胰蛋白酶缺乏症(α_1-AT deficiency;OMIM 107400)是一种由 α_1-AT 基因突变引起的常染色体隐性遗传病,其特征是血清中 α_1-AT 水平下降。突变型最初在北欧、高加索人种中发现,以后传遍欧洲,又由于移民传至美国和其他国家。

　　最常见的 α_1-AT 基因突变型是 S 型和 Z 型,都属于单碱基改变型。S 型较 Z 型更常见,还有一种

Note:

无效型（null-nul）很少见，其他突变型更罕见。S 突变型是 α_1-AT 基因的外显子Ⅲ中发生单个碱基取代，致使合成的 α_1-AT 分子中的 264 谷氨酸被 264 缬氨酸代替。这使得 α_1-AT 分子中的离子键丢失，改变了 α_1-AT 分子内部的结构，分子稳定性受到影响。Z 突变型是 α_1-AT 外显子 E 中发生单个碱基取代，其合成的 α_1-AT 分子中的 342 谷氨酸被 342 赖氨酸代替，这也使离子键丢失，α_1-AT 分子的稳定性也受影响。无效突变个体的 α_1-AT 合成细胞中，α_1-AT mRNA 转录物缺失，表型的血清中完全测不到 α_1-AT，Z 型和无效型个体都易发生肺气肿。

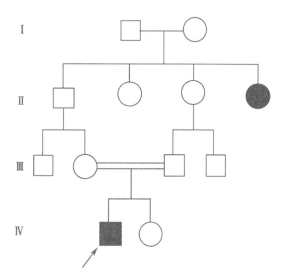

图 3-15　常染色体隐性遗传病的典型系谱

2. 常染色体隐性遗传的遗传特征　一般认为，常染色体隐性遗传的典型系谱（图 3-15）有如下特点：①由于基因位于常染色体上，所以它的发生与性别无关，男女发病机会相等；②系谱中患者的分布往往是散发的，通常看不到连续传递现象，有时在整个系谱中甚至只有先证者一个患者；③患者的双亲表型往往正常，但都是致病基因的携带者，此时出生患儿的可能性约占 1/4，患儿的正常同胞中有 2/3 的可能性为携带者；④近亲婚配时，子女中隐性遗传病的发病率要比非近亲婚配者高得多。这是由于他们来自共同的祖先，往往具有某种共同的基因。

3. 婚配类型与子代发病风险　在常染色体隐性遗传病家系中最常见的是两个杂合子（Aa × Aa）的婚配，每胎孩子得病的概率是 0.25，在患者的表现型正常同胞中杂合子占 2/3，因此该类婚配家庭的子女中将有 1/4 得病（图 3-16）。

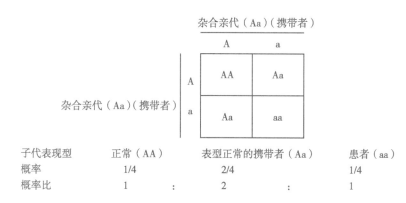

图 3-16　常染色体隐性遗传病杂合子相互婚配图解

实际上，人群中最多的婚配类型应该是杂合子与正常人婚配（Aa × AA），子代表现型全部正常，但其中将有 1/2 是携带者（图 3-17）。

杂合子与患者婚配（Aa × aa）可能发生于近亲婚配时，子代有一半为患者，另一半为携带者。这种家系由于连续两代出现患者，子代比例模拟显性遗传格局，称为类显性遗传（quasi-dominant inheritance），不易与常染色体显性遗传区

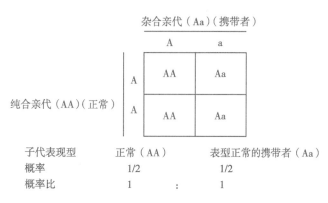

图 3-17　常染色体隐性遗传病杂合子与正常人婚配图解

Note：

分。在近亲婚配家庭中出现这种遗传格局时,应考虑常染色体隐性遗传的可能性。

患者相互婚配(aa×aa)时,子女无疑将全部受累。由于隐性致病基因少见,这种婚配的可能性极少,只有在发病率高的隐性遗传病中才能见到。

(三)X 连锁显性遗传

由性染色体的基因所决定的性状在群体分布上存在着明显的性别差异是性连锁遗传的特征。如果决定某种性状或疾病的基因位于 X 染色体上,并且此基因对其相应的等位基因来说是显性的,这种遗传病的遗传方式称之为 X 连锁显性遗传(X-linked dominant inheritance,XD)。

男性只有一条 X 染色体,其 X 染色体上的基因在 Y 染色体上缺少与之对应的等位基因,因此男性只有成对基因中的一个成员,故称半合子(hemizygote),其 X 染色体上有此基因才表现出相应性状或疾病。而女性有两条 X 染色体,其中任何一条 X 染色体上有此基因,都可以表现出相应的性状。因此 X 连锁显性遗传病的发病率女性要比男性约高一倍,但病情男重于女。

1. X 连锁显性遗传病举例 抗维生素 D 佝偻病(vitamin D-resistant rickets;OMIM307800)又称低磷酸盐血症(hypophosphatemia),是一种以低磷酸盐血症导致骨发育障碍为特征的遗传性骨病(图3-18)。患者由于肾小管对磷酸盐再吸收障碍,从而血磷下降,尿磷增多,肠道对磷、钙的吸收不良而影响骨质钙化,形成佝偻病。患儿多于 1 周岁左右发病,最先出现的症状为 O 形腿,严重的有进行性骨骼发育畸形、多发性骨折、骨疼、不能行走、生长发育缓慢等症状。从临床观察,女性患者的病情较男性患者轻,少数只有低磷酸盐血症,而无佝偻病的骨骼变化,这可能是女性患者多为杂合子,其中正常 X 染色体的基因还发挥一定的作用。

该病基因已定位于 Xp22.1~n22.2,基因已被克隆,称为 PHEX(phosphate regulated gene with homologies to endopeptidases the X chromosome),该基因编码 749 氨基酸残基。缺失和单个碱基置换是导致疾病发生的主要原因。

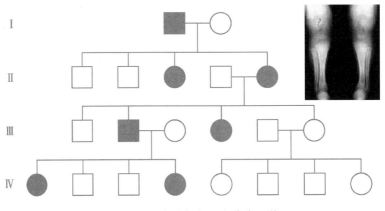

图 3-18 **抗维生素 D 佝偻病系谱**

2. X 连锁显性遗传的遗传特征 典型系谱遗传方式有如下特点:①人群中女性患者比男性患者约多一倍,前者病情常较轻;②患者的双亲中必有一名是该病患者;③男性患者的女儿全部都为患者,儿子全部正常;④女性患者(杂合子)的子女中各有 50% 的可能性是该病的患者;⑤系谱中常可看到连续传递现象,这点与常染色体显性遗传一致。

(四)X 连锁隐性遗传

如果决定某种性状或疾病的基因位于 X 染色体上,且为隐性基因,这种基因的遗传方式称为 X 连锁隐性遗传(X-linked recessive inheritance,XR),以 XR 方式遗传的疾病称为 X 连锁隐性遗传病。

1. X 连锁隐性遗传病举例 进行性假肥大性肌营养不良(duchenne muscular dystrophy,DMD)是一种非神经性病因造成的疾病,肌肉细胞本身随着时间及年龄渐进性损伤与萎缩。这群肌肉疾病大部分是由基因特定的突变所致,因此在临床上具有特殊的遗传性质。本病发病率约为 1/3 500,由于它是 X 连锁隐性遗传,因此只有男孩罹患此症,而女孩通常不发病但携带有隐性突变的基因。患者多于 4~5 岁发病,初期感觉走路笨拙,易于跌倒,不能奔跑及登楼,站立时脊椎前凸,腹部挺出,两足撇开,步行缓慢摇摆,呈特殊的"鸭步"步态,当仰卧起立时非常困难,必先翻身俯卧,再双手攀缘两膝,逐渐向上支撑起立(Gower 征)。后期患者双侧腓肠肌假性肥大,病变肌纤维肿胀,粗细不等,散布于正常纤维之间,肌核增大增多且排列成链。残存的肌纤维间有结缔组织增生及脂肪沉淀。

家系调查和细胞遗传学研究证明,*DMD* 基因是由于定位于 Xp21.2 的抗肌萎缩蛋白(dystrophin)基因缺陷,使其产物 dystrophin 蛋白不能在肌细胞膜上正常表达所致。因此主要表现为肌肉变性、萎缩及进行性肌无力等。Dystrophin 基因长达 2 400kb,79 个外显子,cDNA 全长 14kb,编码的肽链含 3 685 残基,分子量为 427 000。是目前发现的人类最大的基因。迄今人们已发现 Dystrophin 基因突变的类型有多种,其中缺失占 60%、重复及点突变占 10%、点突变及微小缺失或常规方法检测不出的微小重复约占 30%。

2. X 连锁隐性遗传的遗传特征　X 连锁隐性遗传的典型系谱遗传方式有如下特点:①人群中男性患者远较女性患者多,系谱中往往只有男性患者;②双亲无病时,儿子可能发病,女儿则不会发病;儿子如果发病,母亲肯定是一个携带者,女儿也有 1/2 的可能性为携带者;③男性患者的兄弟、外祖父、舅父、姨表兄弟、外甥、外孙等也有可能是患者;④如果女性是一患者,其父亲一定也是患者,母亲一定是携带者。

（五）Y 连锁遗传病

如果决定某种性状或疾病的基因位于 Y 染色体,那么这种性状(基因)的传递方式称为 Y 连锁遗传(Y-linked inheritance)。Y 连锁遗传的传递规律比较简单,具有 Y 连锁基因者均为男性,这些基因将随 Y 染色体进行传递,父传子、子传孙,因此称为全男性遗传。目前已经知道的 Y 连锁遗传的性状或遗传病比较少,肯定的有 H-Y 抗原基因、外耳道多毛基因和睾丸决定因子基因等。图 3-19 为一个外耳道多毛症系谱。该系谱中全部男性均有此性状,即到了青春期,外耳道中可长出 2~3cm 的成丛黑色硬毛,常可伸出到耳孔之外。系谱中所有女性均无此症状。

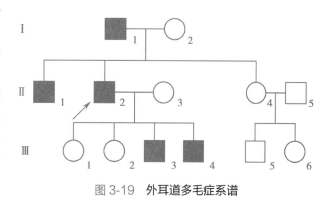

图 3-19　外耳道多毛症系谱

以上介绍了单基因遗传的几种主要遗传方式及特点。对于某一遗传性状或某种疾病来说,通过多个家系的调查和系谱分析,有助于对该性状或疾病的遗传方式做出初步的估计和预测子女的发病风险。

二、影响单基因遗传病分析的因素

根据基因突变的性质,通常把与其所控制的相应表型分为显性遗传和隐性遗传两大类。理论上,两者在群体中呈现出各自的分布规律,但某些突变基因性状的遗传存在着许多例外情况。

（一）表现度

表现度(expressivity)是基因在个体中的表现程度,或者说具有同一基因型的不同个体或同一个体的不同部位,由于各自遗传背景的不同,所表现的程度可有显著的差异。例如常染色体显性遗传的成骨发育不全症,它以耳聋、蓝色巩膜、骨质脆病以至易于骨折为主要症状。由于表现度的不同,有的只表现为蓝色巩膜;有的除蓝色巩膜外,还表现为耳聋;严重者除三大症状全部表现外,还有牙齿半透明、指甲发育不全等症状。

多指(趾)症致病基因可以表现为指数多少的不一;桡侧多指与尺侧多指不一;手多指与脚多趾的

不一;或软组织的增加与掌骨的增加程度不一等。而这些差异即可出现在不同个体,也可出现在同一个体的不同部位。

(二) 外显率

外显率(penetrance)是某一显性基因(在杂合状态下)或纯合隐性基因在一个群体中得以表现的百分比。仍以多指(趾)症为例,在调查某一群体后,推测具有该致病基因的个体数为 25 人,而实际具有多指(趾)表型的人数为 20 人。因此,所调查群体中该致病基因的外显率为 20/25×100%=80%。外显率等于 100% 时为完全外显(complete penetrance);低于 100% 时则为外显不全或不完全外显(incomplete penetrance)。当然某一基因的外显率不是绝对不变的,相反,它随着观察者所定观察标准的不同而变化。上述的多指(趾)症致病基因的外显率是以肉眼观察指(趾)的异常与否为标准的。若辅以 X 线摄影,就可发现因肉眼未看出而被认为不外显的"正常人"也有骨骼的异常。若以此为标准,则多指(趾)症致病基因的外显率将有所提高。

外显率与表现度是两个不同的概念,切不可混淆。其根本的区别在于前者阐明了基因表达与否是个"质"的问题;而后者要说明的是在表达前提下的表现程度如何,是个"量"的问题。

(三) 拟表型

由于环境因素的作用使个体的表型恰好与某一特定基因所产生的表型相同或相似,这种由环境因素引起的表型称为拟表型(phenocopy),或表现型模拟。例如常染色体隐性遗传的先天性聋哑,与由于使用药物(链霉素)引起的聋哑具有一个相同的表型,即聋哑。这种由于药物引起的聋哑即为拟表型。显然,拟表型是由于环境因素的影响,并非生殖细胞中基因本身的改变所致。因此,这种聋哑并不遗传给后代。

(四) 基因的多效性

基因的多效性(pleiotropy)是一个基因可以决定或影响多个性状。在生物个体的发育过程中,很多生理生化过程都是互相联系、互相依赖的。基因的作用是通过控制新陈代谢的一系列生化反应而影响到个体发育的方式,从而决定性状的形成。这些生化反应按照特定的步骤进行,每一基因控制一个生化反应。因此,一个基因的改变直接影响其他生化过程的正常进行,从而引起其他性状的相应改变。这方面的例子是很多的:如半乳糖血症是一种糖代谢异常症,患者既有智能发育不全等神经系统异常,还具有黄疸、腹水、肝硬化等消化系统症状,甚至还可出现白内障。造成这种多效性的原因,并不是基因真正地具有多重效应,而是基因产物在机体内复杂代谢的结果。下面可从两个方面进行分析,一是基因产物(蛋白质或酶)直接或间接控制和影响了不同组织和器官的代谢功能,即所谓的初级效应;二是在基因初级效应的基础上通过连锁反应引起的一系列次级效应。例如镰状细胞贫血,由于存在异常血红蛋白(HbS)引起红细胞镰变,进而使血液黏滞度增加、局部血流停滞、各组织器官的血管梗死、组织坏死等,导致各种临床表现。这些临床表现都是初级效应(镰变)后的次级效应,这是基因多效性的另一原因。

(五) 遗传异质性

与基因多效性相反,遗传异质性(genetic heterogeneity)是同一性状可以由多个不同的基因或同一基因多种不同突变控制,前者称为基因座异质性(locus heterogeneity),后者称为等位基因异质性(allelic heterogeneity)。例如智能发育不全这种异常性状,可由半乳糖血症的基因控制,也可由苯丙酮尿症的基因、黑矇性白痴基因所决定。随着人类知识水平的提高,实验技术、分析手段愈加精细,就会在越来越多的病例中观察到遗传异质性。如临床上表现相似的糖原累积症,现在已发现多种类型,每种类型都有其自己的基因缺陷。

(六) 表型异质性

同一基因的不同突变有时会产生截然不同的表型,称为表型异质性(phenotypic heterogeneity)。例如编码酪氨酸激酶的 *RET* 基因若发生某种突变而失去功能,引起呈显性遗传的肠神经节发育缺陷,患者丧失肠动力导致严重慢性便秘(先天性巨结肠症);*RET* 基因的另一种突变则引起激酶活性增高,

Note:

引起呈显性遗传的甲状腺癌和肾上腺癌(多发性内分泌肿瘤 2A 型和 2B 型);*RET* 基因的第三类突变则导致同一个体同时患有先天性巨结肠症和多发性内分泌肿瘤。

(七) 遗传早现

遗传早现(anticipation)是指一些遗传病(通常为显性遗传病)在连续几代的遗传中,发病年龄提前而且病情严重程度增加。例如,遗传性小脑性运动共济失调(Marie 型)综合征是一种常染色体显性遗传病,其发病年龄一般为 35~40 岁,临床表现早期为行走困难,站立时摇摆不定,语言不清;晚期下肢瘫痪。在许多家系分析中,都可以发现这种遗传早现。

(八) 从性遗传

从性遗传(sex-conditioned inheritance)是位于常染色体上的基因,由于性别的差异而显示出男女性分布比例上的差异或基因表达程度上的差异。例如秃顶,是常染色体显性遗传,是一种从头顶中心向周围扩展的进行性对称性脱发。一般 35 岁左右开始出现秃顶,而且男性秃顶明显多于女性。这是因为杂合子男性表现秃顶;杂合子女性则不会表现。经研究表明秃顶基因能否表达还要受到雄性激素的影响。如果带有秃顶基因的女性,体内雄性激素水平升高也可出现秃顶。这点可作为诊断女性是否患某种疾病的辅助指标。因为肾上腺肿瘤可产生过量雄性激素,导致秃顶基因的表达。

再如原发性血色素病是一种由于铁质在体内器官的广泛沉积而引起损害的常染色体显性遗传病。男性的发病率远高于女性。究其原因,认为可能是由于女性月经、流产或妊娠等生理或病理性失血导致铁质丢失,减轻了铁质的沉积,故不易表现出症状。

(九) 限性遗传

限性遗传(sex-limited inheritance)是常染色体上的基因,由于基因表达的性别限制,只在一种性别表现,而在另一种性别则完全不能表现。这主要是由于解剖学结构上的性别差异造成的,也可能受性激素分泌方面的差异限制。如女性的子宫阴道积水症,男性的前列腺癌等。

(十) 延迟显性

杂合子在生命的早期,因致病基因并不表达或虽表达但尚不足以引起明显的临床表现,只在达到一定的年龄后才表现出疾病,这一显性形式称为延迟显性(delayed dominance)。例如 Huntington 舞蹈症常于 30~40 岁间发病,属于延迟显性的一个例子。

三、单基因遗传病与优生

利用胚胎植入前单基因病遗传学检测(preimplantation genetic testing for monogenic/single gene defects,PGT-M)对体外受精(in vitro fertilization,IVF)产生的胚胎进行遗传诊断分析,筛选并移植健康胚胎,可以帮助有生育已知遗传病患儿风险的夫妻选择出不患该遗传病的胚胎,从而阻断该遗传性疾病的家族遗传。从理论上讲,PGT-M 可用于任何已知的遗传性单基因疾病,包括常染色体隐性遗传、常染色体显性遗传和 X 连锁等多种遗传性疾病的筛查。

(王　峰)

第三节　多基因遗传病与优生

 ————————————— 导入情景与思考 —————————————

李女士,52 岁,因"发现血压高 5 年,头晕,血压波动 2d"入院。在家多次测量血压,收缩压波动在 200~120mmHg 左右,伴恶心、呕吐 2 次,量少、为胃内容物。今为进一步诊断治疗收入院。无外伤史,无食物及药物过敏史。祖父、父亲、姑姑为高血压患者。适龄结婚,育有 2 子 2 女,爱人健在,子女均体健。否认工业毒物及放射性物质接触史,无饮酒史,无吸烟史,无冶游史及性病史。

请思考：

1. 该患者护理诊断是什么？是否为遗传病？

2. 医生嘱咐患者低盐低钠饮食，采取苯磺酸氨氯地平＋血管紧张素转化酶抑制剂联合用药方案。为什么？

3. 该患者子女是否有此疾病的发病风险，为什么？

人类绝大多数表型性状是由环境因素和遗传因素共同决定的。这包括血压、肤色、身高、体重等性状，以及诸如唇裂、糖尿病、肥胖症、高血压等常见疾病的表型。对于性状形成的影响因素，一个明显的例子是暴露于紫外线的多少可以影响人的肤色，这是环境因素；但白人黑人的肤色却不会因为紫外线的暴露而发生逆转，这就是遗传因素。单基因遗传病的性状，又称为质量性状，其遗传方式遵循孟德尔遗传规律，这类遗传病的群体患病率很低，一般在 1/10 000 以下，环境因素对性状表现程度的影响一般很小。而很多常见病的性状往往受多个基因调控，这些性状称为多基因性状，又称为数量性状，所影响的疾病称为多基因遗传病。数量性状的遗传并不遵循孟德尔遗传规律，它们由遗传因素与环境因素之间复杂的交互作用引起，因而被称为多基因遗传（polygenic inheritance）或多因子遗传（multifactorial inheritance）。大部分多基因遗传病具有"家族聚集"特征，即患者亲属的发病风险比普通人高，而且环境因素对性状的表现程度影响较大。与单基因遗传病的罕见性不同，多基因遗传病多为常见病且表型取决于多个基因的共同作用。这些基因对疾病的表型贡献有大有小，因此可分为主效基因（major effect gene）和微效基因（minor effect gene）。主效基因可能存在显、隐性关系，但微效基因相互之间显隐之分并不明确，多互为共显性。多对微效基因的作用积累之后，可以形成一个明显的表型效应，称为累加效应（additive effect）；因而这些基因也被称作累加基因（additive gene）。

一、数量性状的多基因遗传

质量性状与数量性状

1. 质量性状　单基因遗传的性状或疾病决定于一对等位基因，因此基因改变而引起的性状的变异在群体中的分布往往是不连续的，可以明显地分为 2~3 群，这 2~3 群之间差异显著，具有质的不同，常表现为有或无的变异，基本与其基因型相对应，且性状不易受环境影响，所以单基因遗传的性状也称为质量性状（qualitative character）。例如，正常人的苯丙氨酸羟化酶活性为 100%，携带者的酶活性为正常人的 45%~50%，苯丙酮尿症患者的酶活性仅为正常人的 5%，这分别决定于基因型 AA、Aa 和 aa（图 3-20，见文末彩图）。

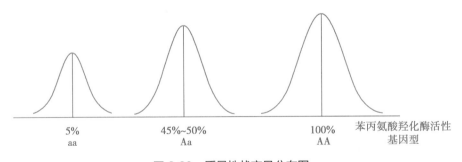

图 3-20　质量性状变异分布图

2. **数量性状**　多基因遗传性状的变异在群体中的分布是连续的，因此会有一个平均值。不同个体间的差异只是量的变异，邻近的个体之间的差异很小，因此这类形状称为数量性状（quantitative character）。数量性状是一种可测量的生理或生化数值指标，如身高、体重、血压、血清胆固醇浓度或体重指数（body mass index，BMI）等，群体中每个个体在这些数量性状的数值上存在差别，呈现由低到高逐渐过渡,数值极高或极低的个体只占少数,大部分个体数量性状数值接近平均值。将此数量性状变异分布绘成曲线,该曲线往往表现出正态分布(图3-21,见文末彩图)。这些性状在人群中呈正态分布,而非"有或无"的遗传方式。

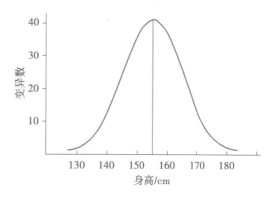

图 3-21　数量性状(人身高)变异分布图

事实上人的身高等数量性状除受遗传因素影响外,还受到各种环境因素的影响,如营养、运动、空气、阳光等。此外,控制身高各基因的贡献率也不尽相同。一般说来,决定数量性状的基因远不止 3 对,加上环境因素的影响,数量性状在群体中的分布就更为复杂,通常形成一种连续的正态分布曲线。

多基因遗传中,虽然性状的遗传规律不符合孟德尔定律,但每一对基因的遗传方式仍符合孟德尔遗传的分离和自由组合定律。对于某一个数量性状而言,每个个体的控制基因数量是基本相同的,但各基因的基因型组合不同,因而造成性状具有差异性。

二、多基因病的遗传与多基因病

多基因遗传病是一类发病率较高,发病较为复杂的疾病。多基因遗传病的发病受到遗传因素和环境因素两方面的影响。

(一) 多基因病的遗传

1. 影响多基因遗传病发病的因素

(1) 易患性和阈值:在多基因遗传病中,遗传基础是由多基因构成的,它部分决定了个体发病的风险。这种由遗传基础决定一个个体患的风险称为易感性(susceptibility)。将遗传因素和环境因素共同作用决定个体患某种遗传病的风险称为易患性(liability)。也就是说易感性 + 环境因素 = 易患

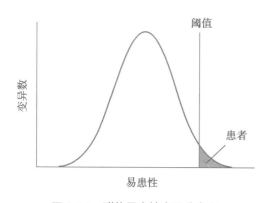

图 3-22　群体易患性变异分布图

性。在相同环境下不同个体产生的差异,可以认为是由不同的易感性造成的,也就是说是遗传基础或基因差异造成的。在群体中易患性变异呈现数量性状,即正态分布特征(图 3-22,见文末彩图)。一般群体中,易患性很高或很低的个体都很少,大部分个体都接近平均值。当一个个体易患性高到一定限度时,这个个体即将患病。这种由易患性所导致的多基因遗传病发病的最低限度称为发病阈值(threshold)。阈值将连续分布的易患性变异分为两部分:正常群体和患病群体。在一定条件下,阈值代表患病所必需的、最低的易患基因的数量。

(2) 遗传率(heritability):又称遗传度,一般用百分数来表示。多基因遗传病是遗传因素和环境因素共同作用所致。这其中,遗传因素的作用大小可用遗传率来衡量。遗传率是指在多基因疾病形成过程中,遗传因素的贡献大小。如果一种疾病完全由遗传因素所决定,遗传率就是 100%;如果完全由环境所决定,遗传率就是 0。某些疾病的遗传率较高,可达 70%~80%,这表明在决定疾病易患性变异上,遗传因素发挥了较大作用,相对环境因素的作用较小;某些疾病的遗传率较小,仅为 30%~40%,这表明在决定疾病易患性变异上,环境因素发挥了较大作用,相对遗传因素的作用较小。一般说来,遗传率越低的疾病,家族聚集现象越不明显。

2. 多基因遗传病的特征　多基因遗传病的致病基因在家系中符合数量性状遗传,具有如下特征:

（1）发病有家族聚集倾向，但无明显的遗传方式。因为在系谱分析中，同胞中发病率高于一般群体发病率，但却远低于1/2或1/4。因此，既不符合常染色体显性和隐性遗传，也不符合X连锁遗传。

（2）发病率有种族（或民族）差异。

（3）近亲婚配使子女的发病风险也增高，但不如常染色体隐性遗传病那样明显。

（4）患者的双亲与患者同胞、子女的亲缘系数相同，有相同的发病风险，这一点与常染色体隐性遗传病不同。

（5）随着亲属级别的降低，患者亲属发病风险迅速下降，尤其是在发病率低的多基因遗传病中，这一点与常染色体显性遗传病不同。

3. 影响多基因遗传病再发风险的估计　多基因遗传病涉及遗传和环境因素的影响，不符合孟德尔遗传方式，发病机制相对复杂，不能按照单基因遗传病那样按照遗传方式进行发病风险估算。在估算多基因遗传病发病风险时，要考虑以下方面：

（1）患病率与亲属级别有关：多基因遗传病发病有明显的家族聚集倾向，患者亲属患病率高于一般群体患病率。随着与患者亲缘关系级别变远（或亲缘系数增大）患病率剧减，呈现向群体患病率回归的趋势（表3-1）。

表3-1　多基因遗传病中亲属级别与患病率之间的关系

人群	马蹄内翻足	唇裂 ± 腭裂	先天性髋关节脱位（女）	先天性幽门狭窄（男）
一般群体	0.001	0.001	0.002	0.005
单卵双生	0.3（×300）	0.4（×400）	0.4（×200）	0.4（×80）
一级亲属	0.025（×25）	0.04（×40）	0.05（×25）	0.05（×10）
二级亲属	0.005（×5）	0.007（×7）	0.006（×3）	0.025（×5）
三级亲属	0.002（×2）	0.003（×3）	0.004（×2）	0.007 5（×1.5）

（2）患者亲属再发风险与亲属中受累人数有关：在多基因遗传病中，当一个家庭中患病人数愈多，则亲属再发风险愈高。例如，一对夫妇表型正常，但第一胎出生了一个唇裂患儿以后，再次生育时患唇裂的风险为4%。如果他们连续生育两个唇裂患儿，第三胎生育唇裂风险则上升为10%，说明这一对夫妇带有更多能导致唇裂的致病基因，由于多基因的累加效应，他们虽然未发病，但他们的易患性更接近发病阈值，因而造成其一级亲属再发风险增高（表3-2）。这一点与单基因病遗传不相同，因为在单基因遗传病中的致病基因严格按孟德尔遗传规律遗传，故其后代患病概率不因为已生出几个患者而改变其原有的发病风险。

表3-2　多基因病再发风险估计（Smith 表格）

双亲患病数		0			1			2		
群体患病率 /%	遗传率 /%	再发风险率 %								
		同胞患病数			同胞患病数			同胞患病数		
		0	1	2	0	1	2	0	1	2
1.0	100	1	7	14	11	24	34	63	65	67
	80	1	8	14	8	18	28	41	47	52
	50	1	4	8	4	9	15	15	21	26
0.1	100	0.1	4	11	5	16	26	62	63	64
	80	0.1	3	10	4	14	23	60	61	62
	50	0.1	1	3	1	3	9	7	11	15

（3）患者亲属再发风险与患者疾病严重程度有关：多基因遗传病发病的遗传基础是微效基因，存在共显累加效应，故在多基因遗传病中如果患者病情严重，证明其带有更多的易感性基因，易患性更接近阈值。因此，再次生育时其后代再发风险也相应增高。例如，一侧唇裂的患者，其同胞的再发风险为 2.46%；一侧唇裂合并腭裂的患者，其同胞的再发风险为 4.21%；双侧唇裂并发腭裂的患者，其同胞的再发风险为 5.74%。这一点也不同于单基因遗传病。在单基因遗传病中，不论病情的轻重如何，一般不影响其再发风险率，仍为 1/2 或 1/4。

（二）常见多基因遗传病

1. **原发性高血压**　主要特征是动脉压升高，可并发心、脑、肾和视网膜等靶器官损伤及代谢改变的临床综合征。高血压可分为原发性高血压（essential hypertension，EH）和继发性高血压，90%~95% 的高血压患者为原发性高血压。原发性高血压是多基因、多因素引起的具有很强遗传异质性的疾病。遗传因素在 EH 发病中起重要作用，30%~70% 血压水平的变异归因于遗传因素。EH 发病具有明显家族聚集性，而不同种族或民族群体间 EH 患病率差异很大。EH 候选基因按其功能大致可分为：肾素 - 血管紧张素系统的基因、水盐代谢基因、交感神经系统的基因等。

2. **哮喘**　也称支气管哮喘（bronchial asthma），是一种慢性气道炎症性疾病，它的临床表现为支气管收缩异常导致的反复发作性喘息和胸闷，哮喘是世界范围内严重威胁公众健康的慢性呼吸道疾病。据世界卫生组织公布的《全球哮喘负担报告》显示，全球估计有 3 亿哮喘患者，并且发病率还在以每年 5% 的惊人速度增长。哮喘是环境因素与遗传因素共同决定的多基因复杂性疾病，变应原、刺激性气体、运动等环境因素是导致哮喘发生的重要病因。遗传因素决定个体对哮喘的易感性，双生子研究发现，哮喘的遗传率高达 78%。

三、多基因遗传病与优生

多基因遗传病是一类最常见、最多发、病情复杂的遗传病。目前的研究认为多基因遗传因素中，除了微效基因外，还可能存在着主基因。因此对于致病基因的确认是对多基因遗传病进行有效预防和治疗的前提。例如：确定家族性结直肠癌的致病突变，可以有助于开展早期筛查及肿瘤转移的预防。

另外，无论是多基因遗传病的病因及致病机制的研究，还是疾病再发风险的评估，既要考虑遗传的因素，也要有效控制环境因素，从而显著减少多基因遗传病的发病率。例如：通过给予低盐低脂饮食、增加运动量，并应用针对多种致病基因的靶点药物联合方案，可以将高血压患者的血压维持在正常水平。这种联合方案尤其适用于一些有家族遗传史的患者。

多基因遗传病的遗传基础具有复杂性，目前尚未建立针对致病基因有效筛查和诊断标准。所以目前多基因遗传病的研究，致力于发现并确认威胁人类健康的多基因遗传病（例如心血管疾病、糖尿病、恶性肿瘤、自身免疫性疾病等）的致病基因或疾病易感基因，以期建立对多基因遗传病有针对性的新的诊治方法，实现精确医疗，从而推动整个生命科学和医学领域的发展。

学科前沿

单纯腭裂的母源性影响因素

唇腭裂是常见的新生儿出生缺陷，世界范围内发病率为 1 000 个新生儿中 1.7 个患儿。唇腭裂可以导致患儿咽食困难、听力障碍、牙齿发育缺陷，并诱发一系列社会心理的问题，严重危害患儿的生存质量。

单纯腭裂（cleft palate only，CPO）是唇腭裂最罕见的一种类型，为染色体异常或基因突变的多基因遗传病。目前环境因素对 CPO 发生的作用知之甚少。近期一项匈牙利开展的队列关联研究中发现，孕期孕妇贫血、惊吓流产、频繁呕吐、孕期急性感染；孕妇疾病史如毒性弥漫性甲状腺肿、癫痫、原发性高血压等，均可以增加单纯腭裂的发生风险。

知 识 拓 展

卡 特 效 应

当某种多基因遗传病的发病率存在性别差异时,群体中患病率相对较高性别的患者,阈值相对比较低,其亲属再发风险相对较低;相反,群体中患病率较低性别的患者,阈值相对比较高,其亲属再发风险相对增高。因为发病率低的性别患者,只有带有相当多的致病基因,才能超过较高的阈值而发病。如果已经发病,表明他(她)一定携带较多致病基因,他(她)的后代发病风险将会相应增高,尤其是与其性别相反的后代,这种情况称为卡特效应。例如,人群中先天幽门狭窄男性患病率为 0.5%,女性患病率为 0.1%,男性是女性患病率的 5 倍。则男性患者后代中儿子患病率为 5.5%,女儿的患病率是 2.4%;而女性患者后代中儿子患病率高达 19.4%,女儿患病率达到 7.3%。

(崔晓波)

第四节 线粒体遗传病与优生

导入情景与思考

王某,25 岁,男性,因"双眼视力下降半年"入院。患者半年前无明显诱因出现双眼视力下降,右眼视力 0.2,左眼视力 0.3,视力矫正效果不佳。查体:双眼底视盘颞侧色淡。左右眼有旁中心暗点,荧光素眼底血管造影显示右眼血管高度扩张,视盘黄斑束毛细血管充盈、延缓缺损。经大剂量类固醇皮质激素等药物治疗无明显好转。该患者的母亲、舅舅、外祖母、兄妹、姨表妹也同患此病,但其姨母、舅舅的子女均正常,临床诊断为 Leber 遗传性视神经病。

请思考:

1. 该病人可能患有哪种类型的遗传病?

2. 为什么家族成员中男性患者的后代不发病?

线粒体(mitochondria)是真核细胞的能量代谢中心。因为细胞呼吸作用中的氧化还原反应在线粒体中进行,并在此过程中产生大量腺苷三磷酸(adenosine triphosphate,ATP),为细胞提供生命活动所需要的能量,所以线粒体被称为细胞的氧化中心和动力工厂。线粒体是人体细胞中唯一的半自主性细胞器,其基质中含有 DNA 和转录翻译系统,能够独立进行复制、转录和翻译。线粒体遗传病的表型表现出很大的变异性。线粒体 DNA(mtDNA)的突变是许多人类疾病的基础,目前已发现 100 余种疾病与线粒体 DNA 突变有关。

一、线粒体 DNA 的结构特点与遗传特征

(一) mtDNA 的结构特点

线粒体是真核细胞核外唯一含有 DNA 的细胞器,它存在于除成熟红细胞外的所有组织细胞中。mtDNA 是一个长 16 568bp 的双链裸露闭环 DNA 分子,可进行半保留复制,不与组蛋白结合。由于缺少组蛋白的保护且没有 DNA 损伤修复系统,mtDNA 易发生突变且难以修复,并通过复制将突变传到子代细胞中。此外,细胞 mtDNA 分子具有异质性,每个细胞中含有数百个线粒体,每个线粒体内含有 2~10 个拷贝的 mtDNA 分子,由此每个细胞具有数千个 mtDNA 分子。

线粒体 DNA 的转录与核 DNA 不同,mtDNA 很少有重复基因或非编码基因。与核基因转录比较,

Note:

mtDNA 的转录有以下主要不同:①mtDNA 两条链均有编码功能;②mtDNA 的遗传密码与核基因组不完全相同:UGA 编码色氨酸而非终止信号,AGA、AGG 是终止信号而非精氨酸,AUA 编码甲硫氨酸兼启动信号,而不是异亮氨酸的密码子。

(二) 线粒体 DNA 的遗传特征

1. 半自主性　线粒体具有自己的遗传物质,mtDNA 能够独立地复制、转录和翻译,因此有人将线粒体 DNA 称为第 25 号染色体或 M 染色体。但是 mtDNA 复制、转录和翻译过程所需的各种酶及蛋白质因子都是核 DNA(nuclear nDNA,nDNA)编码的;线粒体氧化磷酸化系统的组装和维持需要 nDNA 和 mtDNA 的协同作用。因而线粒体的功能是由 nDNA 与 mtDNA 共同协调来完成的,是一种半自主细胞器。

2. 特殊遗传密码　线粒体的遗传密码与核基因的通用密码不完全相同,如 UGA 在 mtDNA 中编码色氨酸,而非终止信号;AGG 和 AGA 在通用密码中编码精氨酸,在 mtDNA 中为终止密码子;AUA 在通用密码中编码异亮氨酸,在 mtDNA 中编码甲硫氨酸。核基因密码有 32 种 tRNA,而线粒体中的 tRNA 兼用性较强,仅用 22 种 tRNA 就可识别多达 48 种密码子。所以线粒体内的密码子反密码子配对原则也与通用密码子不同。

3. 母系遗传　人类受精卵中的线粒体绝大部分来自卵母细胞,这种传递方式表现为母系遗传(maternal inheritance),即母亲将 mtDNA 遗传给她的子女,但只有女儿能将 mtDNA 遗传给下一代(图 3-23)。精卵结合时,精子提供的几乎只是细胞核。而线粒体一般集中分布在精子尾部的中段,在受精过程中不能进入卵细胞,构成受精卵中的细胞质几乎全部来自卵细胞,而受精卵中来源于精子的 mtDNA 对表型没有明显作用。因此,如果家族中发现一些成员具有相同的临床症状,而且是从受累的女性传递下来,就应考虑可能是由于 mtDNA 突变造成的。

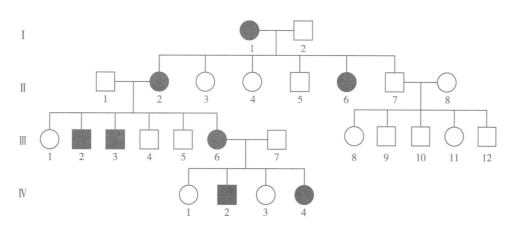

图 3-23　线粒体遗传病的系谱图(母系遗传)

4. 异质性和阈值效应　每个正常细胞有数千个 mtDNA 分子。在正常的细胞或组织中,如果所有 mtDNA 分子都是一致的,称为同质(homoplasmy)。如果 mtDNA 发生突变,造成同一个体不同组织、同一组织不同细胞、同一细胞的不同线粒体、甚至同一线粒体内有不同的 mtDNA 拷贝(野生型与突变型共存),称为异质性(heteroplasmy)。野生型 mtDNA 对突变型 mtDNA 有保护和补偿作用,因此 mtDNA 突变不会立即产生严重后果。在细胞分裂时,线粒体被随机分配入细胞。如果在异质性细胞中一种线粒体基因突变使 ATP 生产减少,当携带较高比例突变型 mtDNA 的组织细胞所产生的能量不足以维持细胞的正常功能时,这就会出现异常的性状。当突变的 mtDNA 达到一定的比例时,才有受损的表型出现,这就是阈值效应。

5. 复制分离与遗传瓶颈现象　细胞分裂时突变型和野生型 mtDNA 发生分离,随机地分配到子细胞中,使子细胞拥有不同比例的突变型 mtDNA 分子,称为复制分离(图 3-24,见文末彩图)。这种随机分配

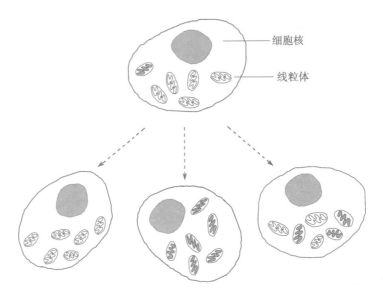

图 3-24　野生型和突变型 mtDNA 的分离示意图(涂色部分的为突变型)

导致子细胞中 mtDNA 种类和比例变化。人类的每个卵细胞中大约有 10 万个 mtDNA,在卵母细胞成熟过程中,只有随机的一小部分(10~100 个)可以进入成熟的卵细胞传给子代,这种卵细胞形成期 mtDNA 数量剧减的过程称遗传瓶颈(genetic bottleneck),也是造成亲代和子代之间差异的原因。由于在胚胎发生和组织形成的细胞分裂过程中线粒体经过复制分离随机进入子细胞,而通过"遗传瓶颈"的 mtDNA 再经过复制、扩增,构成了子代的 mtDNA 种群类型。当大量携带突变基因的线粒体进入子细胞,有它们所形成的组织细胞就会具有较高比例携带突变基因的线粒体。

6. 高突变率　由于 mtDNA 缺乏组蛋白的保护且没有 DNA 损伤修复系统,此外 mtDNA 位于线粒体内膜附近,直接暴露于呼吸链代谢产生的超氧粒子和电子传递产生的自由基中,极易受氧化损伤。因此 mtDNA 突变率比核 DNA 突变率高 10~20 倍。mtDNA 高突变率是造成个体及群体中其序列差异较大的原因,任意 2 个人的 mtDNA 进行比较,平均每 1 000 个碱基对中就有 4 个不同。

二、线粒体基因突变与常见线粒体遗传病

自从 1988 年 Wallace 报道第一个 mtDNA 突变导致线粒体肌病的病例以来,目前已发现与疾病相关的 100 多个 mtDNA 点突变、200 多种 mtDNA 缺失和重排。由于 mtDNA 基因突变可影响线粒体氧化磷酸化功能,使 ATP 合成减少,所以一旦线粒体 DNA 突变导致不能提供足够的能量,则可引起对能量的依赖性最强的肌肉和中枢神经组织的细胞退变甚至坏死,造成组织和器官功能减退,出现相应的临床症状。线粒体突变所表现出的一些临床特征如:肌病、心肌病、痴呆、突发性肌阵挛、耳聋、失明、糖尿病等,其严重程度依赖于多种因素,例如胚胎发育早期线粒体突变基因的复制分离程度、突变的线粒体基因在某一特定组织中存在的数量,以及组织中突变的线粒体 DNA 所需达到的阈值水平等。因此,确定是否存在线粒体基因突变是一个复杂的问题。

(一) 线粒体基因突变的类型

线粒体 DNA 的突变类型主要包括点突变、大片段缺失重组和 mtDNA 拷贝数变异。

1. 点突变　mtDNA 中点突变多为错义突变,导致氨基酸发生改变,影响 mtDNA 编码的多肽链翻译过程,导致呼吸链中多种酶合成障碍;影响氧化磷酸化相关酶的结构及活性,使细胞氧化磷酸化功能下降。

2. 大片段重组　mtDNA 的大片段重组包括缺失和重复,以缺失较为常见。大片段缺失往往涉及多个基因,可导致线粒体氧化磷酸化功能下降,ATP 生成减少,从而影响组织器官的功能。mtDNA

Note:

突变与很多疾病相关,已发现 20 余种与糖尿病相关的 mtDNA 突变。

3. mtDNA 拷贝数突变　mtDNA 拷贝数突变是指 mtDNA 拷贝数大大低于正常细胞。这种突变较少见,仅见于一些致死性婴儿呼吸障碍、乳酸中毒或肌病、肝肾衰竭的病例。呈常染色体显性或隐性遗传。

(二) 常见线粒体遗传病

线粒体基因组缺陷(mtDNA 突变)引起的疾病称为线粒体基因遗传病,属于细胞核外遗传。除 mtDNA 外,核基因也参与编码线粒体蛋白,估计约有 1 500 个核基因编码的蛋白质参与了线粒体的组装。因此 80% 的线粒体疾病是由核基因突变引起的。作为细胞的能量代谢中心,线粒体一旦出现功能改变就会导致病理变化。由于线粒体是母系遗传,而且卵细胞中线粒体数目居多,线粒体突变并非涉及所有的线粒体,因此线粒体疾病具有复杂的病理表型。在线粒体遗传病家系中,由于突变型线粒体在线粒体总数中所占比例不同,家族成员的临床表型可以从正常表型到非常严重的综合征并存,且患者发病年龄不同。

1. Leber 遗传性视神经病　Leber 遗传性视神经病(Leber hereditary optic neuropathy,LHON)又称 Leber 视神经萎缩,是一种罕见的母系遗传的眼部线粒体疾病。典型的 LHON 首发症状为视物模糊,并在随后的几个月内出现无痛性、急性或亚急性视力丧失,通常是两眼同时受累,或是一只眼睛发病不久后另一只也相继受累。视神经和视网膜神经元的退化是 LHON 的主要病理特征,另外,还有周围神经的退化、震颤、心脏传导阻滞等。LHON 多发于青壮年,通常为 27~34 岁,但发病年龄范围可从儿童时期一直到 70 岁。该病通常存在性别差异,男性患病风险一般是女性的 4 倍,但原因尚不清楚。

迄今为止,研究发现 9 种编码线粒体蛋白质的基因(*ND1*、*ND2*、*COI*、*ATP6*、*CO3*、*ND4*、*ND5*、*ND6*、*CYTB*)的 31 种突变,直接或间接导致了 LHON。LHON 分为两种类型:①单个线粒体突变就足以导致 LHON 表型;②少见的、需要二次突变或其他变异才能产生的临床表型,但其发病的生物学基础尚不完全清楚。不同的突变所引起的临床症状差异明显。目前,临床上没有对 LHON 有效的治疗药物,其自愈的机制也尚未明了。

2. MELAS 综合征　线粒体脑肌病伴高乳酸血症和卒中样发作(mitochondrial encephalomyopathy with lactic acidosis and stroke-like episode,MELAS),是最常见的一种母系遗传的线粒体疾病。发病年龄在 2~15 岁,也可发生于成人。MELAS 综合征的临床症状主要涉及中枢神经系统的功能,包括复发性休克、头痛、癫痫、共济失调、偏瘫、偏盲、皮质盲和偶发呕吐等。MELAS 患者的特征性病理变化是在脑和肌肉的小动脉和毛细血管壁中有大量形态异常的线粒体聚集。MELAS 患者异常的线粒体不能代谢丙酮酸,导致大量乳酸在血液和体液中堆积。由于突变导致的 MELAS 综合征 80% 发生在线粒体 tRNA 基因上。不同线粒体 tRNA 基因突变可引起不同的功能紊乱,一些线粒体 tRNA 基因突变可产生相似的临床表现,而同一 tRNA 基因不同位点的突变又能导致不同的临床表型。总之,不同种类线粒体突变导致的临床表现是复杂多变的。

三、线粒体遗传病与优生

80% 的线粒体疾病按照孟德尔常染色体显性、常染色体隐性和 X 连锁遗传方式传递,而由 mtDNA 突变引起的线粒体基因遗传病遵循母系遗传。又因为线粒体遗传病表型的复杂性,所以线粒体遗传病的确诊需要临床诊断和基因检测,同时结合遗传家族史,及疾病表型在家系中的传递方式,在初步判断为线粒体遗传病的基础上,进行遗传咨询。线粒体遗传病患者的分子遗传检测结果解读比较复杂,不能准确预测疾病是否发生、发病年龄、严重程度或进展速度等。但分子遗传检测确定产妇的致病突变是进行线粒体遗传病产前诊断的前提。

Note:

学 科 前 沿

线粒体 DNA 稳定性维持缺陷病

核基因编码的蛋白质维持线粒体 DNA（mtDNA）的稳定性，包括合成 mtDNA 所需的一系列酶。线粒体 DNA 维持缺陷病（mitochondrial DNA maintenance defects，MDMDs）是调控 mtDNA 稳定性的核基因发生致病变异导致 mtDNA 合成受损，从而引起 mtDNA 耗竭和多个 mtDNA 缺失而发生的一类疾病的总称。mtDNA 缺陷会由于 mtDNA 编码的蛋白质合成不足而导致器官功能障碍，从而导致产生的能量不足，无法满足相应器官的需求。MDMDs 疾病表现从轻度的成人发作性眼肌麻痹到严重的婴儿致命性肝衰竭。

知 识 拓 展

线粒体突变导致帕金森病

帕金森病（Parkinson disease，PD）又称震颤性麻痹，是一种老年发病的神经系统变性疾病。PD 患者脑组织存在 4 977bp 的 DNA 片段缺失，断裂点分别位于 ATP8 基因和 NP5 基因内，缺失导致多种组织细胞内线粒体复合体Ⅰ、Ⅱ、Ⅲ和Ⅳ发生功能缺陷，引起神经元中能量代谢障碍。PD 患者病变细胞中 mtDNA 的缺陷通常为杂质性的，正常人突变型仅占 0.3%，而患者可达 5%。

（崔晓波）

第五节　非典型孟德尔遗传病与优生

────────────── 导入情景与思考 ──────────────

王女士，35 岁，G2P2，因生育两个智力低下女儿前来进行遗传咨询。大女儿 8 岁，系与前夫所生，出生后不久，表现为发育停滞，头部生长迟缓，对玩耍及周围的环境无兴趣，肌张力低下，1 周岁至学龄前，呈进行性智力下降，孤独症行为，手的失用，刻板动作及共济失调。二女儿 3 岁，系与现任丈夫共同生育，与姐姐具有同样临床表现。给予外周血基因检测，发现两个女儿均具有 MECP2 基因 R106W 杂合性突变，该女士和其两任丈夫基因检测均正常。

请思考：

1. 根据基因检测结果，王女士的两个女儿最可能的护理诊断是什么？

2. 该遗传病在此家系中以何种遗传方式传递？请解释可能的发生机制。

────────────────────────────────

在单基因遗传病中，致病基因和疾病的表型在亲代到子代的传递时遵循孟德尔遗传定律，即分离定律、自由组合定律、连锁和互换定律。然而很多单基因性状或疾病具有遗传基础及家族遗传倾向，但疾病表型的世代传递却并不符合经典的孟德尔遗传规律，我们把这种方式统称为非典型孟德尔遗传方式，例如基因组印记、动态突变、生殖腺嵌合体、线粒体遗传、单亲二体、遗传早现等。

一、非典型孟德尔遗传与常见非典型孟德尔遗传病

（一）几种常见的非典型孟德尔遗传方式

1. 基因组印记　根据孟德尔遗传定律，位于常染色体的各等位基因自双亲遗传给子代的概率是

均等的。现在的研究发现同样是来自双亲的某些同源染色体或等位基因却存在着功能上的差异即不同性别的亲代传给子代的同一染色体或等位基因发生改变时,可以引起不同的表型形成,这种现象称为基因组印记(genomic imprinting),也称为亲代印记或遗传印记。

单基因病的致病基因从亲代向子代的传递是随机的。基因组印记可引起异常的遗传方式,仅从某一特定性别的亲代遗传而与另一性别的亲代无关。基因组印记发生在哺乳动物的配子形成期,并持续影响下一代个体的一生。但基因组印记仅影响基因的表达,是一种可逆的基因失活形式,它不会改变基因组 DNA 的序列组成,一般在下一代配子形成时,消除旧的印记并按下一代个体的性别形成新的印记。

2. **动态突变** 一些遗传病的发生可能是由于核苷酸串联重复的拷贝数增加所致,在基因的编码区、调控区、启动子区、内含子区出现的简单串联重复序列,这种重复序列单元为 3 个或更多的核苷酸序列,其中以三核苷酸重复多见,如$(CCG)_n$、$(CAG)_n$、$(CCTG)_n$ 等。它们在减数分裂或体细胞的有丝分裂过程中发生扩增而造成三核苷酸重复次数不断增多,导致基因表达甚至功能的异常,因而造成后代发病年龄逐渐提前且病情逐代加重的情况,这种突变称为动态突变(dynamic mutation)。动态突变不但可以在世代间遗传,在同一个体中也会随着年龄的增加而积累,最终引起疾病。在动态突变与疾病相关的研究中,三核苷酸的重复序列是不稳定地传递给下一代,往往倾向于增加一些重复拷贝,重复拷贝数越多病情越重、发病年龄越小,这种现象称为遗传早现。例如:亨廷顿病(Huntington disease,HD)基因第一外显子的 CAG 序列重复在 35 次以下为正常,当重复超过 36 次即会发病,并且随着重复的增加,发病时间也会提前。

动态突变是导致人类遗传病的一种新的基因突变类型,目前已发现近 20 种遗传病和脆性位点与动态突变有关,发生的分子机制非常复杂。

3. **生殖细胞嵌合体** 致病性遗传变异可以从父母传递而来,也可以在生殖细胞形成或者受精后个体发育过程中产生。当组织中部分体细胞发生基因变异时,导致组织由具有至少两种不同基因型的体细胞组成,这种状态称为嵌合体。从遗传学角度来讲,根据嵌合体涉及的细胞种类不同,将嵌合体分为以下几种类型,即体细胞嵌合体、生殖腺嵌合体和混合型嵌合体。在临床遗传病诊疗中最需要引起注意的是生殖腺嵌合体。

生殖腺嵌合(germline mosaicism)指一个个体的生殖腺细胞由遗传组成不同的细胞系嵌合而成的。生殖腺嵌合产生的一个常见原因是异源嵌合体,即两个精子分别与两个卵细胞受精后发生了融合,结果导致该个体的生殖腺成为由两种不同基因型的细胞群组成的嵌合体。另外,生殖腺细胞的新生突变也可导致生殖腺嵌合,即在胚胎发育过程中,某个生殖腺细胞的遗传物质发生突变,结果导致该个体的生殖腺细胞成为嵌合体(图 3-25,见文末彩图)。由于胚胎发育的初始阶段生殖腺细胞就与其他体细胞隔离开了,所以生殖腺嵌合影响生殖细胞(卵细胞或精子),但一般不会影响到通常用于基因检测分析的体细胞,因此生殖腺嵌合的诊断十分困难。临床上出现父母表型正常,却连续生育几个遗传病患儿的情况时,一般会怀疑父母一方可能为生殖腺嵌合体。生殖腺嵌合在遗传咨询中是一个很重要的问题,尤其在一些常染色体显性或 X 连锁遗传病的咨询过程中。例如,进行性假肥大性肌营养不良是一种 X 连锁隐性遗传病,患者表现为足尖走路、步态不稳,且不能跑步、跳跃,从仰卧位起立时,具有典型的 Gower 征。

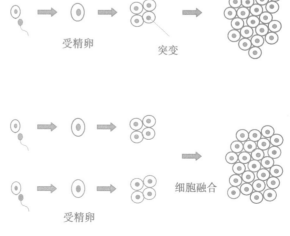

受精卵　突变

受精卵　细胞融合

图 3-25 **生殖腺嵌合示意图**

(二) 常见非典型孟德尔遗传病

普拉德 - 威利综合征(Prader-Willi syndrome,PWS)和快乐木偶综合征(Angelman syndrome,AS)均属于基因组印记异常导致的遗传性疾病,分别由 A.Prader 和 H.Willi 等人于 1956 年,H.Angelman 等人于 1968 年首次报道。PWS 的临床特征是新生儿及婴儿期肌张力减小、呼吸困难,儿童期食欲旺盛易导致肥胖、身材矮小、智力低下及性腺功能减退。AS 的特点是严重的运动及智力障碍、语言功能障碍、共济失调和以巨大下额及张口吐舌为特征的特殊面容。

大约 70% 的 PWS 及 AS 患者存在染色体 15q11-13 区域缺失,发病率约为 1/15 000。如果这种缺失是发生在来自父源的 15 号染色体上,表现为 PWS;如果缺失发生在来自母源的 15 号染色体上,则表现为 AS。

二、非典型孟德尔遗传病与优生

非典型孟德尔遗传病是某些单基因遗传病不遵循孟德尔遗传规律进行世代传递的特殊现象,不同的非典型孟德尔遗传病的遗传方式也不尽相同。例如:若一位基因检测排除携带有 *DMD* 致病基因的母亲连续生育两个以上的 DMD 患儿,就应考虑父母一方是否有生殖腺嵌合的可能。此时,尽管患儿双亲的表型是正常的,遗传检测也查不到相应的 DNA 缺陷,但还是有可能生出多个患有相同遗传病的患儿。

对于非典型孟德尔遗传病的诊断要依赖家族遗传史、症状学特征及临床诊断、分子遗传检测、疾病特有的遗传方式的综合分析。大多数单基因遗传病,目前尚无有效治疗方法,产前诊断是唯一有效的预防途径,明确遗传诊断是进行准确产前诊断的前提。

学科前沿

单亲二体形成机制

单亲二体(uniparental disomy,UPD)最常见的发生机制为"三体营救"。当由于减数分裂过程中染色体不分离产生的二体配子与正常配子受精结合形成三体合子,然后来自正常配子的那条染色体,在卵裂过程中发生染色体后期迟滞而丢失,从而使得三体合子变成单亲二体,胚胎能够正常地生长发育或显著的减少原来三体的致畸性而使胚胎存活。另外,一种发生机制为配子互补,即由于染色体不分离而形成的异常二体配子与单体配子受精,这样形成的合子染色体数量是正常的,来源仅为父方或母方,为单亲二体。第三种机制即单体拯救,即发生了染色体不分离而产生的单体配子,发生复制或者新的染色体不分离现象,而形成单亲二体。

知识拓展

单亲二体

正常情况下,细胞内两条同源染色体分别遗传自父方和母方,极特殊情况下,由于染色体不分离造成子代的两条染色体来自同一亲代,这称为单亲二体。如果同亲代来源的两条染色体由完全相同的姐妹染色单体复制产生,即为同源单亲二体,否则为异源单亲二体。按照累及染色体范围,单亲二体可以分为完全单亲二体(完全 UPD)和部分单亲二体(部分 UPD)(累及染色体部分区段)。完全 UPD 可以发生在任何一条染色体上,也可能同时发生在整套单倍体中所有单条或几条染色体上,二倍体细胞内受累染色体都只来源于父方或母方。

(崔晓波)

思 考 题

1. 染色体数目异常、结构异常的具体机制是什么？
2. 各种常见遗传病的遗传方式特点有哪些？
3. 简述什么是基因组印记。
4. 影响多基因遗传病后代发病风险的因素有哪些？
5. 简述线粒体 DNA 的遗传特征。

第四章

遗传病的诊断与治疗

04章　数字内容

──────────────── 学 习 目 标 ────────────────

● **知识目标：**
1. 掌握遗传咨询的定义、产前筛查的时间和筛查疾病种类以及优生咨询的措施。
2. 熟悉遗传病的分类、遗传咨询的原则、产前诊断的方法及宫内治疗定义。
3. 了解遗传与优生的关系。
● **能力目标：**
能运用所学知识讲解遗传咨询、优生咨询及产前筛查的适用人群及流程，能运用所学知识识别出有咨询需求的人群并提供帮助。
● **素质目标：**
能运用所学知识为遗传病患者提供医疗帮助及心理疏导。

第一节　遗传与优生咨询

情景导入与思考

　　患儿,女,3 个月,因"特殊面容"来生殖医学中心遗传咨询门诊就诊,36^{+4} 周剖宫产,出生时无缺氧,体重 3.6kg。追问病史,患儿母亲生育时年龄 40 周岁,孕 3 产 1,第一胎于孕 38d 药物流产,第二胎于孕 45d 自然流产,本次孕中期母体血清标志物三联筛查提示:21 三体综合征高风险,但未进行进一步产前诊断。孕 29 周彩超提示,胎儿心功能不良,彩色多普勒检查提示脐血流增高,未进一步诊治。孕 34 周彩超提示,脐血流增高,胎儿超声孕周小于临床孕周,建议住院治疗,未遵医嘱。糖耐量试验、外周血无创 DNA 检测、羊水穿刺均未做。查体:身长 60cm,体重 5.5kg,眼距增宽,鼻梁低平,眼裂小而上斜,内眦赘皮,常张口吐舌、流涎多,小、低耳位,伴有全身肌张力下降,目前仍不能竖头,前囟门 2cm,颈背部宽而短,双肺听诊(−),四肢短,手指粗短,通贯掌,第 5 指内弯。超声示:心包积液,动脉导管未闭,房间隔卵圆孔未闭,颅内回声符合早产儿回声改变,新生儿外周血细胞染色体核型结果:47,XY,+21。

　　请思考:

　　1. 该患儿的护理诊断是什么?

　　2. 该家庭的遗传咨询要点有哪些?

　　3. 若患儿母亲再次怀孕,孕期护理包括哪些?

一、遗传咨询

　　遗传咨询(genetic counseling)作为临床遗传的一个重要环节,在遗传病的预防方面发挥了不可替代的作用。遗传咨询是指结合遗传学实验技术等医学遗传学原理及相关知识,针对咨询人(多为先证者患者)及其家属提出的有关其家庭中遗传病的病因、遗传方式、诊断、治疗、预防、复发风险等所面临的全部问题,由遗传咨询医师或者从事遗传学专业人员进行分析讨论和商谈,最后提供给咨询人恰当的建议和可供选择的应对策略,并在咨询医师的帮助下付诸实施以达到防治效果的过程。该过程中的常见问题也是主要的服务内容,包括单基因和多基因遗传病的临床诊治、产前诊断、结婚、妊娠以及生育指导、亲子鉴定等。

　　美国早在 20 世纪四五十年代就已经出现提供遗传咨询服务的专门诊所。遗传咨询师可以来自医学、生物、社会学以及心理学等不同科学领域,负责直接面对患者,解释患者及其家属有关遗传病病因、传递特点、诊断、治疗等问题,并对让患者感到困惑的复杂检测结果进行解读,在指导家庭做出重要的医疗决策、保障全民健康、降低出生缺陷等方面发挥着重要作用。

　　随着人们对遗传病认识的不断加深,高血压、糖尿病甚至包括肿瘤在内的复杂性疾病相关基因不断被发现,遗传咨询在公共医疗卫生事业中的重要作用也不断体现。遗传筛查工作普遍开展,基因诊断技术飞速发展,正在不断满足对携带者、易感者进行分析预测的需求。遗传咨询已经成为一个知识更新快,涵盖范围广的临床专科,随着基因芯片和二代测序技术的不断升级,整合生物信息学大数据分析系统和高集成高通量技术平台的不断发展,极大地提高了染色体病、单基因病以及多基因病突变检测的准确性,拓展了临床遗传服务范围,促进了个体精准化医学的建立和发展。

　　在我国,每年约有 100 万出生缺陷儿,而随着三孩政策的开放,这个数据仍将持续增加。不孕不育患者人数超过五千万,在正常育龄人群中发生率接近 15%。每年新发各类肿瘤人数约 312 万,肿瘤发生率约 6.4%,染色体病总发生率超过 0.1%,单基因病总发生率达到 3% 左右,多基因病的发病率更是达到 18% 以上。面对以上数据,大力开展临床遗传咨询工作,以降低遗传病在人群中的出现势在必行。但是由于历史原因,遗传咨询在过去并没有得到应有的重视,缺乏遗传咨询机构,缺乏专业的遗传咨询师,相当程度上制约了芯片和测序技术在我国临床上的应用和普及。

（一）遗传咨询的分类

1. 婚前咨询 也称婚前医学检查,通过询问病史、家系调查、家谱分析,再结合全面的体格检查,对绝大多数的遗传缺陷能确诊并掌握其传递规律,推算出影响下一代优生的风险度,对结婚、生育提出具体指导意见,从而减少甚至可以避免遗传病患儿的出生,婚前医学检查被认为是防止遗传病延续的第一道防线。婚前咨询涉及的问题是婚前医学检查发现男女一方或双方以及家属中有遗传性疾病后能否结婚能否生育等具体问题。

2. 产前咨询 主要遇到的遗传咨询问题可被归纳为:①夫妻一方或家属曾有遗传病患儿或先天畸形儿,再生育下一代患病概率有多大? 能否预测出? ②已生育过患儿再生育是否是患儿? ③妊娠期间,尤其是妊娠前三个月接触过放射线、化学物质、服用过药物,会不会导致胎儿畸形?

3. 主要咨询的问题 ①夫妻一方或家属有遗传病家族史,该病能否累及本人及其子女? ②生育过畸形儿是否为遗传性疾病,能否影响下一代? ③夫妻多年不孕或习惯性流产,希望获得生育指导。④夫妻一方已确诊为遗传病,询问治疗方法及效果,夫妻一方接受放射线化学物质会不会影响到第二代?

（二）遗传咨询的原则

在遗传咨询中,对咨询者的遗传咨询必须遵循伦理道德原则,并受到法律约束。

1. 尊重原则 完全尊重咨询者自己的意愿,不能以任何形式强制患者进行遗传咨询,目前普遍实行的是当事者本人必须知情,被检查者和家人有权利做出自己的决定,特别是在有关健康婚姻生育和遗传学检查问题上,个人选择并由其自身负责,这种选择不受任何外来压力和暗示影响。遗传咨询应充分尊重患者及家庭的自主权,做到遵循知情同意而不隐瞒事实,提供准确而中立的信息。不少患者对遗传诊断产生恐惧,害怕别人利用遗传信息伤害自己,即使患者不希望知道检查结果,也应当予以尊重。

2. 非指令性原则 在咨询过程中,咨询师不能歪曲事实或提供带有主观意见的信息。坚持非指令性的方式是遗传咨询定义中最基本的特征,咨询医师应在理解咨询者立场和价值观的基础上,关心患者,解释一切咨询者不理解的知识,尽可能支持咨询者的一切决定。咨询中应没有任何优生学的动机,防止非医学性性别选择。

3. 教育咨询者原则 遗传咨询最重要的特征是对咨询者的教育。典型的针对特殊疾病对咨询者的教育包括:①疾病特征、病史、疾病变异范围;②遗传或非遗传的基础;③如何诊断和处理;④在不同家庭成员中发生或再发生的机会;⑤对经济社会和心理可能的影响;⑥为因疾病带来困难的患者家庭介绍相应的求助机构;⑦改善或预防的策略,通过遗传咨询鼓励人们接受并普及遗传学教育。

4. 平等与信息公开原则 遗传咨询、遗传病诊断和治疗应该平等地提供给所有需要并且选择遗传学服务的人。目前的现实情况是遗传咨询服务多数在大城市进行,而在小城市和经济落后的地区相对欠缺,在咨询中许多遗传学家和咨询师赞同公开所有有关信息,不能向患者及家属隐瞒任何与健康有关的事实。随着检测技术的发展,已经不可能让咨询者完全理解上述内容,但咨询师应向咨询者公开所有咨询者能理解和与做出决定有关的信息。同时,咨询师应告知咨询者让血亲知道亲属可能有遗传风险是咨询者的伦理责任。告知咨询者有义务承认自己携带有可能会影响公共卫生安全的遗传性疾病。对于遗传携带者来说,如果想孕育后代,明确对配偶讲述自己是某种遗传病携带者是明智的决定,虽然可能会带来一定程度的负面影响。

5. 信任和保护隐私原则 遗传咨询引出了特殊的信任和保护隐私的问题。一方面,有关咨询者本人或后代的家族史、携带者状态、诊断或遗传病风险的信息可能成为潜在的烙印,并可能成为雇主或保险公司歧视当事人而不给予医疗保险的理由。基于以上原因,保证这些信息安全是非常重要的。另一方面,知道个体的基因型,有时不仅可以对个体本人,也可以对其家人提供重要信息,但遗传信息只能用来为患者或家庭治疗和预防疾病。因此遗传资料应当以最严格的标准予以保护。

6. 关注咨询中的心理、社会和情感影响尺度　在临床实践中,遗传咨询所采取的心理治疗模式是针对咨询者的焦虑和罪恶感两大心理特点而设立的。有时仅仅提供信息不一定能帮助咨询者自己做出决定,为了帮助咨询者有能力应对遗传病的传递、再发风险或做出困难的选择,咨询师应鼓励咨询者相信自己的能力,淡化个人责任,鼓励共同承担和保护患者的家庭稳定,并帮助他们一起评估各种选择的影响程度。

7. 伦理道德原则　随着遗传咨询工作的广泛开展,其所带来的道德伦理问题也日渐突出,常常涉及一个新生命的存亡问题。如果从事遗传和产前诊断工作的医务工作者完全不懂有关的道德伦理问题,后果会很严重。从合乎普遍的伦理道德标准来讲,应该仅对可以严重影响个体生存质量、缺乏有效治疗方法、给个体及家庭都带来巨大痛苦和负担的疾病进行诊断,然后做出相应的正确处理。有些疾病其智力和生存能力在正常范围,并未给家庭和社会带来额外负担,甚至除了影响美观外并不影响其生存,这些胎儿是否有生存的权利? 或者是否应该把他们视为一个个体? 在遗传咨询中,咨询师本人应有明确的伦理道德标准,给出充分的信息后,除了非常特殊的情况外,主张由咨询者自己做出决定。

（三）遗传咨询的基本流程

1. 信息采集　遗传咨询的第一步是获取信息,包括病史和家族史的获取,是遗传咨询过程中重要的一部分。病史:患者的现病史、既往史、体格检查情况、实验室检查情况,特别注意出生时发育史、用药史、致畸因子暴露史的采集;家族史:种族、近亲婚配情况、患病人数及亲缘关系,先证者与家系患者年龄及临床表现等。通常用系谱的方式来描述和记录先证者和家人的相互关系及可能的与诊断有关的表型特征,同时在获取信息的过程中了解医疗史同样重要,如既往和现在妊娠的情况,包括并发症和可能的致畸因素。

2. 诊断及遗传方式的确定　临床遗传医师根据患者临床症状、体格检查、实验室检查结果及家系信息,结合医学资料或文献检索,对患者所患疾病的种类作出初步判断,并有针对性的安排必要的遗传学检查,有时需进行特殊的辅助检查和实验室检查。建立诊断通常依赖临床遗传医师,有时是专科医师,产前诊断需要医师帮助取材,越来越先进的细胞和分子遗传实验技术可以帮助诊断患者和携带者,甚至还可以提供预后和疾病严重性的重要线索,根据检查结果做出疾病判断。

3. 咨询者及其家系成员的疾病再发风险　咨询者关心的中心问题是未来再生育或个体患病的风险。单基因的遗传咨询中,确定遗传方式是再发风险的前提,有时咨询师可以通过分析系谱了解遗传类型及个体与先证者的关系作出再发风险估计。在使用统计学计算风险时通常需要参考其他因素（如群体中携带者频率、已患病和未患病个体数目、咨询者年龄等）加以修正;对于多因素或遗传学杂合状态风险的咨询,只有通过了解其他家庭成员的健康状况而得出;对于先天畸形风险的评估应该首先了解有关致突变或致畸物质接触时间,然后查询相应的经验风险数据,携带者可以通过相关的实验室检查来确定风险,遗传咨询人员还应帮助咨询者了解遗传病的基本传递规律,提高咨询者对疾病再发风险的认知水平与接受程度。

4. 建议与指导　咨询者及家人通过了解实验室检查的结果、结果得出的经过及结果的意义,来进一步了解疾病状况,遗传方式和再发风险。遗传咨询人员需解释疾病的诊断,描述疾病的状况,阐明遗传方式,并提供可以采取的措施,比较各种对策的优劣及其对咨询者与家庭的影响,必要时还需提供适当的心理支持与疏导。

5. 随访　对接受咨询者应进行随访,记录妊娠结局、诊断符合率等信息。

二、优生咨询

（一）优生咨询的目的

应用医学和遗传学原理和方法防止出生缺陷,改善人类遗传素质。在社会文化、伦理的支持下,以生物学、医学、环境学和遗传学为基础,倡导用科学的方法维持和促进人类的优良素质,减少或控制遗传性疾病或先天性缺陷儿的出生,全面提高人口素质。

（二）优生学的任务

优生学主要有两个任务:一是增进有关人类不同特征遗传本质的知识,并判定这些特征和优劣的取舍;二是提出旨在改进后代遗传素质的方案。目前有关人类性状遗传的知识仍较局限,判断某种性状在未来社会中的优劣或对人类进化的利弊更非易事,所以在制定增加或减少某种基因频率的方案上更应十分谨慎,当前只能对某些已确诊为有害的遗传性状采取优生措施,主要包括以下方面:①制定优生法,对婚配生育和生育年龄进行合理限制,以减少因近亲结婚而产生的隐性遗传性疾病和因母亲年龄过大所致唐氏综合征等先天性缺陷的发病率。②通过普查检出特定人群中某些隐性有害基因的携带者,以避免两个杂合体结婚而生出隐性纯合子的患者。③通过羊膜腔穿刺获得羊水中胎儿脱屑细胞,或取出早期胎盘绒毛,进行胎儿的产前诊断,结合必要的人工流产以防止患儿的出生。④广泛设立遗传咨询网点,开展遗传咨询工作等。

（三）优生咨询与优生措施

优生咨询是优生工作的重要组成部分。优生咨询服务不仅适用于有遗传病史或具有某些不利因素者,而且也适用于健康夫妇。

1. **婚前优生咨询与措施**　婚前优生咨询是要通过了解咨询双方的生理条件,确定咨询对象是否适合结婚。不应结婚者包括直系血亲和三代以内的旁系血亲,严重的遗传病者和先天畸形个体,患有无法矫正的生殖器官畸形的人;不宜结婚者,包括双方近亲中均有人患同一种遗传病者;应延期结婚者,包括患传染病正处于隔离期内的患者,或处于活动期的慢性病患者,患有梅毒淋病等性传播疾病尚未治愈者。

2. **孕前优生咨询与措施**　通过孕前优生咨询,可安排理想的受孕时刻,以保证孕期母婴健康。咨询内容主要涉及以下几个方面:①最佳生育年龄,女子24~29岁,男子26~30岁为最佳生育年龄,此时身体发育成熟,激素分泌旺盛,胎儿发育环境好,有利于胎儿健康的生长发育;②最佳受孕季节,我国大部分地区应避免在初春或深冬气候多变的季节受孕,每年五到六月份为最佳受孕季节,这个季节有充足的蔬菜水果和良好的日照,可使人体获得充足的维生素,有利于胎儿生长发育;③最佳孕前准备包括身体和心理准备,养成良好的饮食起居习惯,避开不利的受孕时机。

3. **孕期优生咨询与措施**　孕期优生咨询应从妊娠前3个月开始贯穿于孕期全程,主要内容包括对孕妇营养、保健、用药及产前诊断等各方面的具体指导。

4. **新生儿筛查**　对某些患病的新生儿在临床症状尚未表现之前或表现轻微时,通过筛查得以早期诊断早期治疗,防止机体组织器官发生不可逆的损伤,避免发生患儿智力低下等严重的疾病或死亡。

5. **围生期保健**　围生期是指妊娠满7个月到产后7d,围生期保健是围绕产期前后对孕产妇和胎婴儿进行预防保健工作,具体内容包括对孕产妇、胎儿和新生儿进行统一的系统管理,对胎儿的生长发育和健康状况进行监测,开设专门讲座,讲解孕产期注意事项、营养搭配、生活禁忌、婴幼儿体检等,指导怀孕妇女科学地度过孕产期。

知 识 拓 展

猫叫综合征与遗传

猫叫综合征,是常见的染色体缺失综合征之一,因患儿出生后哭声似猫叫而得名。患儿特殊外貌包括小圆脸、眼距增宽、眼裂下斜、低耳位、小下颌、智力低下、发育迟缓等。

该病由5号染色体短臂末端缺失所致。发病率约为活产婴儿的1/50 000~1/20 000,多见于女孩,约85%的病例新生散发,约15%的病例来源于染色体不平衡易位或重组。

第二节　产前筛查与产前诊断

一、产前筛查

定期规范的产前筛查可以及早发现并防治妊娠并发症或合并症，对孕妇及胎儿的安全状况进行评估，确定分娩方式和时机，有效保障母婴的安全。产前筛查内容包括详细询问病史、推算预产期、全身检查、产科检查及辅助检查。根据我国《孕前和孕期保健指南(2018 年)》推荐的产前检查孕周为 6~13^{+6} 周、14~19^{+6} 周、20~24 周、25~28 周、29~32 周、33~36 周、37~41 周(每周一次)，高危孕妇可酌情增加检查次数。

产前筛查是产前检查的一部分，是通过影像学、血清学等简便、经济、创伤小的方法对孕妇群体进行检查，从孕妇群体中筛查出可能怀有患先天性缺陷和 / 或遗传性疾病胎儿的高危孕妇，进行进一步诊断的过程。产前筛查可提高产前诊断的阳性检出率，最大限度降低异常胎儿的出生。需注意的是，产前筛查结果阳性仅提示患病的风险增加，并非诊断疾病；同理，阴性结果仅提示患病风险低，也并非全部正常。产前筛查结果阳性不作为终止妊娠的依据，孕妇需做进一步详细的确诊试验。产前筛查是预防出生缺陷的措施，需遵循隐私保护和知情同意的原则。

（一）产前筛查前准备

产前筛查需要采集相关基本信息，主要包括：①采集孕妇信息要求准确，包括年龄、体重(孕妇体重升高后因稀释的原因会降低生化指标的检测值)、种族、妊娠方式(母体血清筛查的干扰因素)、有无吸烟史、糖尿病史、不良孕产史、不良嗜好等；②运用超声测量胎儿头臀长等数值估算孕周。

（二）与出生缺陷相关的产前筛查

1. 常见致畸病原体感染筛查　常见致畸病原体包括弓形虫(toxopiasma)、其他病原微生物(others)、风疹病毒(rubella virus)、巨细胞病毒(cytomegalo virus)、单纯疱疹病毒Ⅰ/Ⅱ型(herpes virus)，这一组病原体统称为 TORCH。它们对孕妇身体影响不大，但可导致宫内感染，甚至引起流产、早产、死胎等，还与新生儿多种异常发育有关。

（1）TORCH 血清学筛查：目前临床应用最为广泛。血清学检查方法包括金标法、化学发光法、酶联免疫法、蛋白芯片法等。不同病毒筛查目标不同，筛查的孕周也有所不同(表 4-1)。

表 4-1　TORCH 血清学检测时期建议

检测时期	弓形虫	风疹	巨细胞病毒	单纯疱疹
孕前	√	√	√	√
孕早期	√	√	√	
孕中期				
孕晚期			√	√

Note:

孕前:对于血清学检查阳性且有临床症状的育龄妇女,建议临床症状消失且血清学检查阴性后再怀孕。孕期:孕晚期血清学检测阳性且有临床症状的孕妇应积极治疗,根据治疗效果选择生产方式,同时还应注意性伴侣的诊断和治疗。

(2) TORCH 病原学检查:包括涂片染色(风疹病毒包涵体和弓形虫滋养体)、尿脱落细胞检查(巨细胞病毒)、病毒分离培养和动物接种分离。其中,病毒分离培养为特异性最高的诊断方法,可作为确诊试验,但其操作烦琐、对实验条件要求高,不易普遍应用。其他病原学检查方法的特异性和灵敏度都偏低。

(3) TORCH 核酸检测:利用基因扩增技术检测 TORCH 病原体核酸(DNA/RNA),特异性和灵敏度高,但需建立符合要求的实验室,所需耗材、试剂成本高,不易推广和普及。

综上所述,临床上可根据情况运用适当的检测方法,必要时行羊水穿刺诊断和胎儿脐静脉血检测,同时辅助超声监测胎儿宫内发育情况,及时发现 TORCH 感染且有致畸危险的妊娠。

2. 妊娠糖尿病筛查　妊娠合并糖尿病对母体及胎儿的影响及严重程度与血糖控制水平、糖尿病病情密切相关。如血糖控制不良或糖尿病病情严重可导致羊水过多、巨大儿、胎儿生长受限、酮症酸中毒、胎儿畸形甚至死亡。新生儿出生后还可能导致新生儿低血糖和新生儿呼吸窘迫综合征发生率增高。

(1) 有妊娠糖尿病高危因素的孕妇在首次产前检查时应进行全面筛查,妊娠前已确诊为糖尿病的孕妇可直接确诊为糖尿病合并妊娠(pregestational diabetes mellitus, PGDM)。

(2) 首次产前筛查阴性的孕妇,可在孕 24~28 周时行口服葡萄糖耐量试验(oral glucose tolerance test, OGTT),测空腹、服糖后 1h、2h 血糖水平,任何一次血糖水平升高即可诊断为妊娠糖尿病(gestational diabetes mellitus, GDM)。

3. 妊娠期甲状腺疾病筛查　甲状腺是人体最大的内分泌腺体,主要功能是参与人体生长发育和新陈代谢。妊娠期甲状腺功能异常可导致多种胎儿及母体并发症,如流产、早产、妊娠期高血压疾病、胎盘早剥、低体重儿、发育畸形、发育缺陷及死产等。甲状腺疾病在妊娠早期即可对胎儿神经系统造成不可逆的影响,推荐在孕前或妊娠 8 周之前筛查。

(三) 染色体非整倍体异常的产前筛查

非整倍体是指任何非成倍增加或减少的染色体异常的个体,以 21 三体综合征为代表的非整倍体染色体异常是产前筛查的重点。

1. 产前筛查常用的标志物

(1) 人绒毛膜促性腺激素(human chorionic gonadotropin, hCG)、β-hCG 和游离 β-hCG:hCG 由胎盘合体滋养层细胞分泌,由 α 和 β 二聚体的糖蛋白组成。在孕早期筛查时游离 β-hCG 具有高特异性指标,因此游离 β-hCG 可同时用于孕早期和孕中期的筛查指标。

(2) 甲胎蛋白(α-fetoprotein, AFP):在正常孕妇血清中是一种来源于胎儿的糖蛋白。AFP 可通过胎儿泌尿系统排泄到羊水中,再经血液循环到达母体外周血中,母体血清 AFP 的浓度随孕周变化而变化,妊娠后血清 AFP 浓度明显高于非孕期。

(3) 非结合雌三醇(unconjugated estriol, uE₃):是由胎盘合成的一种重要雌激素,以游离形式直接由胎盘分泌进入母体血液循环。在唐氏妊娠母体中 uE₃ 较同孕周正常水平降低。

(4) 妊娠相关血浆蛋白 -A(pregnancy associated plasma protein-A, PAPP-A):是由胎盘合体滋养细胞分泌的大分子糖蛋白,具有调节母体免疫系统、保护胎儿免遭排斥的作用。迄今为止孕早期的 PAPP-A 对罹患 21 三体综合征的胎儿识别最为敏感,为孕早期唐氏筛查的可靠指标,也是早期妊娠筛查的首选指标。

(5) 抑制素 A(inhibin A):为异二聚体糖蛋白,其在孕 10~12 周时升高并到达高峰,孕 15~25 周时达到稳定状态,在孕中期加入筛查抑制素 A 可提高筛查检出率。

(6) 超声软指标:产前超声检查中发现的胎儿结构非特异性的微小变异,可提示胎儿存在染色体

Note:

异常或结构畸形等潜在风险,尤其与染色体非整倍体数目异常密切相关。超声软指标阳性诊断标准包括:①颈项透明层增厚;②鼻骨发育异常;③侧脑室增宽;④脉络丛囊肿;⑤肾盂分离;⑥单脐动脉;⑦心室强光点;⑧肠管回声增强;⑨长骨短小。其中,最主要的软指标为胎儿颈项透明层(NT),于孕 $11\sim13^{+6}$ 周行超声检查,在胎儿正中矢状面下胎儿颈后有一处可呈现透明区域,即为胎儿 NT。该时期正常胎儿 NT 厚度为 $0\sim3mm$,研究发现染色体核型异常的胎儿由于常有淋巴回流障碍而导致 NT 增厚。根据 NT 的厚度并结合孕妇年龄,染色体核型异常可达到检出率77%、假阳性率4%,是目前产前超声筛查中得到广泛认可的指标。

2. 根据孕周选择不同的筛查方案

(1)孕早期母体血清学产前筛查方案:①孕早期独立的血清学产前筛查:结合孕妇年龄等参数以 hCG 或游离 β-hCG 或 β-hCG 和 PAPP-A 作为指标,计算胎儿罹患 21 三体综合征风险。②孕早期联合产前筛查:结合孕妇年龄等参数以 hCG 或游离 β-hCG 或 β-hCG、PAPP-A 和 NT 作为指标,计算胎儿罹患 21 三体综合征风险。

(2)孕中期母血清学产前筛查方案:①二联方案:AFP 与游离 β-hCG 或 AFP 与 hCG,对 21 三体综合征进行联合筛查。②三联方案:AFP、游离 β-hCG 和 uE_3 或 AFP、hCG 和 uE_3 或 AFP、游离 β-hCG 和抑制素 A。③四联方案:AFP、游离 β-hCG、uE_3 和抑制素 A 或 AFP、hCG、uE_3 和抑制素 A。

(3)孕早期、中期整合筛查:将孕早期和孕中期的筛查指标整合,可以提高检出率,并降低假阳性率。但由于筛查整合时间较长,可能会给孕妇造成一定的心理负担。目前临床上常用整合产前筛查,即在孕 $10\sim13^{+6}$ 周检测母体血清中 PAPPA 和 β-hCG 的指标,并在孕 $11\sim13^{+6}$ 周超声检查 NT 厚度,之后在孕中期(15~20 周)行血清四联试验,汇总 6 项指标,得出罹患 21 三体综合征风险值。与孕早期筛查比较,在检出率相同的情况下,能有效降低假阳性率。

3. 无创产前检测技术(NIPT) 是一种根据孕妇血浆中来自胎儿的游离 DNA 含量变化,筛查胎儿染色体非整倍体的方法。该方法筛查的准确性高,在单胎中对 21 三体综合征检出率为99%,18 三体综合征检出率为97%,13 三体综合征检出率为91%,假阳性率低于1%。如胎儿可能存在基因疾病或其他染色体异常风险、孕妇本身存在染色体异常、胎盘嵌合体、胎儿结构畸形等特殊情况,不宜采用 NIPT。此项技术目前主要应用于 $12\sim22^{+6}$ 周胎儿染色体非整倍体的筛查。

(四)神经管畸形的产前筛查

1. 血清学检查 在孕 15~20 周进行,约 90% 的孕妇血清和羊水中的 AFP 水平升高,约有 95% 的神经管缺陷的患儿无家族史。以 2.0 中位数倍数为 AFP 正常值上限,筛查的阳性率为 3%~5%,影响孕妇血清中 AFP 水平的因素很多,如孕妇年龄、体重、种族、糖尿病、多胎、胎儿畸形、死胎等。

2. 超声筛查 通过超声筛查可检测出 99% 的神经管缺陷(neural tube defect,NTD),因此,孕妇血清中 AFP 升高但超声检查无异常者,可不必抽取羊水检测 AFP。此外有 3%~5% 的神经管缺陷为非开放性畸形,值得注意的是羊水中 AFP 水平仍可在正常范围内。

(五)胎儿结构畸形的产前筛查

1. 孕早期超声筛查 除孕 $11\sim13^{+6}$ 周超声检查 NT 厚度外,孕早期可能发现部分无脑儿、脊柱裂、联体儿等畸形。

2. 孕中期系统超声筛查 孕 18~24 周为最佳检测时机,在此时期建议所有孕妇均进行一次系统的胎儿超声检查。胎儿结构筛查内容包括胎儿中枢神经系统(脑室、大脑、小脑、脊髓等)、消化系统、循环系统、颜面、四肢、手足、胎盘、脐带等。此时期羊水相对较多,胎儿活跃,便于从各个角度观察胎儿结构,通过超声对胎儿各个重要器官进行系统的筛查,可以发现严重的胎儿结构畸形,孕中期胎儿畸形的产前超声筛查检出率为 50%~70%。此时期,胎儿先天性心脏病的筛查可筛查出大部分严重的先天性心脏畸形。由于部分心脏血流信号异常、特别是心脏发育不良等疾病往往出现在妊娠晚期,某些单纯性心脏瓣膜疾病(房间隔缺损、室间隔缺损等)无法进行产前诊断。因此,如果怀疑胎儿存在心脏血流异常,如主动脉狭窄、肺动脉瓣或主动脉瓣狭窄等,可在妊娠 20~22 周常规心脏超声检查后于妊娠晚期复查。

二、产前诊断

产前诊断（prenatal diagnosis）指在胎儿出生之前，利用生化免疫、医学影像、遗传咨询、分子遗传和细胞遗传等相结合的检测手段对胚胎或胎儿的发育状态、是否患有某种疾病进行明确诊断的过程。细胞遗传学是目前最重要的产前诊断技术之一，同时也是诊断染色体病的金标准。

（一）产前诊断的对象

为出生缺陷的高危人群，除产前筛查检测出的高风险孕妇外，还有需根据孕妇病史和其他检查确定的高风险人群。

（二）产前诊断的疾病

1. **染色体异常** 染色体异常可分为染色体结构和数目异常两类。染色体结构异常以缺失、重复、倒位、异位比较常见。

2. **单基因遗传病** 以 X 连锁隐性遗传病较多见，如红绿色盲、血友病等。其致病基因在 X 染色体上，携带致病基因的女性为携带者，携带致病基因的男性发病。

3. **先天性结构畸形** 指胎儿有明显的结构改变，如脑积水、开放性脊柱裂、无脑儿、先天性心脏病、唇腭裂等，此类先天性结构畸形产前诊断的主要手段包括无创方法（如超声检查、磁共振成像等）和有创方法（如胎儿镜）。

4. **遗传性代谢缺陷病** 多为常染色体隐性遗传病。此类疾病主要由于基因突变导致患儿体内某种酶的缺失，引起代谢中间产物累积、代谢抑制从而出现临床表现。

（三）产前诊断的方法及取材

1. **染色体核型分析** 应用绒毛、羊水或脐带血进行培养，而后行染色体核型分析。

（1）绒毛活检术（chorionic villus sampling，CVS）：绒毛取材在超声引导下的方法可分为经宫颈绒毛取材和经腹绒毛取材两种。①取材时间：经宫颈取样的时间为妊娠 10~13 周，经腹取样时间为妊娠 10~14 周。②禁忌证：先兆流产、习惯性流产史者、孕妇有出血倾向、有宫腔或盆腔感染征象者、术前体温高于 37.2℃、无医学指征的胎儿性别鉴定。③常见并发症：出血、感染、流产、胎膜早破、胎儿肢体发育障碍。

（2）羊膜腔穿刺术（amniocentesis）：是最常用的侵入性产前诊断技术。①取材时间：孕中期为取材的最佳时间，一般为 16~22^{+6} 周。孕 15 周之前的羊膜腔穿刺为早期羊膜腔穿刺，多在孕 12~14 周进行，孕周越小穿刺失败率越高。②禁忌证：先兆流产、习惯性流产史者、孕妇有出血倾向、有宫腔或盆腔感染征象者、术前体温高于 37.2℃、无医学指征的胎儿性别鉴定。③常见并发症：流产、宫内感染、羊水渗漏、母体损伤、脐带损伤、胎儿或胎盘损伤。④护理：手术前向孕妇及家属讲解羊膜腔穿刺术的重要性、注意事项及过程，消除孕妇的心理顾虑，使其以积极的心态配合羊膜腔穿刺。术中严格消毒隔离及无菌操作，为预防孕妇因仰卧位引起的不适，可稍取侧卧位，以孕妇舒适又便于操作为宜。先进行超声检查观察胎儿的胎心率、双顶径、股骨长、胎盘位置、羊水深度，定位穿刺点后，进针时嘱孕妇胸式呼吸，充分放松身体，穿刺过程中密切观察胎心胎动情况，以防胎儿损伤。羊膜腔穿刺结束后，压迫穿刺点 5min 以上，穿刺点用无菌纱布覆盖固定，超声下再次观察穿刺点有无渗血、胎心胎动情况。术后一周内要注意休息，避免体力劳动。禁止性生活两周，教会孕妇自测胎动，如胎动异常或腹痛，阴道出血、流液，立即去医院就诊。嘱孕妇按时去产科门诊做常规产前检查，有异常随时就诊。

（3）经皮脐血管穿刺术：此技术可直接获得胎儿血液标本，对孕周局限性小，因而被广泛用于胎儿宫内发育情况的评估和胎儿遗传性疾病的产前诊断。①取材时间及采集量：在孕 18 周至足月期间均可进行采集。脐血采集一般为静脉血，量不宜超过 5ml。②禁忌证：先兆流产、习惯性流产史者、孕妇有出血倾向、有宫腔或盆腔感染征象者、术前体温高于 37.2℃、无医学指征的胎儿性别鉴定。③常见并发症:出血、感染、脐带血栓、脐带血肿、胎膜早破、羊水渗漏、短暂性胎心减慢或骤停、流产、早产、胎死宫内。④护理:手术前向患者讲解经皮脐血管取用术的注意事项及过程,消除心理顾虑,使其以积极的心态配合穿刺。常规超声监测胎儿情况,定位胎盘及脐带入胎盘处,嘱孕妇排空膀胱,取仰卧位。术中密切观察胎动及胎心率的变化,操作时间不宜超过 20min。术后一周避免剧烈运动、劳累。如有腹痛、阴道出血、流液等情况及时就医。术后两周禁止性生活。

2. **超声检查**　胎儿形态学改变是超声诊断的基础,其目的是明确胎儿是否存在结构异常,对筛查高度怀疑的胎儿结构异常进一步检查。超声检查对出生缺陷诊断存在的局限性包括:胎儿必须存在解剖异常,且该项异常必须明显到超声影像足以分辨和显现;超声检查必须在适当的时间进行,孕早期可诊断的疾病有全前脑、右位心、脊柱裂、双胎连体等,孕晚期才可诊断的疾病有肾盂积水、多囊肾、脑积水等,部分异常影像学改变可在孕早期出现,之后随访可消失。

3. **磁共振成像**　只针对超声检查存在异常而不能明确诊断的胎儿,为非常规检查,国内应用较晚,近年来才开始更多的应用于胎儿各系统,特别是神经系统的检查,是超声检查的重要补充手段。

4. **X 线检查**　因电离辐射可能对胎儿有影响,目前已很少应用,但可用于妊娠终止后对胎儿骨骼畸形做进一步证实。

5. **基因检测**　利用限制性内切酶、DNA 分子杂交等方法检测 DNA。

6. **基因产物检测**　应用绒毛、羊水或胎儿血液行蛋白质、酶和代谢产物检测,检测胎儿是否存在先天代谢疾病、神经管缺陷等。

7. **胎儿镜检查**　利用胎儿镜观察胎儿体表畸形,在镜下还可行胎儿皮肤活检,此项检查为有创性操作检查。

知 识 拓 展

序 贯 筛 查

可分为逐步序贯筛查、独立序贯筛查及酌情序贯筛查。先行早孕期产前筛查,根据筛查结果决定高风险孕妇直接做绒毛活检术(CVS)进行早孕期产前诊断,或要求低风险孕妇在中孕期时接受中孕期筛查,综合以上两次的筛查结果,计算出最终风险值并决定是否进行产前诊断。

第三节　胎儿宫内治疗

一、胎儿宫内治疗概念及发展

胎儿宫内治疗是胎儿医学的一个重要组成部分,是以胎儿恢复健康为目的,对患病胎儿实施的一系列干预。包括胎儿的手术治疗、介入治疗、药物治疗与干细胞/基因治疗等。

近年,随着产前诊断越来越有经验,许多针对胎儿结构与功能异常的产前诊断方法不断涌现。但由于医疗技术的局限性,异常胎儿的医学处理时,严重出生缺陷患儿更多采取终止妊娠手段,对于轻度异常的胎儿,通常选择出生后治疗,同时预防产科并发症。

第一例胎儿宫内治疗是 Lilley 进行的胎儿输血,距今已 40 年,然而胎儿宫内治疗的意义长期未得到重视。由于胎儿宫内治疗难度大,一般认为如果患儿疾病能够在产后进行治疗,则没有必要在产前进行干预。然而,婴幼儿许多严重与无法弥补的异常常发生在出生之前,这使得胎儿宫内干预成为最佳,有时甚至是唯一的治疗手段。通常,对于胎儿功能障碍或代谢紊乱采用药物或基因治疗,而对

Note:

于胎儿结构畸形则更多地采用外科手术治疗。

尽管对于大多数胎儿疾病而言,胎儿治疗还不可行,但过去20年发展的宫内干预技术已经在不断地改变对胎儿疾病的诊断与处理。10年前由美国国立卫生研究院发起的胎儿治疗多学科研讨会开始对胎儿宫内治疗进行较为全面的评价与规划。

二、常见的胎儿宫内治疗方法

(一) 子宫外产时处理

子宫外产时处理(ex utero intrapartum treatment,EXIT)是在胎儿分娩但还没完全娩出时进行。这时保留胎儿(新生儿)胎盘血循环,可维持胎儿生命必需的物质供应,利于治疗的实施,提高手术成功率,增加婴幼儿术后生存率。EXIT手术距今已有15年,最初用于治疗胎儿外科手术后的气道阻塞、新生儿胸部大包块切除以及治疗严重先天性膈疝等。

(二) 胎儿宫内手术治疗

胎儿宫内手术治疗已有20多年历史,手术适应证不断增加,胎儿手术量以及参与手术的医生也在不断增加。但总体来说,胎儿手术种类与需要进行胎儿手术的畸形胎儿数量相比还相差甚远。

随着医学的不断发展,从最初利用剖宫产机会对胎儿实施手术,到后来演变为剖腹探查术结合宫腔镜的方法,胎儿宫内手术朝着创伤越来越小的方向发展。近年来,胎儿宫内手术已经发展到使用胎儿镜经皮进行。临床经验表明,虽然不能完全消除并发症,但胎儿手术的创伤越小,孕妇术后恢复的并发症也会越少。

1. 胎儿镜　随着内镜技术的不断发展,这种技术已经应用到胎儿外科。通常,妊娠子宫切口越小,产生的妊娠并发症越小。胎儿镜手术与开放性胎儿手术相比,如同腹腔镜与剖腹手术的比较。超声确定胎儿和胎盘的位置,选择开腹位置和进入点。暴露子宫后,在超声引导下将一个3~5mm的套管针通过子宫壁插入羊膜腔。如今很多手术操作,包括激光治疗都可以通过一个内镜操作完成,使胎儿疾病的治疗方式得到了彻底改革,使手术的侵入性变得更少,也更加安全。

伴随胎儿镜技术的发展,现许多胎儿镜手术采用经皮内镜操作,选择应用更小的2mm直径内镜作为手术通道,经皮实施手术。经皮胎儿镜手术不需要使用药物松弛子宫,一般仅使用脊髓麻醉。超声引导是进入子宫的关键。在超声引导下,根据胎儿的位置、胎盘的位置,多胎妊娠胎膜位置,以及子宫血管位置确定内镜进入点,术后根据宫缩活动情况考虑治疗方法,通常术后24~48h需要使用一疗程的吲哚美辛或硝苯地平。

胎儿镜可用于双胎输血综合征、胎儿气道梗阻和先天性膈疝的治疗,也可用于后尿道瓣膜膀胱内镜激光治疗、先天性高位气道阻塞序列中的声带闭塞激光治疗以及羊膜带松解等。

胎儿镜手术相对于开放性手术虽然风险较低,但与常规手术相比并不低。内镜手术仍不能避免有创切口。同时也存在引起包括孕妇肺水肿、胎膜早破、早产、绒毛膜羊膜分离、胎盘早剥、感染以及胎儿死亡等并发症的风险。

(1) 双胎输血综合征:是最早内镜治疗的胎儿疾病之一。TTTS是单绒毛膜多胎妊娠的并发症,由于胎儿与胎儿的血管之间相通造成血液供应不平衡所致。4%~35%绒毛膜双胎妊娠受累是单绒毛膜双胎妊娠最常见的严重并发症。尽管发病率相对较低,TTTS死亡率在所有双胎围产儿中高达17%。经典治疗方法是持续减少羊水,这种方法总的来说有一定效果,但对于较严重的TTTS收效甚微。

激光治疗TTTS是利用激光产生的热能烧灼并阻断胎盘上两单绒毛膜双胎间的病理血管结合部位。但这种治疗存在一定风险。TTTS的另一种宫内治疗是射频消融手术(radiofrequency ablation procedure,RFA)。双胎中的正常胎儿接受治疗后生存率可接近90%,未接受治疗的死亡率超过50%。

(2) 先天性膈疝(congenital diaphragmatic hernia,CDH):先天性膈疝的患儿可能因严重肺发育不全而导致出生后无法存活。对于重度膈疝胎儿目前可行的治疗方法是在胎儿镜下行气管球囊放置闭塞术(fetal endoscopic tracheal occlusion,FETO),该方法是通过胎儿镜将一个球囊放置到声带下方的气管内组织肺泡液外排,肺组织不断被膨胀和拉伸,促使胎肺发育。术中需进行胎儿麻醉,通过特制的带有鞘管的穿刺器将支架系统送入羊膜腔,继而进入胎儿口腔,并且通过上颚中线、舌、腭垂及会厌,看到气管隆嵴后,将支架打开、膨胀气囊。术后隔日超声下监测球囊位置,并监测肺/头比和胎儿生长的情况。一般在 34 周行胎儿镜取出气囊或在超声引导下刺破气囊,也可在分娩时同时接受新生儿产时外科处理,通过气管镜取出气囊或行气管穿刺将气囊刺破。FETO 的手术适应证需要同时满足以下几项:①孤立性 CDH 单胎妊娠,胎儿无其他畸形,染色体核型正常;②存在肝膈疝,至少 1/3 肝脏疝入胸腔;③肺/心比例≤1.0。

使用胎儿内镜气管阻塞技术提高了严重 CDH 胎儿生存率。出生前超声诊断可以评估 CDH 治疗的预后,出生后治疗严重的 CDH 也是一把双刃剑,虽然出生后重症监护能改善生存能力,但存活者不仅增加远期后遗症,而且治疗费用昂贵。

(3) 胎儿尿路梗阻(urinary tract obstruction):可导致巨膀胱、输尿管扩张、肾积水等压迫肾皮质,导致肾功能不全,羊水量减少,引起胎儿肺发育不全。在所有胎儿泌尿道扩张病例中,90% 都不需要干预。但尿道梗阻出现双侧肾积水、膀胱膨胀与羊水过少可能会对胎儿产生严重影响而需要治疗。这些严重异常可以在出生前通过泌尿系统减压来改善。如果接近预产期发现异常,胎儿可以提早分娩产后减压,否则需要胎儿镜进行宫内治疗。把尿液引流至羊膜腔是宫内治疗的基本原则。

(4) 胎儿胸腔积液:胸腔积液可能源于乳糜胸,或伴随肺隔离症。胎儿胸腔-羊膜腔分流术将胎儿胸腔中大量的液体引流至羊膜腔。分流术也同样用于引流治疗胎儿的先天性囊性腺瘤样畸形。临床数据显示,经分流术治疗的胎儿丢失率为 5%。

(5) 胎儿镜多胎妊娠减胎术:适用于孕中期用于要求减少胎儿数目的病例及出现于孕中期的多胎妊娠并发症的病例。减胎方法可根据孕周大小及脐带粗细的不同从而选择脐带结扎术或脐带双极电凝术。

(6) 胎儿镜术后护理及观察要点

1) 术前护理:遵医嘱予皮肤准备、皮试等。术前无须空腹。一般采取局部麻醉。

2) 术日护理:①监测孕妇血压、氧饱和度、心率等生命体征。及时与孕妇沟通、重视其主诉,若有异常需及时告知手术医师;②病房护士需了解术中情况(术中出血量、子宫收缩及手术情况等);③询问患者主诉、胎动、腹痛、宫缩等情况。根据生命体征及患者主诉,酌情增加观察内容及频次,体现个性化护理;④观察孕妇腹部伤口敷料情况,有无渗血渗液现象;⑤管路管理:固定好各种管路(静脉输液、尿管、引流管等),以保持通畅并观察引流液性状、量、颜色。

3) 术后护理:观察有无胎膜早破,监测生命体征,协助超声医生进行胎心、宫缩监测,做好健康宣教。

2. 开放性胎儿手术治疗 开放性胎儿手术(open fetal surgery)主要应用于胎儿脊柱裂的修复、骶尾部畸胎瘤及其他肿瘤的切除。

为避免切口伤及胎盘及胎盘边缘,开放性胎儿手术应在超声引导下切开子宫,并及时夹闭子宫切口边缘,防止出血的现象发生。为了抑制子宫收缩与胎儿活动,术前需对孕妇实施全麻。手术全程需轻柔进行,避免造成不必要的手术损伤。术中使用脉搏血氧饱和度检测仪实时监测母亲情况,以维持液体量与动静脉通道,以备紧急情况下使用。一切准备工作完成以后方能进行胎儿手术。在术毕关闭子宫切口后,使用宫缩抑制剂,继续妊娠至分娩时行剖宫产终止妊娠。

(1) 脊髓脊膜膨出(myelomeningocele,MMC):是开放性胎儿手术最常见的适应证。这种严重的出生缺陷影响中枢神经系统和周围神经系统。脑脊液动力学变化导致 ChiariⅡ型畸形与脑积水。疾病可导致终身下肢神经功能障碍,大小便失禁、骨骼畸形、性功能障碍等。

Note:

（2）囊性腺瘤样畸形：导致肺水肿的囊性腺瘤样畸形（cystic adenomatoid malformation，CCAM）是开放性胎儿手术的另一适应证。体积巨大的 CCAM 会导致肺发育不良和水肿，甚至造成胎死宫内。大多数 CCAM 可以在出生后治愈，还有一些 CCAM 可以在出生前自愈。

（3）骶尾部畸胎瘤（sacrococcygeal teratoma，STC）：严重的胎儿骶尾部畸胎瘤最常见的治疗方法是开放性胎儿手术。一部分严重的畸胎瘤胎儿会因为血流障碍而形成水肿，发展迅速，最终死亡。

（4）开放性胎儿手术并发症问题：子宫切开胎儿手术有明显的术后并发症，包括孕妇肺水肿、胎膜早破、妊娠时间缩短、感染等。

对于孕妇来说，剖宫胎儿手术的风险类似于任何一台腹部大手术，所以术前需要仔细评估手术风险、获益以及是否有可以取代该手术的方法。除此之外，还存在术后因积极保胎治疗与卧床休息导致的血液高凝状态的风险。剖宫胎儿手术对胎儿的风险主要是血管不稳定性和供血不足，导致胎儿伤害或死亡以及早产等并发症。

术后分娩采用剖宫产。另外，植入性胎盘是另一个潜在风险。因为妊娠中期开放性胎儿手术的子宫切开位置与剖宫产位置不在同一地方，多个切口可增加植入的可能性。

3. 胎儿手术的超声引导　20 世纪 80 年代初开展的第一台胎儿手术是超声引导下经皮放置的哈里森胎儿膀胱导管分流。之后陆续开展了许多其他超声引导下的导管分流手术，包括上述超声引导下治疗 TTTS 的经皮 RFA 手术等。这些手术都称为超声引导下胎儿干预（fetal intervention guided by sonography，FIGS）。一般经皮或微创 FIGS 用于：①采集胎儿血液，尿液与其他体液；②采集胎儿组织样本；③在胎儿的膀胱、胸腔、腹腔，或胎儿心室安置分流导管；④超声引导下经皮 RFA。

从 20 年前第一台胎儿手术在加州大学旧金山分校实施以来，虽然目前胎儿手术的适应证仍相当有限，但已经取得很大的进步。随着医生与患者对该手术越来越了解，以及创伤性越来越小的胎儿镜以及 FIGS 技术迅速发展，手术的巨大发展潜力逐渐显现，胎儿宫内干预的指征也将不断扩大。

4. 胎儿导管介入

（1）球囊主动脉瓣成形术：目的是改善在产前诊断中发现的严重主动脉瓣狭窄胎儿的预后。该手术风险大，治疗后胎儿的预后与消除主动脉瓣狭窄和预防或逆转左室心肌损害程度密切相关。

（2）球囊肺动脉瓣成形术：对于肺动脉瓣严重狭窄的胎儿，可以采用类似的上述方法治疗。

（三）胎儿宫内药物治疗

一些经过临床实践检验的母胎治疗方案能够针对一些严重的胎儿疾病进行治疗，常采用的方案是通过母亲给药，药物穿过胎盘屏障作用于胎儿从而起到治疗效果。

1. 胎儿代谢性疾病

（1）甲基丙二酸血症（methylmalonic acidemia，MMA）：是一类常染色体隐性遗传的酶代谢疾病。该病可由编码甲基丙二酰辅酶 A 变位酶的基因突变所致；也可因辅酶维生素 B_{12} 代谢障碍所致，常表现为严重代谢性酸中毒、发育迟缓以及生化异常。由于大脑中髓磷脂与神经节苷脂 N 乙酰神经氨酸的降低，可导致神经病理学改变。对于一些患者，使用大剂量维生素 B_{12} 可以改善腺苷钴胺生化合成，增强变位酶脱辅基酶与钴胺素量。

对于 MMA 婴幼儿的治疗，产前治疗比产后治疗更加有效。在整个妊娠治疗过程中必须持续监测孕妇血浆与尿中维生素 B_{12} 的水平。

（2）多种羧化酶缺乏症（multiple carboxylase deficiency）：是先天性代谢遗传病，是由羧化全酶合成酶基因或生物素基因突变导致线粒体中生物素依赖酶（包括丙酮酸羧化酶、丙酰辅酶 A 羧化酶以及 a 甲酰巴豆酰辅酶 A 羧化酶）活性降低所致。患者表现为皮炎、严重代谢性酸中毒以及有机酸增高。补充生物素后代谢可以恢复到正常水平，可以根据羊水或绒毛中典型的有机酸（3- 羟基异戊酸，柠檬酸甲酯）升高作出产前诊断。由于轻型羧化全酶合成酶基因缺陷的胎儿羊水中有机酸含量可能是正常的，产前诊断较为困难，但可以采用限制生物素的培养基培养胎儿细胞，然后进行酶学分析来达到产前诊断目的。

Note：

国外对于多种羧化酶缺乏症胎儿的产前治疗采用妊娠晚期口服生物素方法(10mg/d)。服药后，孕妇尿中生物素会增加 100 倍，分娩时脐带血与尿有机酸基本正常，脐带血生物素浓度比正常高 4~7 倍。

（3）Smith-Lemli-Opitz 综合征(Smith-Lemli-Opitz syndrome，SLOS)：是常染色体隐性遗传病，临床特征是多发畸形、身体发育与精神发育迟滞，男性患儿生殖器有两性畸形，严重类型死亡率很高。SLOS 在活产儿中发病率为 1:20 000~1:4 000，携带者频率为 1:70 左右，临床表现与胆固醇水平相关，检查羊水与绒毛中各胆固醇含量可对 SLOS 进行产前诊断。

自从证实 SLOS 是由于胆固醇代谢缺陷以来，治疗方案即确定为提供外源性胆固醇。数年来，这种治疗方法已经治疗了很多患者，同时这种方法也已经用于治疗出生前的患病胎儿，且治疗时间越早效果越好。

（4）半乳糖血症：是半乳糖 1- 磷酸尿苷酰转移酶活性降低导致的，是一种常染色体隐性遗传病。临床表现包括白内障、生长迟缓以及卵巢衰竭。临床症状出现在新生儿期，可以通过在食物中去除半乳糖而被大大改善。培养羊水细胞与绒毛细胞检测半乳糖可以对半乳糖血症进行产前诊断。因卵巢衰竭发生原发或继发性闭经频率都很高，女性患儿出生后马上给予无半乳糖饮食。男性患儿生殖功能也可能发生异常改变。所以，出生后可使用低半乳糖食谱进而维持正常发育，但其效果可能不如妊娠期限制摄入半乳糖有利于受累胎儿的正常发育。人卵巢卵子减数分裂在 12 周开始，卵巢受损可能发生在产前诊断确诊以前。因此，妊娠期对有患半乳糖血症胎儿风险的期望治疗应在妊娠的很早期开始。

2. 胎儿内分泌疾病

（1）甲状腺功能亢进：新生儿甲状腺功能亢进罕见，发病率为 1/40 000~1/4 000，胎儿甲状腺肿通常继发于母体自身免疫疾病，最常见的是桥本甲状腺炎或毒性弥漫性甲状腺肿(也称 Graves 病)。已知患 Graves 病的母亲生产的婴儿中有 2% 患新生儿甲状腺功能亢进，即使在母亲甲功正常时也可能发生。该病的发生机制是因为母体的 IgG 抗体通过胎盘作用于胎儿所致。超声诊断常常可以在促甲状腺激素(thyroid stimulating hormone，TSH)升高的孕妇中发现胎儿甲状腺肿，也可在产前常规超声检查中偶然发现。还有一些病例是因为羊水过多时超声诊断发现。在没有治疗的甲状腺功能亢进胎儿中，由于高输出量性心力衰竭而死亡的比例可达 12%~25%。

一旦胎儿甲状腺功能亢进诊断明确，就应开始治疗。应注意在治疗的同时，需要给孕妇补充左甲状腺素钠来维持正常甲状腺功能。通过治疗，胎儿预后良好。

（2）甲状腺功能减退：婴儿发病率在 1/4 000~1/3 000。大约 85% 的病例是甲状腺发育不全所致。因为孕妇的甲状腺激素可以通过胎盘，因此其他因甲状腺激素合成错误、对 TSH 不敏感或垂体缺如相关的先天性甲状腺功能减退罕见。胎儿甲状腺功能减退在出生前不一定都有甲状腺肿，仅有 10%~15% 先天性甲状腺功能减退的病例表现为甲状腺肿。胎儿甲状腺肿大的甲状腺功能减退通常发生在母亲甲亢并接受了抗甲状腺功能治疗。少数情况是母亲阻断抗体(如甲状腺阻断性抗体)通过胎盘导致的。最罕见的是由胎儿甲状腺激素生物合成缺陷所致。

胎儿甲状腺功能减退可以导致食管梗阻与羊水过多，最终导致早产或胎膜早破。极少数甲状腺肿甚至可以导致高输出量性心力衰竭。长大的胎儿甲状腺也可以导致胎儿颈部长大而致难产。胎儿甲状腺功能减退本身也很严重。如果不治疗，可导致产后胎儿生长迟缓与严重精神发育障碍。对先天性甲状腺功能减退儿童的长期随访发现，就算出生后马上诊断与治疗，患儿在感知运动、视觉空间，以及语言测试方面得分都较低。

（3）先天性肾上腺皮质增生症(congenital adrenal hyperplasia，CAH)：是一种常染色体隐性代谢疾病，发病机制是促肾上腺皮质激素代偿性分泌增加导致肾上腺皮质类固醇前体生成过剩，使肾上腺增生。过量的前体往往转化为雄激素，这可导致女性胎儿男性化。皮质醇缺乏的严重程度和类固醇前体累积量决定胎儿的临床表现。过量的雄激素使未分化的女性外生殖器发生男性化，男性化程度可

Note:

能会有所不同，从轻度阴蒂肥大到完全形成阴茎和阴囊。相反，男性患病胎儿的生殖器发育是正常的。过量的雄激素导致男女两种性别胎儿产后表现均男性化，也可表现为青春期早熟。

CAH 经典型的女性新生儿容易识别，但男性可能被忽视，他们可能会出现严重的脱水甚至死亡。既往胎儿 CAH 诊断可以通过羊膜腔穿刺术检测羊水上清液中 17- 羟孕酮的水平升高发现。随着绒毛活检与基因技术的发展，现已可在孕早期进行产前诊断。

通常利用对孕妇使用地塞米松进行药物抑制胎儿肾上腺代谢。药物的作用是防止带有经典型 CAH 基因的女性胎儿男性化。胎儿外生殖器的分化始于妊娠 7 周。因此，对于携带者夫妇，药物治疗应在诊断前开始。如发现是女性 CAH 胎儿，治疗继续进行，直到出生。如果检查基因发现胎儿表型正常，可停止治疗。

3. 胎儿心脏病　产前超声检查胎儿心脏结构与功能情况为胎儿心脏病的产前治疗奠定了基础。胎儿心脏病的宫内治疗需具备以下前提：①如果不治疗，胎儿将会死亡；②虽然不治疗不会死亡，但不在产前治疗，出生后新生儿患病严重程度情况会较治疗后的更加严重；③治疗必须考虑到母亲与胎儿都承担的风险，需要两者兼顾。

在过去的数十年，抗胎儿心律失常治疗开展最多的是有创性治疗，如直接将药物注射羊水、直接胎儿肌内注射以及通过胎儿脐带反复静脉给药。胎儿心脏病治疗的起始是为先天性完全心脏房室传导阻滞与严重水肿而濒死的胎儿安置导管维持心脏节律。

（1）胎儿心动过速：大多数良性房性期前收缩通常会随着传导系统的成熟，在分娩前消失。持续的快速性心律失常中，最普通的是室上性心动过速或心房扑动。如果不治疗，能够导致心脏代偿失调与水肿。

持续性胎儿心动过速和室上性心动过速，最常见的（90%~95%）是在心房与心室连接处出现一个异常电信号，通常发自连接心房与心室间的心肌，少数通过房室结本身发出。再进入的电刺激信号导致室上性心动过速，典型的表现形式为每分钟 240~260 次的单一的胎心率，这种心动过速通常对改变传导速度与或阻断房室结传导的抗心律失常药物治疗非常敏感。胎儿水肿并持续出现心律失常，可能妨碍正常分娩与产后治疗的患者，为了不使心律失常恶化，应对低危险性心律失常的胎儿或孕妇采用药物治疗。给予孕妇的抗心律失常药物，可通过胎盘使其转为正常节律或降低心率基线，进而防止心衰。抗心律失常治疗对于孕妇与胎儿可能存在危险，特别是因为治疗需要，使用的剂量可能达到成人使用的上限时。在治疗前与治疗中应做孕妇心电图检查。如果胎儿已经水肿，可能需要直接脐静脉给药。

（2）胎儿心动过缓：是一种最严重的持续性心律失常、先天性完全性心脏传导阻滞。心力衰竭合并先天性心脏传导阻滞，不管伴随或不伴随先天性心脏病，都是新生儿安装起搏器的绝对指征。宫内胎儿心脏完全传导阻滞并伴有胎儿水肿非常危险。完全性心脏传导阻滞，复杂性先心病伴有胎儿水肿，不管是否进行胎儿治疗，结局几乎都是死亡。

（3）胎儿充血性心力衰竭：对胎儿存在心脏功能损伤的孕妇使用地高辛治疗，能暂时改善心室扩张与解决胎儿水肿，然后在产后对婴儿进行救治。也可对因腺病毒、细小病毒与柯萨奇病毒感染导致心肌病的胎儿进行地高辛治疗，改善心室扩张与解决胎儿水肿情况。

使用地高辛治疗胎儿严重扩张性心肌病与显著心脏增大、双房室瓣反流以及异常静脉搏动后，会明显促进双侧心室收缩、部分改善了双房室瓣反流情况，这样可以维持胎儿完成妊娠并出生，最后接受心脏移植。

（4）护理与病情观察：做好孕妇心理疏导，以减轻孕妇心理压力；密切监测孕妇的一般情况、生命体征、宫缩、阴道流血、胎儿血色素情况、胎心率情况、治疗前、治疗中心电图检查结果及预后；加强孕妇并发症的观察与预防；观察药物不良反应，当出现心室预激、低血钾时，及时调整用药剂量。

（四）胎儿宫内干细胞与基因治疗

少量造血干细胞(hematopoietic stem cell,HSC)移植与克隆增殖能够维持正常人一生的造血功能。从理论上讲，这种方法可以应用在任何一种能够产前诊断的血液病,通过正常的造血干细胞移植使其能够治愈或至少能够得到改善。

随着遗传技术的发展与越来越多的遗传病致病基因被发现,胎儿基因治疗工作同时面临着机遇和挑战。目前,系统的胎儿基因治疗(fetal gene therapy)标准仍未出台。

（五）胎儿宫内输血

异源免疫、感染、地中海贫血等遗传性疾病以及胎儿母体出血等原因均可导致胎儿贫血。可以通过胎儿血标本检测胎儿是否贫血,遗传性的贫血可以通过羊水与绒毛基因分析发现。许多胎儿贫血病例可通过多普勒超声对胎儿心脏收缩形成的大脑中动脉峰值来判断。过去,母体异源免疫是导致胎儿溶血性疾病发生的最常见原因,产前注射抗 D 免疫球蛋白可以明显降低它的发生率。许多其他红细胞抗原也能够产生溶血性贫血。严重贫血通常会造成心衰、水肿,甚至导致死亡。胎儿输血治疗的优点是能够使超过 90% 的非水肿胎儿以及 70% 的严重贫血患儿生存下来。

只要不是进行性出血,胎儿明显出血都可以进行输血治疗。不过目前尚无法对大脑灌注不足已造成神经系统的损伤情况进行诊断。目前胎儿输血治疗已经用于地中海贫血的血红蛋白Bart 病。

对胎儿同种免疫血小板减少进行血小板输注的病例已有报道。按需输注以及与该过程相关导致的胎儿丢失率大约占妊娠的 5%。对大多数难治病例进行血小板输注时使用大剂量免疫球蛋白 G,并可考虑同时使用皮质醇。胎儿输血时使用超声引导。经脐静脉输血是胎儿输血的首选治疗措施,输注的红细胞最好是与胎儿同血型、巨细胞病毒阴性、血细胞比容约 80% 的成分血。胎儿胎盘容积允许相对较大量的血液输注。输血前,可以使用胎儿制动剂维库溴铵降低胎儿活动,减少潜在的损伤。对于非水肿胎儿,目标血细胞比容在 40%~50%。输血的容量可以通过估计的胎儿重量乘以 0.02 的输入量增加 10% 血细胞比容计算。对于严重贫血的胎儿,先输入少量血液,两天后计划再次输血。接下来的输血通常依据血细胞比容情况,每 2~4 周一次。

越来越多的先天性与遗传性疾病的宫内治疗已经成为可能,不同疾病的胎儿宫内治疗已经取得一定进展。随着现代医疗技术的发展,可进行有效宫内治疗的方法将会不断增多。

科 学 前 沿

脐血干细胞存储

脐带血是指胎儿娩出,将脐带结扎并离断后,残留在胎盘和脐带中的血液。脐带血中含有造血干细胞和其他多种干细胞,统称为脐带血干细胞。脐带血干细胞可促进机体组织和器官的损伤修复。

脐带血在分离制备过程中应尽可能去除红细胞及血浆,将有核细胞成分富集起来。富集的细胞中含有多种干细胞,具有自我更新及分化为多种成熟细胞的潜能,同时还富含大量的免疫细胞,这些免疫细胞具有免疫调节和抗感染作用。富集的脐带血细胞最终将被保存在超低温的液氮罐中,处于休眠状态。脐带血造血干细胞已经应用于 80 多种疾病的治疗。

（李 蓉　宋东红）

思 考 题

1. 遗传咨询的对象有哪些?

Note:

2. 请简述优生咨询的措施。

3. 产前筛查的疾病种类有哪些及筛查时间？

4. 简述遗传咨询的原则。

5. 胎儿镜手术的适应证有哪些？

URSING

第五章

遗传病的预防

05章　数字内容

───── 学 习 目 标 ─────

知识目标：

1. 掌握遗传病风险评估及新生儿遗传病的筛查。

2. 熟悉遗传病预防护理的主要策略。

3. 了解着床前遗传学检测技术。

能力目标：

能运用所学知识进行常见遗传病的预防护理。

素质目标：

能尊重遗传病患者和携带者，减轻其心理压力和恐惧感。

遗传病种类繁多,尤其是常见病和多发病严重危害人类的健康,大多数难以治疗,有的即使能治疗,也由于费用昂贵难于普遍实行。因此,预防遗传病的发生十分重要。广泛开展遗传病的普查、携带者的检出、着床前检测、产前诊断、基因检测等,可以有效降低遗传病的发生率,提高人群遗传素质和人口质量。

第一节　遗传病风险评估

 ————————————　导入情景与思考　————————————

患者,女性,29 岁。2016 年 10 月结婚,初婚,非近亲结婚。于 2018 年 3 月顺产一男婴,男婴表现为"周身皮肤及毛发色淡,巩膜呈粉红色",新生儿科诊断为"眼皮肤白化病",出生后 7d 因"呼吸循环衰竭"抢救无效死亡,未行相关基因检测且未留下遗传物质,现再次妊娠,前来咨询。

请思考:

1. 男婴"周身皮肤及毛发色淡,巩膜呈粉红色"的原因是什么?

2. 该夫妇再生育时,孩子的再发风险是多少?

3. 应提出哪些指导性建议,防止同样情况的患儿出生?

遗传病再发风险,是指生育过某种遗传病患儿或怀过该病胎儿的家庭,再生育时再次出生患儿的可能性大小,是一个概率,其数值在 0~1。当风险值为 0 时,提示该病不会再发生;风险值为 1 时,提示该病必然发生。一般认为 10% 以上为高风险,5%~10% 为中风险,5% 以下为低风险。遗传病再发风险的估计是遗传病研究的核心内容。由于染色体、单基因、多基因、线粒体遗传病在发病过程中遵循不同的遗传规律,进行再发风险评估时选择不同的原则。

一、染色体病风险评估

染色体病一般为散发,多根据父母核型进行评估。

(一) 夫妇双方核型正常

夫妇双方核型正常,而生出染色体病患儿的风险就是群体发病率。染色体畸变主要发生在生殖细胞形成过程,影响因素较多,包括环境、营养、心理、药物、不良嗜好、年龄等。大多数三体综合征的发生与母亲年龄正相关,母亲年龄越大,卵细胞形成过程中越容易发生染色体不分离,如果母亲年龄在 35 岁以上,则子女的再发风险随年龄增大明显增高。

(二) 夫妇一方为染色体结构畸变携带者

夫妇一方为同源罗伯逊易位携带者,不能生育正常后代;夫妇一方为非同源的罗伯逊易位携带者,后代中 1/6 正常,1/6 为携带者,1/6 为易位型三体患者,其余为流产或死产胚胎;夫妇一方为相互易位携带者,后代 1/18 正常,1/18 为易位携带者,其余均由于部分三体和部分单体导致流产、死胎或畸形儿;夫妇一方为倒位携带者,后代 1/4 正常,1/4 为携带者,其余均由于染色体部分重复或缺失导致早期流产、死胎或畸形儿。

二、单基因病风险评估

(一) 亲代基因型已确定

已确定夫妇二人的基因型,子女的发病风险可根据孟德尔遗传规律进行评估。

1. **常染色体显性遗传**　此类疾病的显性纯合子大多在胎儿期或幼年期死亡,临床上常见患者大多为杂合子。当夫妇一方患病时,子女的再发风险为 1/2。当夫妇双方患病时,子女的再发风险为 3/4。患者正常同胞的子女一般不患病(不完全显性和延迟显性除外)。

2. **常染色体隐性遗传**　多为散发罕见病,患者的基因型是隐性纯合子。如果父母均为表型正常的携带者,再生子女的发病风险是 1/4,3/4 的正常个体中有 2/3 为携带者;如果夫妇一方为患者,另一方为携带者,子女再发风险为 1/2,携带者的概率也是 1/2;如果夫妇一方为患者,另一方为正常显性基因的纯合子,子女表型正常,但都为携带者。近亲婚配后子女发病风险明显升高。

3. X 连锁显性遗传 男性是半合子,当父亲为患者,母亲正常时,女儿全部是杂合子患者,儿子全部正常。如果母亲是杂合子患者,父亲正常,儿女发病风险都为 1/2。当夫妇双方均为患者时,女儿全部患病,儿子发病风险 1/2。

4. X 连锁隐性遗传 女性患者为隐性纯合子,男性患者为半合子。当父亲为患者,母亲正常(显性纯合子)时,女儿全部为携带者,儿子全部正常;当母亲是患者,父亲正常时,儿子全部发病,女儿全部为携带者。若母亲为携带者,父亲正常,则儿子发病风险为 1/2,女儿正常但有 1/2 为携带者;若父亲为患者,母亲为携带者,其儿女发病风险均为 1/2。

(二)亲代基因型未确定

如果单基因遗传病夫妇双方或一方的基因型不能确定,这时可用 Bayes 逆概率定理评估子代发病风险。Bayes 逆概率定理是 Bayes 于 1963 年提出的计算两种相互排斥事件出现的相对概率的定理。1975 年,Murphy 和 Chase 开始把它应用在遗传病风险评估中,该定理逐渐成为国际上计算单基因再发风险和携带者风险的通用方法。运用 Bayes 定理时,首先根据孟德尔遗传规律算出携带者的概率,称为先验概率(prior probability)。从咨询者的子代发病情况等条件,算出条件概率(conditional probability)。将前概率和条件概率相乘,算出各自的联合概率(joint probability)。将某一假设条件下的联合概率除以所有假设条件下的联合概率的总和,即联合概率的相对概率,称为后验概率(posterior probability)。由于后验概率除前验概率外,还包括该家系的其他信息,计算出的结果比仅根据遗传规律计算出的结果更精确。

如图 5-1,如果 II2 做了基因检测,未检测到致病突变。如果该检测对该 AR 遗传病的检出率为 90%,计算 II2 是携带者的概率。这里增加了已知条件,例 1 中的计算结果作为前概率。考虑未检测到致病突变这一条件概率,列表进行 Bayes 分析(表 5-1)。通过 Bayes 分析,进一步整合基因检测结果,得 II2 是携带者的概率是 1/6,基因检测使估计更加准确。如果不了解贝叶分析,工作中遇到类似的问题将束手无策。

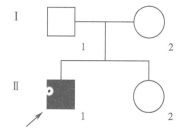

图 5-1 某常染色体隐性遗传病系谱图

表 5-1 基因检测后的 Bayes 分析

	II2 是携带者 Aa	II2 不是携带者 AA
前验概率	2/3	1/3
条件概率	1−90%=1/10	1
联合概率	(2/3)×(1/10)=1/15	1/3
后验概率	(1/15)/(1/15+1/3)=1/6	(1/3)/(1/15+1/3)=5/6

三、多基因病风险评估

多基因遗传病是由两对及两对以上基因和环境因素共同作用所致。

(一)主基因明确的多基因遗传病

如果该多基因遗传病的主基因已经定位,可通过相关基因检测对个体进行风险评估,即预测性检测。如有糖尿病家族史者,基因检测后,可以了解到自己和亲人的患病风险,及早进行预防,限制糖的摄入量,积极改变不良生活习惯,可有效抑制糖尿病的发生与发展,糖尿病高风险女性在孕期可降低妊娠糖尿病的发病风险。

(二)主基因不明确的多基因遗传病

如果该多基因遗传病的主基因还在寻找研究中,则只能通过群体发病率、家系中患病个体的多

Note:

少、病情的轻重及发病率的性别差异等方面评估，评估时可利用 Edward 公式、阈值理论、Falconer 公式和 Smith 表格等。

眼皮肤白化病

　　眼皮肤白化病（oculocutaneous albinism，OCA）是一组以眼、皮肤、毛发的黑色素沉着减少或缺乏为主要临床表现的常染色体隐性遗传病，全世界发病率约为 1/20 000，中国汉族发病率率为 1/18 000。

　　常染色体隐性遗传携带者夫妇生育后代中有 1/4 的概率是患者，1/4 完全正常，1/2 为无表型携带者，发病率与性别无关。

　　目前发现至少 20 个与黑色素合成或转运相关的基因与 OCA 有关，其中包括 7 个非综合征基因和 13 个综合征基因，7 个非综合征相关基因分别是 TYR、OCA2、TYRP1、SLC45A2、OCA5、SLC24A5 和 C10ORF11，13 个综合征相关基因分别为 HPS1、AP3B1、HPS3、HPS4、HPS5、HPS6、DTNBP1、BLOC1S3、BLOC1S6、LYST、MY05A、SMS、BEHRS。OCA 分型比较多，症状相似，单纯通过临床表型很难区分，一般通过分子遗传学诊断确定分型。

案 例 分 析

　　新生儿科诊断为"眼皮肤白化病"。后夫妇双方行全外显子组测序提示：夫妇中女方突变类型为 TYR，c.655G>A，氨基酸变化为 p.Arg299His，男方突变类型为 TYR，c.896G>A，氨基酸变化为 p.Glu219Lys，均为错义突变、致病突变。

　　家系验证夫妇中女方突变来源于其父亲；男方母亲及姑姑不携带该突变，因无法获得其父亲样本，男方该突变来源未知，系谱分析如图 5-2。

　　TYR（OMIM 606933）基因位于染色体 11q14.3，长 52×10^3bp，5 个外显子，编码 529 个氨基酸，具有酪氨酸酶和二羟吲哚氧化酶活性的 I 型膜蛋白，催化酪氨酸转化为多巴，并在黑色素细胞中将多巴氧化

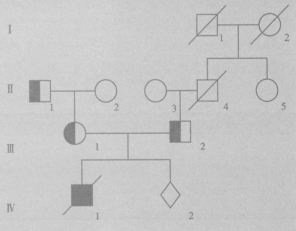

图 5-2　眼皮肤白化病的系谱图

为多巴醌。因此，TYR 基因突变导致酪氨酸酶功能异常，黑色素部分或全部丧失，引起白化病。

　　诊断：不良孕产史、夫妇双方眼皮肤白化病 TYR 基因致病突变携带。

　　夫妇经产前诊断提示胎儿基因型与先证者一致，家属选择终止妊娠。要求通过 PGT-M 技术再次生育。向夫妇双方进行了充分的遗传咨询，向其详细说明了该技术存在的局限性和风险，夫妇双方表示完全理解并自愿选择 PGT-M，签署了相关知情同意书，选择移植了 1 枚既不携带父源也不携带母源致病突变的整倍体胚胎，并成功妊娠，新生儿随访一切正常。

（宋少娟）

第二节　遗传病预防策略

────────── 导入情景与思考 ──────────

先证者男,7 岁 10 月龄,患儿生后尾骨处皮肤可见圆形绿豆大小黄色皮肤突起,3~4 岁时原有皮肤突起较前变大,双侧肘关节、膝关节伸侧面及双侧跟腱处皮肤亦逐渐出现,随年龄增长不断增大、增多。

体格检查:双侧肘部、双侧膝关节、双侧踝关节、骶尾部可见多发结节状黄色瘤。

实验室及辅助检查:颈部超声提示双侧颈动脉及椎动脉弥漫性硬化斑块,心脏超声心动图提示主动脉瓣增厚、钙化伴少量反流。多次血脂检查示总胆固醇 18.16~21.24mmol/L,LDL-C:14.08~15.51mmol/L。

请思考:

1. 该患者最可能的护理诊断是什么?

2. 本病可以遗传给下一代吗?

3. 本病发生的分子机制是什么,护理目标是什么?

────────────────────────────────

一、群体普查

预防遗传病的发生,减少有害基因在群体中传递,应首先进行群体普查(population screening),即对某一地区的人群进行遗传病的调查,了解该地区(或人群)中遗传病的种类、发病率、遗传方式、遗传异质性、患者数量和危害程度等情况,可以有效预防遗传病在该地区的流行。例如某地普查 38 000余人,查出蚕豆病患者 2 000 余人,于是在这小部分人群中进行蚕豆病的预防,收到了良好的效果。

群体普查时应进行遗传登记,包括个人病史、发育史、婚姻和生育史、亲属病情资料及系谱绘制等。普查过程中应注意遵循伦理原则,保护调查对象隐私。

二、遗传筛查

在遗传普查和登记的基础上,可通过遗传筛查(genetic screening)进行预防。遗传筛查是对人群中遗传病致病基因或易感基因进行检测。即以群体为对象,检测个人是否携带致病基因(通常指隐性遗传病基因),或某种疾病的易感基因型、风险基因型,以防止个人可能发生疾病或者遗传给后代。例如某地进行耳聋相关基因检测与分析,结果 1 000 对夫妻中 79 对检出耳聋相关基因突变,其中双方均检出相关基因突变者共 6 对夫妻,而仅一方检出相关基因突变者共 73 对,其中 6 对夫妻列为高风险夫妻,建议产前诊断或植入前诊断,其余建议自然妊娠,并进行新生儿耳聋基因筛查和干预。

常见的遗传筛查方法

遗传筛查可在不同的时期,针对不同的对象进行,常用方法有产前筛查、新生儿筛查、携带者筛查、植入前遗传学筛查等。目前主要针对某些发病率高、病情严重或可以早期防治的遗传病建立了筛查方法。

1. 产前筛查(prenatal screening)　是指通过生化遗传学、细胞遗传学、分子遗传学技术,检出异常胚胎,并进行诊断,采取选择性流产预防遗传病患儿出生。目前,出生前筛查的标志物包括超声资料、孕妇血清中的蛋白质和激素水平、孕妇血清中胎儿标志物等。

2. 新生儿筛查(neonatal screening)　在新生儿群体中,用快速、敏感的实验室方法对新生儿的遗传代谢病、先天性内分泌异常以及某些危害严重的遗传性疾病进行筛查,旨在对患病的新生儿出现临床症状之前通过筛查进行早期诊断和早期治疗,防止组织器官发生不可逆的损伤,如智力低下等。

3. 携带者筛查(carrier screening)　携带者(carrier)是指表型正常,但带有致病基因并可能把致病基因传给后代的个体。一般包括:隐性遗传病杂合子、显性遗传病的未显者、表型尚正常的迟发外显者和染色体平衡易位的个体。

在人群中许多隐性遗传病的发病率不高,但杂合子的比例却相当高,因此,检出遗传携带者对遗传病的预防具有积极的意义。例如,苯丙酮尿症的纯合子在人群中的频率为1/10 000,携带者(杂合子)的频率为1/50,为纯合子频率的200倍。对发病率很低的遗传病,一般不做杂合子的群体筛查,仅对患者亲属及其对象进行筛查。对发病率高的遗传病,普查携带者效果显著,例如我国南方各省的地中海贫血发病率较高,因此检出双方同为 α 或 β 地贫杂合子的概率较高,这时进行婚姻及生育指导,配合产前诊断或胚胎植入前诊断,就可以从第一胎起防止重型患儿出生。染色体平衡易位携带者生育死胎及染色体病患儿的概率很大,及时检出染色体平衡易位或倒位携带者,并配合产前诊断或胚胎植入前诊断,可减少反复流产和死胎,有效预防染色体病患儿出生。携带者筛查还可用于发现某些遗传性恶性肿瘤(直肠癌、乳腺癌、卵巢癌)以及其他严重的遗传性疾病(血栓性梗死、阿尔茨海默病、高血压、糖尿病等)的风险基因,以便及时预防和治疗。

杂合子携带者的检测方法基于临床水平、细胞遗传学水平、生化水平及分子水平。临床水平主要进行系谱分析,通过遗传病的遗传方式分析家系中每个成员的基因型,有些成员的基因型不能确定,需要进一步检查。细胞遗传学水平主要是染色体核型分析和组织学观察,例如通过核型分析可检出平衡易位携带者,通过细胞和组织学观察可检出镰状细胞贫血携带者。生化水平主要是测定酶和蛋白质(包括代谢中间产物的测定),尤其是检测分子病代谢病杂合子,隐性致病基因杂合子中基因产物的量介于纯合子患者与正常个体之间,例如苯丙酮尿症携带者苯丙氨酸羟化酶的量只有正常人的一半左右,半乳糖血症携带者体内的半乳糖-1-磷酸尿苷转移酶的量只有正常人的一半。分子水平利用 DNA 或 RNA 分析技术直接检出杂合子,例如进行性假肥大性肌营养不良(DMD)、苯丙酮尿症、甲型和乙型血友病、Huntington 舞蹈症、马方综合征等,基因分析检测杂合子的技术方法不断改善,提高了杂合子筛查的准确性和筛查的范围。

4. 植入前遗传学筛查　对于遗传病携带者或患者,体外受精后胚胎发育到一定阶段,取出一个细胞或若干个细胞进行植入前基因诊断,证明基因组结构正常后,再植入子宫继续发育。这样可避免遗传病患儿的发生。

近年来随着个体化医学的发展,遗传筛查还包括对遗传多态性的检测,评价其与某些疾病的相关性和对某些药物的反应性。

三、遗传保健

遗传保健(genetic health care)即采取有效的措施,防止严重遗传病患儿出生,以降低人群中有害基因的频率。以遗传学、医学为基础,研究改进人群遗传素质,促进人类社会的健康发展,是提高人口质量的有效途径。

出生缺陷的预防措施

胎儿遗传因素、母体遗传因素及外界环境均会增加胎儿畸形发生风险,为更好地预防不良妊娠,政府及医院工作人员大力提倡遗传保健。世界卫生组织将出生缺陷的预防措施分为三级。

1. 一级预防　又称为病因预防,防止出生缺陷发生,主要包括:优生优育、围孕期保健、适龄生育、辅助生殖等。

(1) 优生优育:面向全社会进行广泛的遗传保健知识的宣传,提倡优生优育,建立和推行优生优育法规和优生措施,加强待孕妇女孕前优生健康检查宣传教育,提高参与积极性,做好计划妊娠,降低不良妊娠发生。通过遗传咨询、胚胎植入前诊断、产前诊断和选择性流产可以防止遗传病患儿的出生。

(2) 围孕期保健:孕前优生健康检查可对潜在风险的备孕者及早干预,降低不良妊娠结局发生,减

Note:

少出生缺陷,建设健康中国。2007年,卫生部发布的《孕前保健服务工作规范(试行)》指出,要增强人口素质应控制出生缺陷率与先天性残疾发生率,为准备妊娠夫妇提供健康教育与咨询、健康状况评估级健康指导作为关键的优生健康检查内容。为孕前妇女提供优生健康检查,是目前最高效控制出生缺陷、增强人口素质的措施。孕前优生健康检查主要以相关知识宣传、健康指导、优生咨询、风险评估与营养元素补充等手段为主,有效降低出生缺陷及不良妊娠的发生。

孕期保健:属于产科重要保健工作之一,孕期保健干预服务是对孕妇自妊娠起至分娩过程中予以全程孕期项目检测、护理以及保健服务,加强孕期保健服务有助于保证孕产妇及胎儿安全。常规基础护理主要有:①嘱咐孕妇定期产检,检查内容主要有胎儿体质量、胎心率、血糖、血压以及腹围。若孕产妇为高危妊娠,适当增加产检次数。②围绕孕妇机体情况,针对性疏导其心理负面情绪。③嘱咐孕妇充分休息,注意控制日常饮食,禁止大幅度活动。④若孕产妇已经发生妊娠并发症,遵医嘱对症处理。⑤指导孕产妇掌握自我监护的正确方法。

孕早期保健:予以心理方面疏通,建议孕妇平时听轻音乐等,缓解内心烦躁、焦虑等不良心理情况,促进孕妇维持乐观心态,进食容易消化、含维生素较多的食物,及时口服叶酸,定时接受超声检测等。

孕中期保健:教会孕妇数胎动方法,让孕妇躺着休息时了解胎动和肠道蠕动的区别,每天早中晚分别数一次胎动,正常胎动是1个小时内胎动3次以上或是12个小时内胎动30多次,若胎动不正常(比如胎动频次忽然增多,或是胎动频次忽然减少等)需即刻就诊,加强对胎儿胎心以及胎盘功能等方面的监护,予以间隙给氧干预,建议孕妇维持左侧卧位充分休息。增强营养物质的摄入,维持膳食结构平衡,清淡饮食,多吃水果及蔬菜,适量摄入蛋白质、钙、铁等。维持孕妇心情相对愉快,尽量降低出现大喜大悲等情绪波动现象,促使孕妇维持平和心态,定期检测胎儿生长和发育指标,积极预防相关并发症情况等。

孕晚期保健:参考孕妇检测情况评定胎儿体质量,掌握是否存在胎儿生长受限现象,告知孕妇不可进行性生活,规避早产、胎膜早破等,引导孕妇健康饮食和适宜运动等,仔细为孕妇介绍分娩对应知识,积极改善孕妇产前焦躁、紧张、恐惧等情况。

总之,孕育生命是一个奇妙的历程,指导孕妇以积极的心态适应孕期的变化,合理饮食、保证营养均衡,坚持锻炼,保持乐观豁达的心态,愉快享受这一过程。

(3) 适龄生育:25~29岁是妇女适宜生育年龄,在这期间生育子女,健康的可能性最大。据统计表明,20岁以下的母亲所生子女中,先天畸形发生率比25~29岁者要高50%。而35岁以上母亲所生子女中,唐氏综合征的发生率比25~29岁者高5倍,40岁以上者要高15倍,45岁以上者要高30倍。

(4) 辅助生殖:细胞遗传学、分子遗传学的迅速发展为辅助生殖提供了理论和技术基础,"试管婴儿"技术已应用临床,为男、女不育症和某些遗传病患者或携带者生育后代起到了良好的作用。体外人工授精后,将分裂4~16细胞期的胚胎植入妇女的子宫,继续发育直到分娩。根据不同的适应证适用不同的体外受精方式。对于遗传病携带者或患者,体外受精后胚胎发育到一定阶段,取出一个细胞或若干个细胞进行植入前基因诊断,证明基因组结构正常后,再植入子宫继续发育。这样可避免遗传病患儿的发生。

(5) 保护环境:工业化的进展导致环境污染,致畸(teratogenesis)、致癌(carcinogenesis)和致突变(mutagenesis)剂均可导致细胞中的遗传物质DNA受到损伤。致畸剂损伤发育中的胚胎细胞,使其结构和行为改变或死亡,引起某些器官发生的异常而致畸形。致癌剂损伤的是成体的某种组织细胞,导致突变的体细胞无限度地增殖而形成癌。致突变剂损伤生殖细胞中的DNA,所诱发的突变将传递给下一代而引起下一代遗传性状的变化。环境因素的控制对防止畸形儿的出生有重要作用。妇女在备孕前几个月和妊娠期避免接触上述物质,可预防产生先天畸形,对提高人口素质有重要意义。

(6) 拒绝不良习惯:挑食、吸烟、饮酒等不良生活习惯是影响男性女性孕前优生健康状况的主要原因。经常食用蛋糕奶油、巧克力、油炸食品、腌制食品以及其他高油、高盐、高糖食品,可危害母体健康,

Note:

诱发不良妊娠。酒精会影响睾丸性能,使精子发生受到一定程度的影响,与此同时,酒精作用于下丘脑 - 垂体轴,导致精子质量下降。肥胖的男性脂肪较厚,降低精子发生和活力。吸烟会降低精子的数量和活力、增加畸形率。母亲孕期期间被动吸烟也会增加早产的风险。糖尿病、高血压等慢性病和甲状腺功能异常容易引起胎盘早剥、贫血。肥胖加重了心血管负担,增加了并发症风险,不利于母婴预后。母亲孕前月经周期正常规律,经常体育锻炼,可以降低不良妊娠发生,孕期适度的体力活动有益于胎儿智力发育。为孕育健康后代,改掉不良习惯,尽早戒烟戒酒,避免熬夜,规范日常生活习惯,加强锻炼,从而提高优生水平。

(7)营养护理:妊娠期是胎儿生命的起始阶段,营养作为最重要的环境因素,对母子双方的近期和远期健康都将产生至关重要的影响。孕期营养护理管理可提高孕产妇身体营养水平、减少并发症、改善不良妊娠结局。良好的膳食模式是保障营养充足的基础,目前已有指导孕期膳食的微信小程序。国际妇产科联盟(International Federation of Gynecology and Obstetrics,FIGO)强烈建议女性尽早进行营养咨询和干预。

孕产妇产检过程中,护理人员邀请孕产妇以及家属参与专题讲座,将营养保健手册发放给孕产妇,纠正孕产妇错误认识,使其了解合理、均衡营养对妊娠的意义。

孕前依据《中国备孕妇女膳食指南(2016)》和《中国备孕妇女平衡膳食宝塔(2016)》中推荐的食物种类(粮谷主食、蔬菜、水果、水产、瘦畜禽肉、蛋类、奶类及其制品、大豆及其制品和坚果)和量,注重饮食结构,日常摄入优质蛋白、维生素、矿物质、微量元素等,调整孕前的膳食模式。

孕期对各种营养素的需求量会增加,基础营养状态欠佳、低龄孕妇、多胎妊娠、妊娠间隔过短、营养吸收不良等的女性,妊娠期对某些营养素的需求量更大。依据《中国孕期妇女膳食指南(2016)》和《中国孕期妇女平衡膳食宝塔(2016)》中推荐的食物种类和量,孕期妇女膳食应在一般人群膳食的基础上补充以下内容:

1)主食:孕早期在孕吐的情况下,须保证每天 150g 主食摄入,满足脑组织对葡萄糖的需要,预防酮症酸中毒对胎儿的危害,并检查了解叶酸、维生素 B_{12}、铁等营养素的额外补充量。孕中期开始,胎儿生长速度加快,母体生殖器官的发育也相应加快,对营养的需要增大,应在孕早期膳食的基础上,适当增加食物的摄入量。主食摄入量适当增加,全谷物和杂豆不少于主食的 1/3。尽量避免油炸食物、腌菜、辛辣食物,多吃奶类和大豆,适量吃畜禽瘦肉、蛋、坚果,同时护理人员与其家属积极交流,充分发挥家属监督作用。

2)叶酸补充:每天补充叶酸制剂 400μg/d 外,还需摄入 200g 新鲜绿叶蔬菜(约 200μg 叶酸)。富含叶酸的食物如动物肝脏、蛋类、酵母、绿叶蔬菜、水果级坚果类,但天然食物中存在的叶酸是四氢叶酸的各种衍生物,均为还原型,烹调加工或预热易分解,生物利用率较低;合成的叶酸是氧化型谷氨酸叶酸,稳定性好,生物利用率高。

3)铁摄入:常吃含铁丰富的食物,如动物血、肝脏及红肉。这类食物所含的铁为血红素铁,生物利用率较高。随着妊娠的进展,孕妇血容量和红细胞数量逐渐增加,胎儿、胎盘的生长均需要额外的铁,畜禽肉和鸡蛋的摄入量增加 20~50g,每周吃 1~2 次动物内脏或血液,每次 20~50g,基本可以满足孕期增加的铁营养需要,铁缺乏严重者可在医师指导下适量补铁。

4)碘摄入:加碘盐能确保有规律地摄入碘,此外,常吃含碘丰富的海产品,每周最好吃 2~3 次深海鱼和 1~2 次动物血 / 肝脏。孕中晚期适当增加含碘食物的摄入,如海带、紫菜等。

5)营养指导:根据妊娠时间,对孕妇定期开展个性化的营养指导。妊娠第 1 个月,指导孕妇多补充叶酸,避免孕期贫血而导致胎儿出生缺陷、早产等;第 2 个月指导孕产妇补充足够多的维生素 C,帮助孕妇减轻呕吐症状;第 3 个月指导孕产妇补充足够多的微量元素镁、维生素 A,促使胎儿良好发育;第 4~6 个月指导孕产妇补充适量钙、维生素 D,促使胎儿智力、骨骼良好发育;第 7~8 个月指导孕产妇摄入碳水化合物,为机体储存能量;第 9 个月嘱咐孕产妇多摄入膳食纤维十分丰富的食物,以促消化。

6)调整饮食:根据孕妇实际情况定时调整饮食结构,进一步均衡营养摄入,纠正营养过剩或营养

Note:

不良。如妊娠过程中血糖过高者,减少或禁止其摄入高糖食物,以低糖的绿色果蔬为主;轻微贫血者,可适量补充叶酸、维生素、血红素铁;血压过高者,以低脂饮食为主,适量补充蛋白质、维生素。

(8) 谨慎使用药物:妊娠期用药情况不仅关系母体自身健康,还关系到胎儿是否能够正常生长发育。若妊娠期妇女患病后不进行治疗,延误病情,会危及母婴安全;若妊娠期用药不当,在伤及母体的同时可能对胎儿、新生儿造成伤害。在提倡优生的建议下,妊娠期妇女会选择营养素类药物、中药等。妊娠期妇女遵照医嘱合理补充叶酸、脂溶性维生素 A、E、D 可更好预防妊娠期并发症,改善不良妊娠结局。中药对妊娠期并不是绝对安全,尤其是对标有"孕妇禁用"的中成药,提高警惕。建议妊娠期妇女定期到医院进行孕期知识学习,强化其安全用药意识,准确掌握叶酸服用方法、补钙技巧等,准确认识到各药物在孕期使用的安全风险,合理用药、正确用药方能保证母婴健康。

2. 二级预防　减少出生缺陷的发生,是对一级预防的补充,又称为产前干预。主要包括:产前筛查、产前诊断和宫内治疗等。

(1) 产前筛查和产前诊断:对亲属中有遗传病或孕早期有接触不良因素的妇女,在遗传咨询的基础上,孕期进行产前筛查,对有高风险的孕妇进行产前诊断,如果确认为正常胎儿则继续妊娠至足月生产,这是预防严重遗传病患儿出生的有效手段。可以进行产前诊断的遗传病包括以下几类:①染色体病;②特定酶缺陷所致的遗传性代谢病;③可进行 DNA 检测的遗传病;④多基因遗传的神经管缺陷;⑤有明显形态改变的先天畸形。产前诊断的方法包括孕妇外周血中胎儿有核红细胞富集、羊膜穿刺、绒毛活检、B 型超声扫描、X 线检查等不同方法。对双亲是致病基因携带者或已生过遗传病患儿的孕妇适时进行产前诊断,必要时采取选择性流产。

(2) 宫内治疗:对某些疾病开展手术或非手术的宫内治疗,如对先天性膈疝胎儿行宫内外科手术,胎儿心动过速给孕妇服用洋地黄治疗。

3. 三级预防　又称为出生后干预,指对出生后的婴儿进行早诊断和早治疗,提高患儿生活质量,减少致残率,促进健康。主要包括:新生儿筛查和治疗等。

学 科 前 沿

孕前扩展性携带者筛查

出生缺陷防控新策略——孕前扩展性携带者筛查(preconception expanded carrier screening, PECS)用于检测携带致病变异或突变基因的健康个体。如果夫妻双方都携带同一基因的致病变异,或者女性携带 X 连锁隐性遗传病相关的致病变异,夫妻生育患儿的风险就会增加。根据 OMIM 报道存在 2 933 个 X 连锁和常染色体隐性遗传病,这些疾病具有相对较高的携带频率。PECS 可以帮助患者和临床医生确定一对夫妇是否需要进行胚胎植入前单基因病遗传学检测,降低子女患单基因遗传病的发病风险。

知 识 拓 展

家族性高胆固醇血症

家族性高胆固醇血症(familial hypercholesterolemia, FH)是一种常染色体显性遗传病,致病基因主要包括编码低密度脂蛋白受体(low density lipoprotein receptor, LDLR)、载脂蛋白 B(apolipoprotein B, ApoB)、前蛋白转化酶枯草溶菌素 9(proprotein convertase subtilisin kexin-9, PCSK9)和低密度脂蛋白受体衔接蛋白 1(low density lipoprotein receptor adaptor protein 1, LDLRAP1)基因,其中 LDLR 基因突变最为常见。未经治疗青少年期即可发生冠状动脉粥样硬化性心脏病,甚至猝死,属于严重的罕见病,2018 年被列入国家第一批罕见病目录。

Note:

　　本节案例中家系的先证者父母为近亲结婚，且均携带杂合 *LDLR-E140K* 基因突变，先证者携带纯合 *LDLR-E140K* 基因突变，多次检查 LDL-C>13mmol/L，其父 LDL-C 升高，出现角膜环和主动脉内膜增厚。

　　患者的护理主要包括生活指导，如避免肥胖，能量摄入比例为脂肪 20%~25%，碳水化合物 50%~60%，其中饱和脂肪酸 <7%，胆固醇 <200mg/d，减少反式脂肪酸摄入，食用富含纤维素的食物，多吃蔬菜，适当运动。首选他汀类药物，可以联合依折麦布、普罗布考 PCSK9 抑制剂，血浆脂蛋白置换术可以选择性清除血浆中胆固醇，单次治疗可使 LDL-C 降低 55%~70%，血浆脂蛋白置换术长期治疗安全有效，能显著减少冠状动脉事件的发生。

（宋少娟）

第三节　植入前遗传学检测技术及应用

 ———————————— 导入情景与思考 ————————————

　　王女士，35 岁，先生 40 岁，已经生育一个唐氏综合征患儿，因继发不孕进行试管婴儿，担心再生育患儿，要求进行遗传学检查。

　　请思考：

　　1. 请分析该患者不孕的原因。

　　2. 针对该病人，胚胎移植前是否要进行遗传学检测？进行遗传学筛查方法是什么？

　　植入前遗传学检测（preimplantation genetic testing，PGT）是指胚胎植入前对胚胎或者卵细胞（极体）进行遗传学检测，避免携带遗传缺陷患儿的出生，是改善妊娠结局的一种技术。将常规产前检测提早到胚胎植入子宫之前，避免了孕妇反复流产，也避免了常规产前诊断所面临的选择性流产的窘境和伦理问题。2017 年，国际辅助生殖技术监控委员会对 PGT 进行了新的分类分为三类：胚胎植入前单基因病遗传学检测（preimplantation genetic testing for monogenic/single gene defects，PGT-M）、胚胎植入前染色体结构变异检测（preimplantation genetic testing for chromosomal structural rearrangement，PGT-SR）和胚胎植入前非整倍体检测（preimplantation genetic testing for aneuploidy，PGT-A）。单基因病患者携带的致病基因遗传给子代，会导致子代患病，加重家庭负担。PGT-M 可以筛选出不携带致病基因的胚胎用于移植，获得健康后代。易位、倒位、重复、缺失等染色体结构异常的患者会形成染色体核型不平衡的配子和胚胎，导致胚胎反复种植失败和早期流产。PGT-SR 可以发现胚胎的拷贝数变异，移植不携带缺失和重复的整倍体胚胎。非整倍体作为人类胚胎中最常见的遗传学异常，是导致早期流产最常见的原因。对于接受 IVF 助孕的患者，PGT-A 尤其适用于女方高龄、反复流产、反复种植失败和严重男性因素不育的患者。

一、植入前遗传学检测的发展史

　　PGT 技术应用是建立在体外受精胚胎移植术（in vitro fertilization and embryo transfer，IVF-ET）和遗传学检测技术革新和发展基础上的。

　　1978 年，Robert Edwards 团队通过 IVT-ET 技术培育的全球第一例试管婴儿诞生。1983 年，Kary Mullis 发明了聚合酶链式反应（PCR）技术，开创了遗传检测的新纪元，他本人获得了 1993 年的诺贝尔化学奖。1989 年，Alen Handyside 首次利用 DNA 扩增对胚胎活体样本进行检测以鉴定胎儿性别。1990 年，Handyside 首次采用 PCR 扩增技术对 X 连锁隐性遗传病进行 PGT 并获得妊娠。同年，Verlinsky 也报道了通过卵细胞的第一次活检进行常染色体隐性遗传病的 PGT。1992 年，Handyside

通过 PGT 筛查常染色体隐性遗传病(囊性纤维化)诞生了健康婴儿。1994 年,荧光原位杂交(FISH)技术被用于胚胎性别鉴定及非整倍体检测。由此,辅助生殖技术开启了崭新的领域。

在随后,PGT 技术体系不断得到优化和完善,遗传病致病因素以及胚胎发育机制的研究使得 PGT 的指征和靶标更为明确,活检取材方法的优化保证了 PGT 应用的安全性,新兴的遗传检测技术极大地提升了 PGT 检测速度和精度。PGT 的遗传学检测手段也日益丰富,从最早的荧光原位杂交、PCR 等,逐步拓展到比较基因组杂交(comparative genome hybridization,CGH)和单核苷酸多态性(single nucleotide polymorphism,SNP),到目前是最常用的高通量基因测序。

二、植入前遗传学检测的临床应用及护理措施

(一) PGT 的临床应用

1. 在单基因病阻断中的应用　目前已知有 7 000 多种单基因遗传病,超过一半有明确的致病基因。大部分单基因病会导致先天畸形、疾病或死亡,给患者家庭和社会医疗保健系统带来沉重负担。罕见病是一类严重影响人类健康的疾病,80% 由于基因缺陷导致,具有基因缺陷的罕见病患者通过 PGT-M 可以获得健康后代。1990 年第一例 PGT-M 通过扩增 Y 染色体特异性重复序列,移植不包含 Y 染色体的胚胎,避免了 X 连锁隐性遗传病患者生育患病子代。自 PGT-M 诞生以来,历经 20 多年的临床应用,成功阻断了进行性假肥大性肌营养不良、苯丙酮尿症、多囊肾、Alport 综合征等多种单基因疾病向子代传递。近年来,单基因病检测技术不断提高,能准确识别携带致病基因的染色体,并检测拷贝数变异。

2. 在染色体平衡易位胚胎识别中的应用　染色体平衡易位在人群中的发生率约为 0.2%,绝大部分因染色体组成未改变而表型正常,少部分易位染色体的断裂破坏了基因功能,导致不孕、疾病综合征和先天畸形。减数分裂时期,易位染色体分离紊乱,产生约 70% 不平衡配子,导致反复流产或新生儿染色体异常。运用断裂区域 DNA 探针的 FISH 技术和短串联重复序列(short tandem repeats,STR)单体型分析可以鉴别易位携带者,但无法进行全部染色体筛查。对于反复流产和希望生育染色体核型正常后代的患者,尤其需要能区分易位携带状态和正常胚胎的 PGT 技术。

3. 实施的流程　实施程序复杂,涉及临床遗传咨询和知情同意、辅助生殖临床诊治、胚胎实验室操作、遗传实验室检测、胚胎移植及妊娠管理、产前遗传学检测及产后跟踪随访等,需要多学科紧密配合,共同参与完成。

(1) 临床遗传咨询和知情同意:由于 PGT 涉及复杂的流程和技术体系,治疗前为就诊夫妇提供详细的遗传咨询和充分的知情同意十分必要。

1) 病史采集及家系分析:针对就诊夫妇的生育情况,需询问并收集其疾病史、生育史、专科检查及健康评估结果。针对就诊夫妇诉求进行 PGT 遗传病,需收集就诊者及相关家系成员完整的疾病信息,包括原始临床资料及遗传检测结果,依据家系成员的发病情况绘制家系图。收集好完整的临床信息后需要详细评估就诊者是否符合 PGT 的适应证,并向就诊夫妇解释清楚原因。对于拟进行人类白细胞抗原(HLA)配型的夫妇,还需评估他们已生育的患儿目前的病情及诊治情况,合理判断其病情是否允许等待通过 PGT-HLA 配型筛选胚胎进行针对性治疗。

2) 充分了解生育和遗传风险:根据收集的临床信息,结合家系分析和先前遗传检测结果,明确疾病的遗传模式、发病规律,充分评估夫妇再生育风险。

3) 就诊夫妇充分知情并自愿选择:在对就诊夫妇临床背景信息和适应证情况充分了解后,应向就诊者详细解释说明,使其充分知晓现阶段所有可能的医学干预措施及其利弊,如产前诊断、PGT、配子捐赠等。

在充分知情后,就诊者自愿选择是否采用 PGT 进行生殖干预以及拟采用的具体检测方案或措施。实施咨询的临床医师和遗传咨询师应做好相关记录并保存相关记录资料。

(2) 辅助生殖临床诊治:PGT 周期中,辅助生殖临床诊治方案与常规诊治方案依据女方就诊者的

Note:

基础内分泌、卵巢储备、子宫内膜容受性,男方就诊者的精液检查等情况,合理选择促排卵方案及相关对症治疗方案。

(3)胚胎实验室操作:胚胎实验室主要涉及体外受精、胚胎培养、胚胎活检以及胚胎冷冻等实验室操作。

1)受精方式的选择:为最大限度地降低来自母源颗粒细胞和父源精子(或两者释放的 DNA)对胚胎活检样本的污染风险,PGT 周期中通常采用卵胞浆内单精子注射(intracytoplasmic sperm injection,ICSI)方式对卵子进行受精。

2)胚胎活检方法:胚胎活检是 PGT 成功的重要步骤之一,主要通过化学法、机械切割法、透明带激光打孔法在透明带上形成缺口后进行活检。激光打孔法是采用特定波长(1.48pm)远红外激光光束产生的热效应在透明带上进行非接触式打孔。激光法操作简便省时,可在短短几秒内完成打孔,且打孔尺度精确,在活检囊胚滋养层细胞时也可辅助显微操作快速切断细胞粘连。采用激光法活检的整个过程迅速顺畅,不会引起胚胎的热损伤和机械损伤,可最大限度降低体外操作对胚胎发育造成的影响,是一种安全、简捷的方法,因而目前应用最为广泛。

3)胚胎活检取材:PGT 中胚胎活检取材包括极体、卵裂期卵裂球、囊胚期滋养层细胞。

极体是由卵母细胞减数分裂产生的非功能性子细胞,由于活检时间早于胚胎卵裂时间,给活检后的遗传学检测争取了更多的分析时间。极体活检可分步进行第一极体和第二极体活检,即在取卵后或 ICSI 后 0.5~2h 活检第一极体,而在 ICSI 后 8~14h 活检第二极体;也可以在 ICSI 后 8~14h 同时活检两个极体。

卵裂球是较常用的活检材料,其获取较容易。在卵裂期活检后能在 2~3d 内完成遗传学检测,可以满足在"种植窗"期内进行新鲜胚胎移植,避免了胚胎冻存与复苏。通过卵裂球活检可对父源和母源及胚胎发育过程中的遗传物质异常进行检测。

随着囊胚培养技术的发展完善,且对囊胚滋养层活检可获得多个细胞以供检测,具有更高的安全性和诊断准确性,囊胚滋养层活检逐步成为目前主要的活检方式。囊胚滋养层活检一般是在受精后第 5~6d 进行,一般活检 5~10 个细胞为宜。

4)胚胎的冷冻复苏:玻璃化冷冻复苏技术是目前主要的胚胎冷冻复苏方法。其对胚胎的损伤小,冷冻复苏效果较佳,操作简便易行,保证了冷冻复苏周期的胚胎质量,此法已取代传统的程序慢冻法而广泛用于胚胎冷冻。

总之,采用激光打孔法对囊胚期胚胎滋养层活检,结合玻璃化胚胎冷冻技术,是较为安全且有效的方法,构成目前 PGT 的重要检测技术体系。

(二)护理措施

1. 治疗　根据不孕不育症夫妻双方的检查结果,结合各类辅助生殖技术的适应证,选择相应的辅助生殖技术,并做好术前术后护理。给予辅助生殖技术的各项宣教,女性按照常规 IVF 治疗方案进行处理。

2. 护理监测 / 管理　对于需要进行胚胎植入前检测的患者,应提供以下护理管理方案:

PGT/PGS 周期中胚胎移植后的妊娠管理措施与常规辅助生殖周期无明显差异。但除常规产前检查外,建议对 PGT/PGS 周期进行产前诊断以进一步确诊,并且在胎儿出生后应做好跟踪随访。

三、遗传学实验室检测技术

遗传学检测是 PGT 周期中的关键环节。活检获得胚胎的细胞标本后,交由遗传学实验室对胚胎样本进行遗传学检测。常规的遗传学检测主要包括基于 FISH 的细胞分子遗传学检测技术和基于 PCR 的分子遗传学检测技术两大技术体系。近年来,随着单细胞全基因组扩增(whole genome amplification,WGA)技术和高通量遗传学检测方法的发展,以染色体微阵列分析和高通量测序为代表的技术体系也被广泛应用于 PGT/PGS 领域。

Note:

（一）荧光原位杂交技术

通过荧光素标记核酸探针后，在适宜的温度下孵育被标记的探针与标本，使两者按照碱基互补配对原则进行杂交，然后直接在荧光显微镜下检测或通过免疫荧光信号对样本进行核酸的定性、定位研究。

（二）聚合酶链式反应

借助人工合成的特异性引物，以目的 DNA 序列为模板，采用耐高温 DNA 聚合酶，经变性、退火及延伸 3 个步骤的多次循环扩增目的 DNA 序列的过程。PCR 技术在单基因病的 PGT 中应用广泛。

（三）全基因组扩增技术

力求以最小的扩增偏倚对整个基因组序列进行非选择性的随机扩增，以增加痕量 DNA，使其达到进行遗传学检测分析的起始量的要求，因而能提供更为全面的遗传信息，为实现痕量 DNA 多基因位点分析和重复检测提供了可能。全基因组扩增技术可对细胞全基因组进行高效的扩增，解决了单细胞模板少的困难，较之前的巢式 PCR、多重 PCR、荧光 PCR 等多种技术更具优势。

（四）染色体微阵列分析技术

全基因组扩增技术扩增后的产物需要通过其他的检测手段对遗传异常进行检测。针对单基因病，目前最常用的方法是利用全基因组扩增技术扩增的产物直接对致病基因进行扩增及检测分析。

（五）高通量测序技术

近年发展迅速的高通量测序技术，能全面检测单个细胞水平的遗传异常，如单核苷酸多态性（SNP）和拷贝数变异（copy number variation，CNV）等，成为 PGT/PGS 的有效策略。在 PGT/PGS 周期中，活检获得单个细胞（卵裂球或极体）或者少量细胞（5~10 个滋养层细胞）进行全基因组扩增后通过高通量测序检测胚胎的遗传组成，最后选出遗传组成正常的胚胎移植回母体子宫。

（孙 珂）

第四节 新生儿筛查

—————————— 导入情景与思考 ——————————

患者，女性，31 岁。于 2020 年 5 月足月顺产一男婴，出生 12 个月后家长发现听力缺失。到耳鼻咽喉科进行检查，诊断为"先天性耳聋"，建议佩戴助听器进行治疗。

请思考：

1. 该男婴还需要进行哪些遗传代谢病的筛查？

2. 该夫妇再生育时，孩子的再发风险是多少？

3. 应提出哪些指导性建议，防止同样情况的患儿出生？

新生儿筛查（neonatal screening）是指在新生儿期对严重危害新生儿健康的先天性、遗传性代谢性或内分泌疾病施行专项检查，提供早期诊断和治疗的母婴保健技术。

一、新生儿筛查目的和标准

1. 新生儿筛查目的

（1）及时对患病新生儿进行防治以最大限度地减少疾病对机体的危害。

（2）为患者父母提供有关疾病知识的教育和遗传咨询。

2. 并不是所有的疾病都需要进行新生儿筛查。开展新生儿筛查的标准：

（1）疾病定义明确，发病率较高，对机体健康危害大，需要及时治疗。

（2）通过临床表现和特征不容易对疾病作出及时的诊断。

Note:

（3）在没有及时诊断和治疗的情况下,疾病会引起严重的不可逆的机体损害。

（4）筛查方法要求迅速、准确、可靠、方便,特异性和敏感性高。

二、新生儿筛查的疾病和方法

（一）新生儿筛查的疾病

1. 遗传代谢病（inherited metabolic disorders,IMD） 又称先天性代谢缺陷（IEM）,是参与体内代谢的某种酶、运载蛋白、膜或受体等的编码基因发生突变,从而导致机体生化代谢紊乱,造成中间或旁路代谢产物蓄积,或终末代谢产物缺乏,引起一系列临床症状的一组疾病。IEM 可以表现为氨基酸、有机酸、脂肪、激素等先天性代谢缺陷。IEM 多为常染色体隐性遗传病,少数为常染色体显性遗传或 X、Y 连锁伴性遗传及线粒体遗传等。迄今发现的 IMD 已有 1 000 余种,总体发病率达 1/500,IED 不仅病种数量繁多、发病机制复杂,而且其临床表现具有多样性和缺乏特异性,绝大多数依赖于对患儿体液中特异性异常代谢物质的实验室生化分析结果,或者进行酶学或基因分析做出诊断。

由于遗传代谢病早期无症状容易漏诊,发病初期症状不典型,容易误诊,部分患儿在出生 3~6 个月内开始发病,有的甚至到几岁或十几岁开始发病,并且危害性极大、会对神经系统以及内脏器官造成很大的不可逆的损失,导致智力发育迟缓、肝脾大等。因此,早期发现、早期诊断、早期治疗非常重要,可以在损失造成之前,合理干预与控制,对于孩子的一生改变和影响意义重大。

临床意义:目前国家要求所有新生儿必须筛查的是先天性甲状腺功能减退症、苯丙酮尿症、蚕豆病,但除了这 3 种最常见的,还有部分的遗传代谢病的发病率相对较高的,比如甲基丙二酸血症、希特林蛋白缺乏症、生物素酰胺酶缺乏症等,可以通过串联质谱法进行筛查。目前可以进行早期筛查的遗传代谢病有 300 多种。

2.《新生儿疾病筛查管理办法》 规定新生儿疾病筛查病种包括先天性甲状腺功能减退症、苯丙酮尿症、蚕豆病等新生儿代谢病和听力障碍筛查。

（二）新生儿疾病筛查的方法

新生儿疾病筛查的对象为所有在医疗保健机构出生的活产新生儿。筛查标本通常是通过采集脚跟血或尿液。血标本的采集采用血滤纸片法,从婴儿足跟采血滴至特制的滤纸片上制成血斑,自然晾干,置于密封袋内。采血时间为生后 72h 后、7d 之内,并充分哺乳,由于各种原因未采血者(早产儿、低体重儿、正在治疗疾病的新生儿、提前出院者等),采血时间一般不超过 20d。滤纸干血片在采集后应当根据规定时间递送至新生儿疾病筛查中心进行检测。筛查机构对可疑阳性或阳性患儿应及时通知复查,以便确诊或鉴别诊断。当确诊患儿接到告知后,应当要求患儿立即接受治疗,直至成长为健康的社会人,保证新生儿疾病筛查的社会效果。

三、新生儿筛查的常见项目

（一）苯丙酮尿症

新生儿筛查领域中最常见、最经典的病种,是一种常染色体隐性遗传病。一旦确诊,立即治疗,以避免或减轻脑损伤。

1. 临床表现 由于全国 PKU 新生儿筛查的大力推广,目前较多患儿在新生儿期检出,患者多无临床表现。患儿出生时正常,通常在 3~6 个月时始出现症状,1 岁时症状明显,表现为:

（1）神经系统:智力发育落后最为突出,智商常低于正常。有行为异常,如兴奋不安、忧郁、多动、孤僻等。可有癫痫小发作,少数呈现肌张力增高和腱反射亢进。

（2）皮肤:患儿在出生数月后因黑色素合成不足,头发由黑变黄,皮肤白皙。皮肤湿疹较常见。

（3）体味:由于尿和汗液中排出较多苯乙酸,身上有明显鼠尿臭味。

（4）PKU 母亲在未控制血苯丙氨酸浓度的情况下怀孕,其子女即使不是 PKU,也常伴有小脑畸形和智力低下。

Note:

2. 遗传学和发病机制　常染色体隐性遗传病,是先天性氨基酸代谢障碍中最为常见的一种。由于苯丙氨酸羟化酶(phenylalanine hydroxylase,PAH)缺乏,不能将苯丙氨酸转化为酪氨酸,致使苯丙氨酸在血液、脑脊液、各种组织中的浓度增高,同时由于主要代谢途径受阻,次要代谢途径增强,即在转氨酶作用下,苯丙氨酸脱氨基产生大量的苯丙酮酸,经氧化作用生成苯乙酸、苯乳酸和对羟基苯丙酮酸等旁路代谢产物,并自尿中大量排出。高浓度的苯丙氨酸及其旁路代谢产物在脑组织中大量蓄积,导致脑细胞受损。本病因患儿尿液中排出大量苯丙酮酸代谢产物而得名,发病率具有种族和地域差异,我国的发病率总体为 1/11 000,北方人群高于南方人群(甘肃局部地区发病率高达 1/1 600)。

人类苯丙氨酸羟化酶基因位于第 12 号染色体上(12q22~12q24),基因全长约 90kb,有 13 个外显子和 12 个内含子,成熟的 mRNA 约 2.4kb,编码 451 个氨基酸。据报道,*PAH* 基因突变位置多变、类型多样、呈现高度异质性,即不同种族和地区人群之间突变部位及分布差异很大。通过对 PKU 病人进行基因分析,在中国人群中已发现了 100 多种基因突变,其中 7 种突变最常见,*r243q*(21.7%)、*r413p*(7.9%)、*ex6-96bp* A>G(c.611A>G,p.Y204C)(6.7%)、*ivs4-1* G>A(7.3%)、*r111x*(8.2%)、*y356x*(5.6%)和*v399v*(4.2%),缺失 / 重复突变大约占 3%。

3. 治疗　本病在新生儿期缺乏特异性症状,这给早期诊断带来困难,应早期筛查,力求早诊断与早治疗。若出现临床症状后才开始治疗,患儿智力已造成不可逆损伤。一旦确诊应立即积极治疗,开始治疗年龄越小疗效越佳。治疗主要采用低苯丙氨酸奶方,待血浓度降至理想浓度时,可逐渐少量添加天然饮食,其中首选母乳,因母乳中苯丙氨酸含量仅为牛奶的 1/3。较大婴儿及儿童可加入牛奶、粥、面、蛋等,添加食品应以低蛋白、低苯丙氨酸食物为原则,其量和次数依血苯丙氨酸浓度而定。苯丙氨酸浓度过高或者过低都将影响生长发育。

由于每个患儿对苯丙氨酸的耐受量不同,故在饮食治疗中,仍需定期测定血苯丙氨酸浓度,根据患儿具体情况及时调整食谱。低苯丙氨酸饮食治疗至少要坚持到 6 岁,其后可通过饮食控制维持血苯丙氨酸浓度。有条件者可持续到青春期后,终身治疗对患者更有益。成年女性 PKU 患者在怀孕前应重新开始饮食控制,血苯丙氨酸应控制在 300μmol/L 以下,直至分娩,以免高苯丙氨酸血症影响胎儿,导致母源性苯丙酮尿症。

PKU 是为数不多的可治性的遗传病之一,早期诊断、早期治疗是其预后良好的关键。大规模的新生儿代谢病筛查为其早期发现、早期诊断及早期治疗提供了重要手段。

(二)先天性甲状腺功能减退症

亦称呆小症,是由于先天性甲状腺发育障碍导致甲状腺能减退,体内甲状腺素缺乏,而造成中枢神经系统和身体发育广泛受损,表现智力低下和生长发育迟缓。新生儿期多无明显表现,临床指征也缺乏特异性。未及时治疗将导致精神发育迟滞,且神经系统损伤导致的智力障碍是不可逆的。新生儿筛查是此病早诊断和早期治疗的最佳措施。

1. 临床表现　主要特点是生长发育落后,智能低下和基础代谢率降低。

(1)新生儿及婴儿:大多数新生儿无甲状腺功能减退(简称甲减)症状和体征,但仔细询问病史及体检常可发现可疑线索,如怀孕时常感到胎动少、过期产、面部呈臃肿状、皮肤粗糙、生理性黄疸延迟、嗜睡、少哭、哭声低下、纳呆、吸吮力差、体温低、便秘、前囟较大、后囟未闭、腹胀、脐疝、心率缓慢、心音低钝等。

(2)幼儿和儿童期:多数先天性甲减常在出生后数月或 1 岁后因发育落后就诊,此时甲状腺素缺乏严重,症状典型:

1)特殊面容:头大、颈短、面部臃肿、眼睑水肿、眼距宽、鼻梁宽平、唇厚舌大、舌外伸、毛发稀疏、表情淡漠,反应迟钝。

2)神经系统功能障碍:智能低下,记忆力、注意力均下降。运动发育障碍,行走延迟,常有听力下降,感觉迟钝,嗜睡,严重可产生黏液性水肿、昏迷。

3)生长发育迟缓:身材矮小,表现躯体长,四肢短,骨龄发育落后。

Note:

4) 心血管功能低下：脉搏微弱，心音低钝，心脏扩大，可伴心包积液，胸腔积液，心电图呈低电压，PR 间期延长，传导阻滞等。

5) 消化道功能紊乱：纳呆，腹胀，便秘，大便干燥，胃酸减少。

甲状腺素缺乏严重度和持续时间长短与症状严重程度密切相关。

2. 筛查指标　先天性甲状腺功能减退症常用促甲状腺激素作为筛查指标。筛查方法为时间分免疫荧光分析法、荧光酶免疫分析法和酶联免疫吸附试验。TSH 浓度阳性切割值根据实验室及试剂盒而定，一般大于 10~20mU/L 时为筛查阳性。筛查阳性者应及时抽取静脉血测 FT_4 浓度。

3. 治疗

(1) 一旦确诊，立即治疗。不论病因是甲状腺本身还是下丘脑 - 垂体病变。

(2) 终身治疗，先天性甲减系甲状腺发育异常或代谢异常引起，需终身治疗。

(3) 治疗方案：左甲状腺素钠是治疗甲减最有效的药物。先天性甲减的治疗不需从小剂量开始，应该一次足量，使血 T_4 维持在正常高值水平。

(4) 暂时性甲减：一般需正规治疗 2 年后，再停药 1 个月复查甲状腺功能，如功能正常，则可停药定期观察。

(5) 治疗剂量：必须个体化，因每位患儿反应不一。在治疗开始后应每 4 周随访 1 次，血清 FT_4 和 TSH 正常后可减为每 3 个月 1 次，2 岁以后可减为每 6 个月 1 次。随访过程中应观察血 FT_4、TSH 变化，观察生长发育曲线、智商、骨龄等，根据情况调整服药剂量。甲状腺素用量不足时，患儿身高及骨龄发育落后，剂量过大则引起烦躁、多汗、消瘦、腹痛和腹泻等症状，必须引起注意。甲减病人对镇静药物异常敏感，尤其是吗啡，可引起昏迷，甲减病儿如长期饥饿、感染、疲劳、手术创伤，容易诱发甲减危象，经治疗后好转。

(三) 葡萄糖 6- 磷酸脱氢酶缺乏症

葡萄糖 6- 磷酸脱氢酶缺乏症（glucose-6-phosphate dehydrogenase deficiency，G6PD）呈 X 连锁不完全显性遗传。本病发病率具有明显的地区性差异，非洲及地中海周边国家及地区为本病高发区。我国也处于高发区，基因频率呈"南高北低"的分布特征，长江以南各省的患病率介于 0.2%~44.8%，其中海南、广东、广西、云南、贵州、四川等省区较高。

1. 临床表现　轻重程度不同，多数患者，特别是女性杂合子，平时不发病，无自觉症状，部分患者可表现为慢性溶血性贫血症状。常因食用蚕豆、服用或接触某些药物、感染等诱发血红蛋白尿、黄疸、贫血等急性溶血反应。G6PD 诱发的严重的急性溶血性贫血因红细胞破坏过多，如不及时处理，可引起肝、肾、或心功能衰竭甚至死亡。G6PD 常见的五种临床类型包括：

(1) 伯氨喹啉类药物性溶血：这是疟疾高发区病人常见类型，也是散发性的最常见临床类型之一。目前已经发现 20 种以上的药物或毒物能诱发 G6PD 产生急性溶血，服药后 1~2d 可出现头痛、头晕、食欲下降、恶心呕吐等临床症状，随后出现发热、黄疸，实验室检查可见红细胞内变性珠蛋白小体、血红蛋白尿、红细胞计数及血红蛋白含量低等急性溶血性贫血病理改变，体检可发现肝脾大。这种溶血属于"自限性"溶血，即使继续服药溶血也不会进一步恶化，预后良好，这是因为溶血发生后新产生的红细胞内 G6PD 酶的活性较高，尤其是 G6PD 缺乏症患者这种酶活性的增高，足以阻止溶血病理改变的继续发生。少尿、无尿、酸中毒及急性肾功能衰竭仅见于极少数病人，如治疗不当或不及时可致死。患者溶血是否发生及其严重程度除了与药物及化学制剂的种类相关外，还与服用量、服用时间以及酶缺乏的程度有关。

(2) 蚕豆病：这是 G6PD 缺乏症流行性发病最常见的临床类型，多发生在盛产蚕豆的地区，而且多发生在至蚕豆收获季节，进食蚕豆后发生的一种急性溶血性贫血。临床上可见发热、头晕、恶心呕吐、黄疸、腹痛、血红蛋白尿等。体检可见约半数病人肝大，脾大罕见。实验室检查可见红细胞内变性珠蛋白小体、血红蛋白尿、红细胞计数及血红蛋白含量低等急性溶血性病理改变。血红蛋白尿常呈茶色至咖啡色，严重者为鲜红色，部分严重患者可见少尿或无尿，极少数患者如治疗不当或不及时，可死于急性肾功能衰竭或严重的酸中毒。本临床类型可见于国内长江以南各省蚕豆产区,20 世纪 50~60 年代粤东地区尤为严重,每年发病多达千人次以上。流行季节多在 3~4 月蚕豆收获季节,以男孩发病为主。

(3) 新生儿黄疸:这也是 G6PD 缺乏症患者临床常见的类型之一。多见于男性新生儿,常见的诱发因素包括新生儿期感染、早产、病理性难产、新生儿窒息、接触臭丸等。严重者表现为核黄疸,可致终身留下手足徐动症等后遗症。有报道发现新生儿黄疸可见于 51.4% 的 G6PD 缺乏症的新生儿,其中约 12.4% 可发展至核黄疸、极少数患者如治疗不当或不及时可死亡。

(4) 感染性溶血性贫血:某些病毒或细菌感染可诱发 G6PD 缺乏症患者发生急性溶血性贫血,已知的感染包括腮腺炎、急性或慢性病毒性肝炎、流行性感冒、大叶性肺炎、传染性单核细胞增多症等,预后较好。但应与药物性溶血相区别,由于感染时往往服用某些退热药和抗生素,因此只有排除了药物性溶血后才能作出感染诱发性溶血的诊断。有学者认为,感染时白细胞在炎症反应过程中所产生的过多的过氧化氢,可能是导致红细胞破坏的主要原因。

(5) 非球形细胞溶血性贫血:这是 G6PD 缺乏症患者中酶活性严重缺乏时所出现的一种无诱因性慢性溶血性贫血。常从婴幼儿或儿童期开始,贫血程度不一。糖尿病合并 G6PD 缺乏症患者中,可能因慢性溶血的影响,红细胞破坏和更新速率加快,表现为患者糖化血红蛋白的升高幅度不大,与血糖升高不成比例。在各种诱因(感染及药物等)非球形细胞溶血也可呈急性发作,而且往往比无症状型 G6PD 缺乏症急性发作严重。

2. 遗传学和发病机制　人类红细胞中葡萄糖代谢主要以无氧酵解途径获得细胞代谢过程中所需的能量,但也存在磷酸戊糖代谢旁路途径。该途径可使红细胞内产生还原型烟酰胺腺嘌呤二核苷酸磷酸(reduced nicotinamide adenine dinucleotide phosphate,NADPH)和谷胱甘肽(glutathione,GSH)可消除红细胞内的各种氧化过程中所产生的过氧化氢毒性。G6PD 催化该途径第一个酶促反应即催化 6-磷酸-葡萄糖转化成 6-磷酸葡萄糖酸,该酶活性正常时,这一代谢途径可生成足量的 NADPH,从而保证了红细胞内 GSH 的含量。G6PD 酶活性缺乏时,磷酸戊糖代谢途径受阻,NADPH 生成量不足,从而导致红细胞内 NADPH 及 GSH 含量减少,不足以消除红细胞内过氧化氢的毒性作用,最终导致血红蛋白变性,变性后的血红蛋白则附着在红细胞膜上即为变性珠蛋白小体(Heinz bodies)。此外、红细胞膜上某些蛋白的巯基也可被氧化。这种红细胞变形性低,不易通过脾(肝)窦,从而导致血管内和血管外溶血。但临床上仅小部分患者表现为无诱因性慢性非球形细胞溶血性贫血,绝大部分患者属无症状型。G6PD 缺乏症是某些药物性溶血、感染性溶血、蚕豆病及某些重症新生儿核黄疸发病的遗传学基础。

G6PD 缺乏症属 X 连锁不完全显性遗传病,仅父方一方为患者时,女儿一定带有致病基因(杂合子),而儿子一定正常。仅母方一方为纯合子患者时,子女中无论男女均带致病基因;若为杂合子时,则子女中带有致病基因的风险均为 50%。女性杂合子携带致病基因者,有时可以发病,有时不一定患病,主要根据残留酶活性的多少及有无发病诱因,故称为不完全显性遗传。男性半合子从母方获得致病基因后,多数在有诱因时发病。因此患者病史中应注意发病诱因这一环节。一些患者通常在无诱因时表现正常,易被患者本人和医生忽视。

3. 预防和治疗　由于本病的发作常有诱因,故预防工作尤显重要。通过筛查发现基因携带者和病人,并给予避免诱因指导。

群体预防:多可用于 G6PD 缺乏症发病较高的区域及人群中。常见区域包括:①蚕豆病流行区:用高铁血红蛋白还原试验或四氮唑蓝纸片定性法对人群进行普查、劝说 G6PD 缺乏者勿食蚕豆及其制品;②疟疾流行区:筛查群体 G6PD 性,找出 G6PD 缺乏症患者,对 G6PD 缺乏者免服伯喹类药物;③新生儿黄疸高发群体:在 G6PD 乏症高发区,进行孕期夫妇双方的 G6PD 筛查或新生儿筛查。凡一方有缺乏者,应嘱孕妇预产期前一个月服少量苯巴比妥,以预防妊娠后期及出生时发生溶血。新生儿 G6PD 缺乏者应早服苯巴比妥,特别是对病理性黄疸症应积极治疗(蓝光疗法及少量输血),以免导致核黄疸。

个体预防:G6PD 缺乏症是终身性的。一经查出,应避免服用致溶血药物和接触有关化学制剂,禁吃蚕豆等。

输血是本病急性发作时最有效的疗法,其次是纠正酸中毒、处理肾衰。轻中度溶血患者一般用补液治疗。

G6PD 缺乏症在无诱因不发病时,与正常人一样,无须特殊处理。防治的关键在于预防,严格遵照健康处方,预防发作。该病是一种遗传病,无治愈措施,在平时生活中也只能注重预防。患者不能吃蚕豆及蚕豆制品,也要远离蚕豆花,同时也要避免服用氧化类药物。其次是对妊娠晚期孕妇或新生儿服用小剂量苯巴比妥,可有效减低新生儿核黄疸的发生。

G6PD 缺乏症已成为新生儿筛查的项目之一,尤其是家族中已出现病例,必须引起重视,新生儿更应尽早做筛查。一般采用 G6PD/6PGD 比值法定量测定酶活性作为确诊。

(四) 新生儿听力障碍筛查

新生儿听力筛查是指孩子出生后通过耳声发射、自动听性脑干诱发电位、耳聋基因检测等方法对新生儿的听觉系统进行初步评估,以判断孩子的听觉系统发育是否正常的一种筛选方法。新生儿听力筛查是早期诊断和早期干预的有效措施,可减少听力障碍对语言发育和其他神经精神发育的影响,促进儿童健康发展的有力保障。

听力障碍是常见的出生缺陷之一,新生儿听力障碍的发生率为 1‰~3‰,而重症监护病房的新生儿听力障碍的发生率则可达 2%~4%。每年约有 6 万名严重听力障碍患儿出生。新生儿听力筛查是早期发现新生儿听力障碍,开展早期诊断和早期干预的有效措施。

1. 新生儿听力筛查(neonatal hearing screening,NHS)　对新生儿进行出生后在住院期间指定时间内(通常为 2~5d)的听力学检测。根据检查结果,将受试儿分为通过筛查和未通过筛查两个群体,未通过筛查为可疑听力障碍群体,必须在出生 42d 内接受复筛,如仍未通过则应转至专门的听力诊断机构,在 3 个月内完成诊断性听力学检测和确诊,最终确定是否真正有听力障碍及其程度和性质,并在 6 个月内提出实施干预的建议。普遍新生儿听力筛查(universal neonatal hearing screening,UNHS)则是对全部或绝大部分新生儿进行的听力筛查。

筛查的方法采用耳声发射仪或自动听性脑干反应仪。该方法操作简单、便捷且无创伤,易于普及接受。新生儿听力障碍筛查实行初筛和复筛 2 阶段筛查法,即出生后 48h 至出院前完成初筛,未通过者及漏筛者于 42d 内再进行双耳复筛。复筛仍未通过者须在出生后 3 个月内转诊至省级卫生行政部门指定的听力诊治机构进一步确诊,确诊听力损伤后及时给予干预。如果在出生 6 个月内被及时发现患有听力障碍,可及早使用助听器或进行人工耳蜗植入手术等,这些措施可帮助孩子建立必要的语言刺激环境,降低语言发育障碍的发生。尽早发现婴幼儿的听力障碍并给予及时的干预是减少聋哑症发生率的重要措施。

2. 耳聋基因筛查　耳聋属于常见的遗传性疾病,我国新生儿中,有 60% 的听力障碍是由遗传因素导致。遗传性听力损失根据是否伴有耳外组织的异常或病变分为综合征性听力损失(syndromic hearing loss,SHL)和非综合征性听力损失(non-syndromic hearing loss,NSHL)。其中 NSHL 占遗传性耳聋的 70% 甚至更多。常见的遗传性耳聋的遗传形式有常染色体显性遗传,占 20%~30%;常染色体隐性遗传,占 60%~70%,且大多症状严重;X 连锁遗传,约占 2%;线粒体遗传,小于 1%。

遗传性耳聋和常见致病基因遗传性耳聋主要由 *GJB2*、*ALC25A4*、*INTDNA*、*GJB3* 基因突变引起。NSHL 被证明是具有遗传异质性的一种疾病。在已知的有关遗传性耳聋基因的遗传位点中,常染色体显性遗传形式共有 54 个,常染色体隐性遗传形式 59 个,X 连锁形式 8 个。迄今常染色体显性遗传形式和常染色体隐性遗传形式中各有 21 个基因被克隆,其中包括 6 个基因既可表现为显性遗传方式也可表现为隐性遗传方式(如 *GJB2*、*GJB6*、*TECTA*、*MY07A*、*MY06*、*TMCI*)。1 个 X 连锁遗传耳聋基因被克隆。2 个线粒体基因与 NSHL 听力下降有关。随着分子生物技术的进步,耳聋相关基因的定位和克隆速度将大幅加快。除传统的连锁分析，人类胚胎耳蜗文库的构建和各种耳聋动物模型的建立，将进一步推动耳聋基因及其作用机制的研究。

常见基因型与致病关系：*GJB2* 基因 - 先天性重度以上感音神经性聋；当 *GJB2* 基因发生纯合突变时，患者出生即表现出耳聋症状；进行人工耳蜗移植效果良好。*SLC26A4* 基因（*PDS* 基因）- 大前庭水管综合征，当患者感冒、头部受打击时，听力急剧下降；避免颅压增大，使用改善微循环药物和神经营养药治疗。线粒体基因突变—氨基糖苷类药物敏感性耳聋；患者使用氨基糖苷类药物会导致重度耳聋的发生；母系家族成员应杜绝使用氨基糖苷类抗生素药物。*GJB3* 基因 - 后天高频感音神经性聋，表现为后天突发性耳聋，进行人工耳蜗移植效果良好。

新生儿耳聋基因筛查，通过采集新生儿外周血进行 DNA 检测，能有效提高遗传性耳聋患儿的检出率。耳聋基因筛查未通过，并不表示宝宝听力一定有异常，但对宝宝今后的生活有指导意义，如药物性耳聋基因携带者，若生病，绝对不能使用氨基糖苷类抗生素药物。有些宝宝要特别注意保护耳朵，不能受到暴力创伤或强音刺激；到了适婚年龄，如果夫妇双方均为同型耳聋基因携带者，需要进行预防措施，及时进行遗传咨询及诊断，保证生育健康后代。

（五）新生儿筛查存在的问题

目前对新生儿筛查的开展还存在着某些伦理道德方面的问题，其中主要包括：①假阳性和假阴性结果可能给检查者带来精神压力；②新生儿筛查可能会侵犯病人或其家属的私人权利，对某些不愿意作筛查的人来说尤其如此；③当筛查结果为阳性时，可能出现歧视患者及其家属的现象；④在病人及其家属坚持不希望知道结果的情况下，由于保密工作的不完善使结果泄露，从而侵犯患者及家属保守秘密的权利。

（六）护理措施

筛查前做好知情同意和对家属的健康宣教；注意规范操作，避免漏筛，尽量减少假阳性率；针对初筛结果阳性，医务人员对阳性结果进行跟踪复查，提醒家属及时复查和确诊；一旦确诊，根据干预方案，尽早对儿童进行干预，减轻损害；做好新生儿筛查网络建设和数据填报，及时为国家政策提供支持。

（孙 珂）

思 考 题

1. 为什么禁止近亲结婚，近亲结婚的危害是什么？
2. 预防出生缺陷有哪些方法？
3. 案例分析：患者，男，20 岁。因全身乏力加重，双膝关节畸形，无法行走就诊。专科查体：FⅧ因子活性 0.6%；FⅧ因子抑制物为阴性，临床诊断为血友病 A。家族中其舅舅有相似疾病。试分析该病发生的分子遗传学机制及其防止措施。
4. 新生儿血筛查的标本采集方法。
5. 常见新生儿筛查疾病的目的和治疗方法。
6. 新生儿听力筛查的目的和方法。

NURSING

第六章

畸 形 学

06章 数字内容

学 习 目 标

知识目标：

1. 掌握畸形学的概念。

2. 熟悉畸胎学的一般原理、致畸试验分类、致畸因素分类。

3. 了解致畸机制及影响致畸物效力的因素。

能力目标：

能运用所学知识掌握孕期疫苗接种的要点。

素质目标：

能尊重孕期女性，指导女性孕期识别致畸因素，减轻其心理压力和恐惧感。

第一节 畸形学概述

随着社会生产力的高度发展,环境污染日趋加重,人类先天畸形的发生有明显的增长趋势。1968—1969 年世界卫生组织的全球性调查显示,先天性缺陷儿童的比例为 6%。1977 年联合国辐射委员会报告指出,每 100 名新生婴儿就有 10.8 个带有不同程度的先天性缺陷。2012 年《中国出生缺陷防治报告》指出中国的出生缺陷发病率约为 5.6%,且出生缺陷率总体呈持续上升趋势。

由于人口基数大,我国每年新增出生缺陷病例总数约有 90 万例,其中出生时临床明显可见的出生缺陷每年约有 25 万例。每年仅用于神经管缺陷、唐氏综合征和先天性心脏病等疾病的康复治疗费用分别高达 2 亿元、100 亿元和 126 亿元。报告显示,出生缺陷不但是造成儿童残疾的重要原因,也日渐成为儿童死亡的主要原因,在全国婴儿死因中的构成比顺位由 2000 年的第 4 位上升至2011 年的第 2 位,达到 19.1%。同时,出生缺陷还加重了因治疗、残疾或死亡导致的疾病负担,严重影响儿童的生命和生活质量,给家庭带来沉重的精神和经济负担,是我国人口潜在寿命损失的重要原因。

一、畸形学的定义及相关概念

畸形学又称畸胎学(teratology),是一门研究胚胎异常发育、先天畸形和防治的综合性学科,主要研究各种发育异常的成因、临床表现和形成机制、记录临床出现的胎儿畸形。有实验畸胎学、临床畸胎学、畸胎流行病学、发育药理学与发育毒理学、遗传与细胞遗传学、行为畸胎学等分支。

(一) 先天畸形

先天畸形(congenital malformation)又称出生缺陷,是指人类出生时就存在的各种发育异常。早期的概念仅指解剖结构畸形,目前广义的概念则是指人类出生时的各种解剖结构畸形、功能缺陷、代谢异常、遗传及行为发育异常等。

(二) 致畸原

致畸原(teratogen)泛指能引起胚胎发育异常的各种物质,又称致畸物质。致畸原可以是某些药物、病毒、放射线等环境因素,也可以是突变的基因、畸变的染色体等遗传因素。致畸原所具有的引起胚胎发育畸形的性质称为致畸性。

(三) 胚胎毒性

胚胎毒性(embryo toxicity)指物理、化学、生物等外源性环境因素对胚胎的选择性毒性作用,可引起胚胎死亡、生长迟缓、畸形、功能不全等。引起胚胎毒性的物质称为胚胎毒物。

(四) 母体毒性

母体毒性(maternal toxicity)指外源性环境物质对妊娠母体的毒性作用。例如动物实验中某些环境物质可导致怀孕动物的体重减轻或死亡,某些药物对妊娠女性的毒副作用等。

(五) 生长与生长迟缓

生长是指发育过程中胚胎的器官、组织等在大小和体积方面的成长变化,用来衡量发育中的器官或者个体的成熟程度。发育中的器官或个体的生长速度低于正常称为生长迟缓。

(六) 发育与发育迟缓

发育是指器官分化和功能的形成,包括精神、智力、情绪以及其他对外界环境(包括社会环境)等适应能力的发育。发育期内上述某方面的功能或能力低于同龄正常儿童时就称为发育迟缓。

(七) 发育毒性

物理、化学、生物等外源性环境物质对发育个体尤其是胚胎的各种有害影响,分为可逆损害和不可逆损害两类。其中,不可逆损害又包括胚胎吸收、流产、死产等致死性损害和结构功能缺陷等非致死性损害。

Note:

（八）发育毒物

可对胚胎或发育个体造成有害影响的各种环境因素,如某些药物、放射线等。有些物质对胚胎的损害可能继发于对母体的损害之后。

（九）接触与宫内接触

接触是指生物体暴露于某些环境因素,这些因素通过呼吸、摄入、皮肤吸收等途径进入生物体内。在畸胎学和发育毒理学研究中,宫内接触是最常见的接触途径和方式,即胚胎或胎儿在子宫内接触某些环境因素。

（十）危险度与危险因素

危险度(risk)是一个统计学概念,指特定条件下某一因素对人群产生有害影响的概率。危险度越高表示产生有害影响的概率越大。危险因素(risk factor)指与产生某种有害效应有关的因素,通常这类因素不止一个,而是多种因素共同作用。

二、畸形学的一般原理

1959 年,美国畸胎学家 Wilson 归纳了畸形学的一般原理,近年来又在其基础上进行了修改和补充,这些原理是根据现代胚胎学、遗传学、药理学、毒理学、流行病学等基础学科的原理和临床医学观察,从大量的畸形学研究资料,特别是实验研究资料中归纳总结而来,是畸形学基本理论的重要组成部分。

（一）胚胎及发育个体对致畸原的易感性取决于其遗传基因型

大量实验研究和临床观察证明,不同种属动物对某些致畸原的反应差异很大。这种差异表现为同一剂量致畸原在实验动物与人类之间,不同实验动物种属、种系之间,同种(系)动物的不同胎(窝)次之间,甚至同胎(窝)次的个体之间,其致畸作用强弱不同。这些差别即种属、种系及个体对致畸原敏感性的差异。例如,小鼠对可的松等类固醇激素非常敏感,极易被诱发腭裂畸形,地鼠和豚鼠的敏感性次之,较大剂量时也可诱发腭裂畸形,而其他大多数哺乳动物种属则不敏感。又如,实验动物同时接触相同剂量,同窝胚胎常表现为某些胚胎死亡或流产,某些存活并有畸形发生,而另外一些胚胎则可完全正常。由此可见,动物和人类对致畸原的敏感性存在较大差异,这些差异可能与致畸原在不同种属(系)的母体和胚胎内的代谢特征不同,以及同胎(窝)个体之间处于不同发育阶段有关,但从本质上来说,这些差异仍然反映着胚胎遗传基因表现型方面的差别。

本质上,多数情况下先天畸形的发生反映了胚胎的遗传基因表现型,但有时还与胚胎的环境有关。换言之,环境因素在先天畸形的发生中也起着相当重要的作用。出生缺陷的发生包括遗传和环境两大因素,绝大多数可能是遗传基因组与环境因素相互作用的结果。一种学说认为先天畸形的发生是正常发育个体中遗传活性较弱的隐性基因在某些环境因素作用下得以显性表达。例如实验动物都有发生率很低的自发性畸形出现,当接触致畸原后这些畸形率显著增加。另一种学说认为,绝大多数自发性畸形并不是单个基因与单一环境因素相互作用的结果,而是多个基因与多种环境因素联合作用所致。由于多因素相互作用的研究比较复杂,因而支持这一学说的实验资料并不多。有研究证实,多种小剂量环境因素同时给予实验动物后,致畸效应的发生率高于各因素相加,这一结果支持了上述学说。

（二）不同发育阶段的胚胎对致畸原致畸作用的敏感性不同

出生缺陷的类型和发生频率取决于致畸原作用于胚胎的时间。一般来说,致畸原只有在某一器官的原基阶段或发育敏感期作用于胚胎,才能引起该器官的发育异常。胚胎在不同时期对环境因素中不良刺激的敏感性有显著差异,其中从胚层分化开始到主要器官形成阶段最易受环境因素影响而发生先天畸形,故这一阶段又被称为胚胎临界期或致畸敏感期。

1. **着床前期** 大多数哺乳类动物具有类似的着床前期和发育过程,人类胚胎发育的最初 3 周,包括受精、囊胚形成、囊胚植入子宫等一系列过程。受精后的短时间内,胚胎的耗氧量和代谢能力较低,到囊胚形成时,细胞分裂和代谢能力明显增强,蛋白质和 RNA 合成的种类和速率显著增加。囊胚植入必须在孕激素变化开始的 24h 内完成,由性激素调控的子宫内膜的一系列生理变化决定着子宫内膜对囊胚的敏感性,如果这时子宫内激素环境改变或药物直接进入子宫,均可能干扰囊胚植入而引起胚胎死亡。目前认为着床前期易发生胚胎死亡,而较少引起胚胎的结构或功能畸形,故也将着床前期称为致畸的相对不敏感期。

2. **器官形成期**　胚胎从着床后到大多数器官原基形成阶段称为器官形成期,人胚胎的器官形成期是指妊娠的 3~8 周。在器官形成期内,胚胎发生一系列迅速和复杂的变化,包括大量的细胞分裂、分化、迁移活动,并合成为初级器官原基。器官形成期的胚胎对大多数致畸原都很敏感,主要表现为结构畸形和修复损伤,常伴随胚胎死亡和自发性流产,这一时期又称为致畸敏感期。

3. **胎儿期**　器官形成后到分娩时称为胎儿期,主要的发育活动是组织和器官的进一步分化。随着大多数器官的形成,致畸作用的敏感性降低。尽管胎儿期仍可能出现胚胎死亡或少数分化尚未完成器官的形态学异常,但这一时期胚胎致死和结构畸形的敏感性均远低于器官形成期。处于胎儿期的胚胎接触致畸原后常表现为胎儿生长迟缓、某些生理功能缺陷、出生后行为发育异常以及新生儿肿瘤等。

（三）致畸原本身的理化性质和生物学活性具有重要作用

是否引起胚胎发育异常,取决于致畸原能否进入和作用于胚胎组织,是否在胚胎组织中达到或超过了阈值,或是否在胚胎组织中蓄积。

外源性化学物进入双亲体内后,精细胞、胚胎或胎儿等胚胎组织都有可能接触到这些化学物。虽然大多数化学物经过酶的催化、结合作用后毒性降低,但这一过程常需数小时以上,这就使外源性化学物有机会透过胎盘转运至胚胎组织。外源性化学物在体内主要是以简单扩散或被动扩散的方式转运,它们能否透过胎盘主要取决于母体与胚胎之间的浓度梯度。在母体浓度很高的情况下,几乎所有的化学物包括一些分子量大、脂溶性低或离子状态的化学物都可穿透胎盘到达胚胎或胎儿组织。因此,理论上讲,外源性物质能否致畸的关键不是该物质能否通过胎盘,而是以何种速率通过胎盘,以及在胚胎组织中的浓度和蓄积的时间。

近年来,药物动力学的发展进一步加深了人们对药物和外源性物质在妊娠女性体内分布与代谢的了解。按照代谢动力学的观点,母体、胎盘、胚胎(胎儿)各自为相互独立又相互影响的房室,胎盘被看成是母胎之间物质双向转运的脂质膜,而不是传统的"屏障"概念。外源性物质在体内的吸收、分布和生物转化等过程都会因为妊娠期的某些生理变化而改变,从而对致畸原的活性产生重要影响。例如,在妊娠前半期,孕妇体内血浆白蛋白的相对含量大约降低 20%,胚胎的血浆白蛋白水平亦较低。如果妊娠早期接触致畸原,母体游离状态的外源物质则相对大量增加,因胚胎血浆白蛋白浓度低,故未结合的外源性物质及其代谢产物极易在胚胎组织中蓄积,致使胚胎所接触的物质浓度和致畸的可能性显著增加。

外源性物理因素与化学致畸原不同,双亲的身体对各种物理因素均具备不同程度的保护作用,在一定程度上降低甚至防止了各种物理因素对胚胎的致畸作用和胚胎毒性。例如,小剂量的放射线可以被精细胞或母体子宫内的分泌物黏着后排出双亲体外,从而阻止了胚胎的接触及其他可能对胚胎造成的不良影响。环境中气压和气温的改变,如 CO 吸入或高温对胚胎的影响,也只是在超过了双亲体内的平衡机制或自身稳定功能的情况下才可能导致胚胎接触并引起发育异常。超声波对胚胎的危害主要是其高温作用,因而只有母体接触剂量过高时,才可能引起胚胎损害。但是,随着物理因素的种类及特性不同,双亲身体对胚胎的这种保护作用也有明显差别,如电离辐射虽然其通过母体组织后强度明显降低,但仍然能穿透和进入胚胎(胎儿)组织,进而引起基因突变、染色体畸变等产生致畸作用。

孕期某些病毒、细菌和寄生虫感染可引起子代先天畸形,甚至死胎。这些生物致畸原的共同特点是母体感染后通常经胎盘转运,造成胚胎或胎儿的感染,且在胚胎(胎儿)组织中繁殖造成各种发育异常,或者引起胎儿慢性感染。虽然母体和胎儿都能对这些感染产生免疫学反应,但母体与胎儿之间的反应性则可能有明显的不同,例如,在人类免疫缺陷病毒(human immunodeficiency virus,HIV)感染的孕妇中,有 30%~50% 经胎盘传染给胎儿,其中多数母亲完全不知本人已有 HIV 病毒感染。

（四）致畸原引起的胚胎发育异常基本符合剂量效应关系

剂量效应关系是指物理、化学或生物性环境因素,作用于生物体时的剂量与所引起的某种生物效应强度或发生率之间的关联,是药理学和毒理学的一条最基本的原理。这一基本原理至少包括三个方面的含义:①任何物质,如果在胚胎发育的适当时期即致畸敏感期内给予足够的剂量,都可诱发胚胎发育的异常。按照这条定律,各种物质是否具有致畸作用和诱发胚胎毒性,不仅与其理化性质、生物学活性有关,接触剂量的大小也起着重要作用,直接影响和决定畸形是否发生或者发生的频率及严重程度。②绝大多数致畸原所引起的胚胎发育异常都有一个阈值,低于此值时不出现发育异常或胚胎毒性、发育异常的发生率极小。此限值以下的剂量称为无作用剂量,高于此阈值的剂量则可出现胚胎发育异常或胚胎毒性,分别称为致畸作用剂量或胚胎毒性剂量。在致畸作用剂量范围内,畸形的发生率随着剂量的增加而增加。在这一点上,致畸原与致癌原及大多数致突变物质有着明显的不同,几乎所有的致畸原都有其阈值,都可以寻找并发现低于阈值的无作用剂量。③由于绝大多数致畸原的致畸作用存在着阈值和无作用剂量,因此由其引起的各种胚胎发育异常是可以预防的。预防致畸原对人类胚胎发育的危害,除了从环境中去除某些致畸原以避免人类接触之外,还可以在确定了致畸原的阈值和无作用剂量之后,通过制定安全接触标准或每日容许摄入(接触)量来预防它们的潜在危害。

(五)致畸原引起的母体毒性与胚胎毒性之间存在着某种内在联系

根据这种关系可将致畸原分为共效应致畸原和非共效应致畸原两大类。识别和控制对胚胎具有选择性毒性作用的非共效应致畸原,是畸形学研究的主要任务之一。

成熟个体(成人)与发育个体(胚胎)在对待内外环境刺激的反应方面有许多相似之处,其生物学基础是遗传基因型的类似性,表现为体内生理、生化过程和某些基本的生物学现象几乎相同。例如,成熟个体的自身稳定性和发育个体的胚胎形成,同样都依赖于大量的细胞有丝分裂、细胞能量供应等活动,因而如果致畸原的作用机制是干扰细胞的分裂过程和能量供应活动,则成熟个体(成人)与发育个体(胚胎)都会受到影响。

在某些基本的生命现象方面,成熟个体与发育个体之间也存在着差异。这种差异可能是有或无的区别,如器官形成在胚胎发育中必不可少,而成熟个体则不再有这种活动;也可以是活动程度即量的不同,如成人和胚胎都有细胞的定向迁移活动,但后者的这类活动远远高于前者。如果致畸原的作用机制只是干扰某些发育个体独有的生命活动过程(如胚胎的器官形成等),或者是干扰某些在胚胎中特别旺盛的生命活动(如细胞定向迁移等),则致畸原可能选择性作用于胚胎而不表现出明显的母体毒性。另外,母体和胚胎在对外源性毒物反应方面的差异,可能是由于修复能力不同,成人的某些病变如巨幼细胞贫血,可以通过修复机制恢复,而胚胎细胞分裂的短暂停止即可造成不可逆的损害。

从畸形学角度考虑,当致畸原同时作用于母体和胚胎时,母体与胚胎毒性反应之间的关系有三种可能性:①对胚胎的相对毒性显著大于对母体的毒性;②对胚胎和母体的毒性相同或接近;③对母体相对毒性显著大于对胚胎的毒性。根据母体毒性与胚胎毒性的上述不同关系,畸形学上可将致畸原分为两大类,即非共效应致畸原和共效应致畸原。非共效应致畸原是指对胚胎或发育个体相对毒性高而对母体毒性相对低的一类致畸原。孕妇接触这类致畸原后,常在不出现母体毒性或母体毒性反应不明显的情况下,已经对胚胎造成了不同程度的损害。这类致畸原的典型例子有药物沙利度胺(反应停)和风疹病毒,前者可在孕妇不出现任何毒副作用的接触条件下造成子代严重的短肢畸形,而妊娠早期的孕妇亚临床感染风疹病毒,也可导致胎儿先天性心脏病、白内障及耳聋等严重的出生缺陷。这类致畸原的共同特点是选择性作用于胚胎,所以近年来又趋于将这类致畸原称为选择性致畸原或发育毒物。目前发现的这类致畸原为数不多,但造成的后果均较严重。第二类致畸原称作共效应致畸原,是指那些对母体和胚胎毒性接近的外源性物质。这类致畸原的共有特点是,只有在接触量达到或超过了母体毒性剂量并且母体毒性反应出现后,才会对胚胎造成损害。研究表明,绝大多数的致畸原属于共效应致畸原。此外,还有某些外源性物质,在一定剂量范围内只对母体产生某种影响,而不造成胚胎损害,这类物质畸形学上较少予以考虑。

上述分类方法对于在实际工作中识别和发现致畸原,预防和控制各种出生缺陷具有重要意义。对于绝大多数外源性物质而言,它们对胚胎的潜在危害是发生在母体毒性反应出现的同时或其后,只要接触剂量不至于引起对母体的不利影响,则一般不造成对胚胎的损害。因此,预防这类物质可能对胚胎造成的致病危害,只要预防和避免可能对母体的影响,就可保护胚胎,防止其潜在危害。例如,孕妇用药时注意观察和避免可能出现的毒副作用,把工作场所和环境中的有害物质浓度或剂量控制在安全标准或国家允许最高浓度之内等,都是预防共效应致畸原的有效措施。

三、致畸试验分类

早在 19 世纪 30~40 年代,学者们就开始进行实验畸胎学的研究,大鼠、小鼠、豚鼠、兔子及灵长类动物常被作为实验对象,在其胚胎发育期间,人为地改变环境或条件,使实验动物胎儿产生异常。哺乳类动物的异常发育属于实验畸胎学的研究范畴,借助于哺乳动物的畸形学研究,可预测有害因素对人类胚胎生长发育的影响。1959 年美国畸胎学家 Wilson 第一次归纳了传统致畸试验的一般原则,并于 1973 年编写了一本著作《环境与生殖缺陷》。以后的研究均以该书为蓝本,结合国内情况进行传统毒理学实验。1988 年国际致畸协会联盟成立了实验规范一体化委员,WHO 国际出生缺陷性中心、欧共体及许多国家的专家开始起草国际致畸实验的规范。

（一）常规致畸试验

又称传统试验,用哺乳动物妊娠模拟致畸试验。实验动物有两种,一种为啮齿类,如小鼠、大鼠;另一类为非啮齿类,如兔子等。设一个对照组及三个实验组,每组 15~20 只大小孕鼠或兔子 8~12 只,于胚胎器官形成期染毒(大、小鼠 6~15d,兔为 8~10d),于分娩前一天剖腹取仔,取出子宫,检查总着床数、活胎、死胎和吸收胚胎数,并检查卵巢黄体数。胎仔、胎盘称重,检查性别及外观畸形。将一半胎鼠用茜素红染色检查骨骼畸形,另一半胎鼠用 Boin 氏液固定检查内脏畸形,有些先天性损害出生时看不到或仅有行为功能性缺陷。近年来在常规致畸试验结束时,常留下 1/3 的孕鼠使其自然分娩,观察出生后仔鼠的生长发育及神经行为功能,这种试验称为行为致畸学试验。

动物实验表明有致畸作用的因子达 1 300 余种,而肯定的人类致畸物只有几十种。导致巨大悬殊的主要原因可能是:一方面人与动物的种属存在巨大差异;另一方面动物实验是高剂量接触而人是低剂量接触。目前评价致畸结果的方法很多,常用的评价方法有畸形指数和定性危险分级法。

（二）短期筛检试验

又称体外致畸试验,当今世界上常用化学物质有 7 万余种,而且每年约有 1 千余种新化学物质投上市场,目前仅有 3 000 种化学物质做过致畸试验。由于整体动物常规试验需要较大的动物数、试验时间长、费用大,且要投入较多的人力,远远跟不上市场的需求,近年来器官、细胞培养的发展为短期筛检试验提供了基础,该类测试可分为胚胎、器官、细胞培养三大类,有 50 余种测试方法。

短期筛检试验可排除身体状况、胎盘因素、激素水平等各种混杂因素的影响,较好地控制或固定发育时间、接触浓度等可变因素,突破了旧的概念,使致畸机制的研究有了更广阔的前景。由于实验本身的局限性,尚不能用短期测试的结果来评定某个化学物的致畸性,所以短期筛检试验只是筛查试验,并不能替代传统的致畸试验。

四、畸形学的研究趋势与展望

畸形学研究的最终目标是预防人类的各种先天畸形,预防和控制人类致畸危害的重要环节,是在各种环境致畸危害进入人类社会之前,用动物实验来发现其潜在的致畸危害,或者用实验畸胎学的方法对已初步识别的致畸原进行更深入的研究,探讨致畸作用机制。实验畸胎学研究可分为两方面:一是实验方法和技术的研究,在完善和规范现有实验方法的基础上,将实验方法进一步标准化和国际化,不断探索新的实验方法、实验模型和技术,建立更灵敏、可靠的检测方法,识别和检出对胚胎或后代的各种有害影响,包括行为和功能的损害;二是致畸危险度评定的研究,即如何从体外(离体)推至体内(整体);如何从动物外推到人等。通过对不同实验动物和人之间的比较动力学、比较代谢和致畸机制的探讨,提高实验动物资料的价值和外推能力,从而更加合理、准确地识别致畸原,预防和控制人类社会的致畸危害。

畸胎流行病学是研究人群中出生缺陷或健康状态分布及其决定因素的科学,在识别、评价和控制人类的致畸危害方面发挥着重要作用,是畸形学的一个重要分支。由于各种实验方法都存在着从动物到人或者从体外到体内的外推问题,故任何实验结果的可靠程度,最终取决于其对人的危害是否一致。

除了识别或证实致畸原之外,许多致畸因素如母体妊娠年龄、母体疾病、胎次、妊娠季节、妊娠间期、社会经济状况等对出生缺陷也有一定影响,如何利用生命统计资料和计划生育资料进行畸形学的流行病学研究仍是人们十分感兴趣的课题。出生缺陷监测系统正在各国不断推广,国际出生缺陷监测网成员已从 18 个增加到 26 个,监测方法正在进一步完善。

学 科 前 沿

行为畸胎学

行为畸胎学是应用行为毒理学和畸胎学相结合的方法,研究发育过程中接触有害物质所致的功能变化,特别是对神经系统功能发育的影响,从而评价化学物的行为致畸性,并结合神经生化和神经病理学的改变,探讨其作用机制。人们对行为畸胎学的认识最早可追溯到 18 世纪初,当时有人注意到婴儿死亡、精神障碍等危险度的增加与孕期大量饮酒有关。

行为畸胎学的前提是功能改变,通常不伴有形态异常和外观畸形,故研究难度较大,子代的形态异常在出生时或出生后短期内便可看出,但功能异常则要在出生后相当长时间才显现,因而不能沿用一次性横断面研究的模式,而需采用纵向研究,即在生命周期的各个阶段进行动态观察和评价。

知 识 拓 展

致畸结果评价

常用的评价致畸结果方法有畸形指数和定性危险分级法。畸形指数是指动物的半数致死剂量（LD_{50}）与最小致畸量之比,需要注意的是对动物有高度致畸作用的物质对人类一定有致畸作用。定性危险分级法在欧共体国家普遍采纳。具体分级见表 6-1、表 6-2:

表 6-1　畸形指数分级

级别	分级标准
低度致畸物	LD_{50}/ 最小致畸量 <10
中度致畸物	10<LD_{50}/ 最小致畸量 <100
高度致畸物	LD_{50}/ 最小致畸量 >100

表 6-2　欧洲致畸危险度分级分类标准

级别	分级标准	危险度分类
1	人母体接触可使子代先天性缺陷	已证实致畸
2A	人体中致畸因果关系尚未确立,动物有可靠性资料	对人可能致畸
2B	可靠的动物实验中已得出致畸结论	对人可能致畸
3	资料尚不足或无结果性证据	无
4	动物实验及人群流行病调查结果均阴性	无

（陈　静）

第二节 致畸因素分类及致畸机制

 ———————— 导入情景与思考 ————————

李女士,19岁,因"智力低下且无月经来潮"门诊就诊,身高142cm,体重50kg,查体示:颜面及躯体多痣,眼睑下垂,耳大位低,后发际低,颈短而宽,乳头间距大,乳房及乳头均未发育,女性外阴、发育幼稚。胸部CT示主动脉弓狭窄,腹部彩超显示子宫缺如。患者生命体征正常,大小便正常,饮食、睡眠可,无外伤史,家族史(-)。

请思考:

1. 该病人可能的护理诊断是什么?
2. 导致该疾病可能的原因是什么?

畸胎的出现与胚胎发育的时期密切相关。胚胎发育可简略分为三个时期,第一期为细胞和组织分化前期,第二期为细跑和组织分化期,第三期为器官和功能分化期。一般来说,胚胎在第二和第三期最容易受到致畸因子的影响,这两个时期,小鼠的胚龄为6.5~12d,大鼠的胚龄为9~13d,相当于人的胚龄15~50d。这并不意味着胚胎在第一期不受影响,而是致畸因子往往使受精卵在植入时发生吸收或引起幼胚的早期死亡,也就无法监测其对胎儿的致畸情况。此外,胚胎在发育过程中,所有的细胞组织分化及其演变都受基因和基因控制下的酶的合成调控,这是一个极其复杂的过程,无论哪个环节或步骤受到干扰,都会导致胎儿的异常发育及先天畸形。

一、致畸因素分类

1961年Nee估计仅由于遗传因素所致的人类发育缺陷约为20%,包括单基因遗传病、多基因遗传病和染色体病等,多数发育缺陷的原因尚未完全清楚。1973年Wilson根据文献和临床记录,归纳了人类发育缺陷的原因,认为环境因子占10%左右,即接触环境致畸原、药物、微生物感染或营养缺乏等。未知因素占65%~70%,推测可能是环境与遗传因素相互作用的结果。目前通过实验畸胎学的研究,已发现的致畸因素包括遗传因素、化学因素、物理因素、生物因素等。其中,化学因素、物理因素、生物因素等统称为环境因素。

(一)遗传因素

根据物种差异,人和动物细胞中的染色体各有其恒定的数目和结构,染色体上的基因呈线性排列。一旦染色体的数目、结构发生变化或基因分子的结构发生改变,就会导致先天畸形的发生。

1. **染色体畸变** 是指生殖细胞减数分裂过程中,受到某些因素的干扰,导致染色体不分离或断裂,包括常染色体数目异常、性染色体数目异常、染色体结构异常等。现有资料表明人类的许多疾病都与染色体畸变密切相关。

2. **基因突变** 人类许多遗传性疾病是由于多次基因突变而形成的,如白化病、苯丙酮尿症、血友病、色盲、鱼鳞症、肌肉退化症、无肛膜症、小眼球症等。在高等生物中,每100万配子基因突变率约为几个到几十个之间。实验证明,基因也可因外界条件的影响而发生突变,其性质和天然突变相似,但突变率大大增加。基因突变可引起多种类型的畸形,一类肉眼可见,如婴儿软骨症和骨骼发育不全、多指(趾)、并指(趾)等;另一类是酶和酶系统缺陷、阻滞,导致代谢失常引起的疾病,通过生化检验才能发现,如苯丙酮尿症;还有一类是致病基因在性染色体上,病理表现与性别相联系,如血友病,色盲症等。

(二)环境因素

人类生活的环境由空气、土壤、水、日光等自然环境和人为环境构成,人们在环境中聚集居住,进行各种生产、生活活动。环境中各种因素的化学成分、物理性状和生物学作用,与人类的生长发育、疾病和死亡等密切相关。在长期的生物进化过程中,人体与环境相互依存、相互作用,人体对环境变化亦有强大的适应功能。但是,当环境因素的变化超过了人体的适应功能范围时,就会引起组织结构和生理功能异常,包括各种出生缺陷。

1. **化学因素** 在人类环境中,存在着大量的化学物质,如药物、食品添加剂、调味品、化妆品、化学工业物质、实验化学物质、在大气和水中存在的污染物质等。有些化学物质能给人们带来福音,但有些也会污染人类的生存环境,甚至导致畸胎或肿瘤的发生(表 6-3)。

表 6-3 对哺乳类动物具有致畸作用的药物和环境化学物质

水杨酸类:阿司匹林	抗疟剂:氯喹、米帕林、乙胺嘧啶
生物碱:咖啡、尼古丁、秋水仙碱	麻醉剂:氯烷、氧化亚氮、戊巴比妥
镇静剂:氯丙嗪、甲丙氨酯、利血平	抗代谢药:叶酸、嘧啶和嘌呤类似物
抗组胺剂:布克利嗪、美克洛嗪	农药:艾氏剂、西维因、克菌丹
抗生素:氯霉素、链霉素	工业化学物质:汞、铅、砷、锂、镉等化合物
降血糖药:磺胺丁醇、甲苯磺丁脲	植物:大麻、白羽扇豆、烟草秆
激素类:羟氟烯索、可的松	溶剂:如苯、二甲亚砜
烷化剂:白消安、苯丁酸氮芥、环磷酰胺、三胺嗪	其他:台盼蓝、乙酰唑胺

(1) 环境化学物质:包括农药、溶剂、金属及有关元素、食品添加剂、调味品、去垢剂和洗涤剂等。

1) 农药:包括杀虫剂、杀菌剂、除草剂等。杀虫剂中有机磷类有一定的致畸能力,三氯杀螨醇(商品名称开杀散)具有明显的胚胎毒性。杀菌剂中的噻二唑类化合物,其化学结构相近具有防止水稻白叶枯病和抗肿瘤的作用,试验结果表明杀菌剂川化 O18 无致畸作用,其余 3 种杀菌剂对胚胎发育的毒性强度是敌枯双 > 敌枯唑 >Q23。同一类杀虫剂或杀菌剂,对胚胎的影响却不同。还有些农药属于同一种化合物,在胚胎毒性上,有广泛的物种差异,如西维因对犬类高度致畸,对猪致畸力较弱,对大鼠类无明显的胚胎毒性。现在使用的除草剂已有百余种,有些种类对哺乳类动物有致畸作用,如化学落叶剂 2,4-D 和 2,4,5-T 可造成人畜中毒死亡、流产、死胎增多。

2) 溶剂:有些溶剂易透过生物膜和胎盘致畸,如二甲亚砜可使大鼠胚胎致畸,大剂量可使大鼠胚胎宫内死亡增多,小鼠对二甲亚砜同样敏感。酒精引起的发育缺陷表现为出生前后的生长发育延迟、小脑症、眼睑短、颌骨发育不全、关节畸形和先天性心脏病等。有学者对孕妇饮酒与子代先天性心脏病患病风险关系进行了 Meta 分析,结果显示孕妇饮酒会增加子代先天性心脏病的患病风险。

3) 金属及有关元素:胚胎发育期间,某些金属和微量元素缺乏会影响胚胎发育,若以较高剂量的金属及有关元素作用于妊娠实验动物,会引起吸收、死胎或胎儿生长延迟。有学者报告接触铅的妇女流产率和中枢神经系统畸形率增加。产前铅暴露较出生后铅暴露对儿童的影响力更为明显,宫内铅暴露可引起儿童出生后较为持久的认知和行为缺陷。生命早期对铅的毒性更敏感,铅可以透过胎盘屏障,发育中的胎儿血脑屏障尚未成熟,铅易通过血脑屏障进入脑组织,特别是进入星形胶质细胞和神经细胞内,未成熟的神经细胞对铅毒性的抵抗力较弱。汞可进入人胚并直接干扰其发育,汞的若干化合物有致畸作用,如醋酸汞可导致胎鼠的前体壁缺损和心外露。氯化镉、硫酸镉都有致畸作用,前者可使大鼠胎儿畸形、死胎和生长延迟,后者能使小鼠胎儿脑外露。用于治疗风湿性关节炎的药物钠金硫苹果酸也可致畸。

4) 食品添加剂、调味品:目前正式登记或许可生产的食品添加剂和食品防腐剂多达上百种,其中有无诱变剂难以保证。AF-2 作为鱼肉蛋糕、鱼肉香肠的保护剂,自 1966 年以来被广泛使用,最初认为是低毒和不致癌的,但在后续研究中相继发现事实并非如此,现已停止使用。谷氨酸即味精能对小鼠、猪、猴的胚胎产生神经毒性,但目前无充分证据,说明在现行使用条件下,有导致人类正常发育的危险。

5) 去垢剂和洗涤剂:曾有报道认为去垢剂和洗涤剂可致畸,表现为母鼠体重下降、脏器萎缩,死胎发生率增高,存活的胎鼠约一半会出现腭裂、眼球形成不全及其他骨骼畸形。有报告洗涤剂 NTA(三钠有机氮三醋酸盐)无致畸作用,但它能加强镉和铅的致畸作用。部分偶氮染料可致畸,如台盼蓝是致畸试验中良好的致畸原,可诱发实验动物出现多种多样的畸形类型,特别是心血管畸形。

(2) 药物:现已明确可使人胚或胎儿致畸或致死的药物有沙利度胺(反应停)、激素、水杨酸、叶酸拮抗剂、烷化剂、抗痉挛药、降血糖药等药剂。

反应停是一种典型的致畸剂,因其具有镇静、镇吐、安眠的作用,此药在多个地区均有出售,特别是失眠的孕妇乐于服用。据不完全统计,1970 年全世界受害的孩子约为 8 000 名。反应停在猕猴等哺乳动物实验中也出现了类似人胚畸形的情况,表现为流产、四肢缺损、下肢海豹形、长骨发育不良、缺耳、无眼、小眼、腭裂、肛门闭锁、脑积水、心脏和肾脏发育不全等。反应停事件引起了全世界的震惊,促使畸胎学的发展进入了一个飞跃性阶段,多个国家先后成立了畸胎学会,美国的食品药品管理局规定新型食品及添加剂、药品投入小试验时必须向有关部门登记及审批,必须要有致畸试验的资料。1984 年我国规定新农药登记必须要有致畸试验资料,我国药典规定药物的致畸试验包括围产期的观察。

激素是一类影响机体组织代谢的药物,就其化学组成可分为氨基酸与氨基酸衍生物类,如甲状腺素、肾上腺素等;蛋白质和多缩氨基酸类,如甲状旁腺素、胰岛素、脑垂体前叶素及后叶素等;甾族类物质,如性激素、肾上腺皮质素等。曾有报告指出大剂量甲状腺素可使胚胎生长发育加速。过量的肾上腺素可使孕鼠或孕兔胚胎会发生断足、手坏死、下颌显著缩短等畸形。小鼠在促性腺激素影响下,仔鼠雌性比例明显增加,性激素所致排卵受孕后可致胚胎吸收、伴染色体异常的自发性流产、宫外孕和无脑畸胎。大剂量可的松可致仔鼠腭裂畸形、胚胎吸收,但对大鼠的致畸作用不明显,说明可的松的致畸作用与剂量、受试动物的物种有关。

在烷化剂中,有些药物具有抗癌作用,如 5- 氟尿嘧啶、苯丁酸芥、环磷酰胺、环己酰胺等,但也具有明显的致畸性。5- 氟尿嘧啶,可使小鼠胎儿产生多趾、巨趾、腭裂、小下颌和尾部畸形;苯丁酸氮芥对泌尿系统有明显的致畸作用;环磷酰胺、6- 巯基嘌呤、白消安可引起死胎、流产和畸形等。

其他药物,如抗痉挛药、叶酸对抗剂、部分抗生素等。据报道服用过抗癫痫药的女性所生婴儿先天畸形发生率至少增加一倍。常用的抗癫痫药物有苯妥英钠、苯巴比妥、扑米酮等,这些药物无一例外地使实验哺乳动物发生畸胎。叶酸对抗剂,如氨甲蝶呤能引起人类和实验动物流产、死胎和畸胎。此外,抗生素中的链霉素、氯霉素、青霉素、四环素等,异烟肼、氧化亚氮、氟烷、奎林等对人类胚胎可能有致畸作用,水杨酸类也已列为孕妇警惕的药物。

(3) 致突变剂:是指能诱发有机体内遗传物质发生突变的物质,包括天然诱变剂和化学合成的化学诱变剂。据估计存在于人类环境中的诱变剂多达两千余种,有些致突变剂如烷化剂类、放线菌素 D 给予妊娠动物后,能经胎盘诱发胎儿肿瘤并致畸。反应停有致畸作用,但对染色体不产生畸变效应,有些强致畸剂具有抗癌作用。致突变的物质与致畸效应之间的关系极为复杂,尚待进一步研究。

2. 物理因素

(1) 温度:当温度超过实验动物整体或局部器官体温时,可引起母体死亡、胚胎死亡或胚胎畸形。从 20 世纪 40 年代开始,学者们用加热的方法研究高温对多种的雌性哺乳类动物的致畸效应,当整体或局部器官的温度超过正常值 1~5℃时,后代可出现小眼、无眼、颌短或缺失、短肢、多趾、少趾、露脑、无脑、短尾、无尾等畸形,甚至引起死胎、吸收等不良结局。妊娠动物对温度的反应与加热时间的长短、升温的高低、受热时的妊娠阶段密切相关。豚鼠在妊娠敏感期对温度的反应如下:温度升至最高极限时母体死亡,下降至最低极限时引起流产,介于两者之间或趋于偏高而温和的温度时,则诱发后代畸形。高温或低温都可列为致畸原,均能引起严重的缺陷,对中枢神经系统、骨骼和软组织损伤尤为显著。

(2) 辐射和其他物理因素:辐射对胚胎发育的影响有子宫内发育迟缓、生长延迟、胎儿畸形、胚胎或胎儿死亡等,畸形主要表现在脑、眼、骨等方面。动物实验发现辐射剂量对脑的损伤与照射时间有关,器官形成早期 50~200 伦琴(R)剂量的辐射可使哺乳类胎儿出现严重的脑缺陷。微波辐射对胚胎发育有致死性,对胎儿也有致畸性,存活的胎儿可发生脑膜膨出、双眼缺失、动脉导管移位、头骨骨化延迟、少肋、多肋、肋骨分叉、肋骨并合等先天畸形。放射性磷和锶可迅速穿过胎盘,大剂量可诱发胚胎畸形或死亡。孕前接受大剂量放射性碘,子代畸形率未见提高。

3. 生物因素　据记载蛇毒、蜂毒作用于妊娠 7~14d 的孕鼠,可引起仔鼠出现腭裂和面部、脑、心脏、四肢等畸形或流产。人免疫球蛋白对胎鼠也有致畸作用。研究发现有些病毒是人类先天畸形的致畸原。

(1) 巨细胞病毒(cytomegalovirus,CMV):可在被感染孩子的尿中发现,巨细胞病毒主要损伤中枢神经系统,导致小头症、脑积水、脑炎、小眼、视力障碍、智力迟钝等。

(2) 疱疹病毒(herpes virus):胎儿在子宫内感染的主要是Ⅱ型疱疹病毒,可导致小头症、脉络视网膜炎和智力迟钝等。

(3) 风疹病毒(rubella virus):风疹病毒感染引起的是一个综合征,表现为小头、小眼、视力障碍、耳聋、脑炎、智力迟钝、心室瓣膜缺损、心肌坏死、长骨缺损等,还可导致肝脾大、肺炎、血小板减少及紫癜等。流行病学调查发现子宫内风疹病毒感染导致的胎儿畸形发病率与妊娠时期密切相关,在妊娠第1 个月感染,50% 的婴儿出现畸形,妊娠第 2 个月感染者畸形率约为 25%,第 3 个至第 5 个月感染者,畸形率只有 6%~8%。

(4) 毒浆体原虫:是普遍存在的细胞内原虫,自然界贮存宿主可能是啮齿类,可感染人、哺乳类和鸟类,家猫也可能是贮存宿主。被毒浆体原虫感染所生的婴儿可能出现脑积水,智力迟钝等。

(5) 梅毒(syphilis):梅毒螺旋体可通过胎盘感染胎儿,子宫内感染可导致婴儿出现脑积水、智力迟钝、骨骼缺陷等,还可能波及许多其他器官系统。

4. 营养因素　营养因子在胚胎正常发育中必不可少,某些维生素缺乏,出生时症状可能不明显,日后会逐渐出现。生长期的饥饿可能影响动物获得有效免疫反应的能力。营养因素失调可能会导致胚胎和胎儿生长延迟,主要表现在脑、骨骼和睾丸等器官。营养因子缺乏不但能暂时阻碍组织生长发育,也可能会影响以后的组织结构和功能,尽管器官或组织的表型正常,但细胞数目和大小都有改变。已有报告指出骨早期的钙化程度将影响以后是否发生骨质疏松症。

(1) 蛋白质、碳水化合物、脂肪:研究表明饥饿可以干扰妊娠期胚胎的正常代谢,促成畸形的发生,在关键时期补给营养,对胚胎具有保护作用。孕妇长期饥饿会使形体消瘦,婴儿出生体重减轻,表情迟钝,新生儿死亡率高。研究还发现用蛋白质含量 5% 的低蛋白食物喂养妊娠大鼠,胎儿吸收率大大增加。色氨酸、赖氨酸、甲硫氨酸等氨基酸缺乏,可导致胎儿大脑重量、细胞数目、蛋白质含量均降低。碳水化合物在胚胎发育中是必需的,如用 40% 的半乳糖食物喂养妊娠大鼠,胎儿可出现白内障、身体或脑生长延迟等。脂肪缺乏的妊娠母体,虽不导致胎儿畸形,但在仔窝中发现有出生后体重减轻,脑苷脂类浓度下降。妊娠期食用过多的高胆固醇食物,胎儿重量降低,死亡率增高。

(2) 维生素:动物实验发现维生素在胚胎发育中也具有重要作用。

1) 维生素 A:1933 年 Hale 首先在胎猪中发现维生素 A 缺乏有致畸作用。自妊娠期开始给孕猪饲喂缺乏维生素 A 的食物,出生的仔猪有小眼、无眼、腭裂、唇裂、肾异位等畸形。在孕前、孕期食物内缺乏维生素 A,仔鼠畸形率可达 75%,表现为室间隔闭锁不全、心肌发育迟缓、心血管畸形、眼及泌尿道异常。研究还发现维生素 A 所致畸形还有膈疝、毛发生长迟缓、睾丸不下降、雌雄间性、脑积水等。维生素 A 过多可使鸡、兔胚胎发生神经沟外翻、无脑,小鼠胎儿出现短肢、前肢趾并合、前肢少趾和多趾等,发生率高达 100%,也可致胎鼠腭裂。维生素 A 过量和缺少对人影响的报道较少,但也有致畸现象。据报道有一严重缺乏维生素 A 的孕妇,所生婴儿有小脑症和无眼症。有一孕妇在整个孕期服用大量维生素 A,所生婴儿有泌尿生殖系统畸形。由此可见,维生素 A 过量或过少对人体胚胎可能有害。

2) 维生素 B_6:孕鼠妊娠期缺乏维生素 B_6 时,胚胎吸收率、幼鼠死亡率都较高,窝仔数少、胎鼠出生重量低,但未见畸形发生。

3) 硫胺素 B_1:妊娠前 1~3d 及交配开始的大鼠,饲喂缺乏维生素 B_1 的食物,活胎出生率降低,母体体重下降、死亡率上升。

4) 维生素 C:维生素 C 的致畸性有一定的物种差异,不同动物孕期对维生素 C 的需求也不一致,豚鼠、灵长类以及人孕期特别需要,例如受孕豚鼠缺乏维生素 C 会流产,高剂量维生素 C 可导致大鼠、小鼠死产和流产。

5) 维生素 D:胚胎发育对钙的吸收和利用均需维生素 D,佝偻病、骨骼畸形与缺乏维生素 D 有关。给大鼠喂以缺乏维生素 D 食物,仔代出现严重的类似佝偻病的畸形。维生素 D 过量,大鼠仔代出生率下降,生长延迟且延迟终身存在,随年龄增加更为明显。婴儿的血钙增多症虽属遗传性疾病,但似与维生素 D 代谢紊乱有关。

6) 维生素 E:动物食物中缺乏维生素 E 可造成不育。缺乏维生素 E 的大鼠在妊娠第 10d,口服 2mg DL-2- 生育酚、醋酸盐,胎儿吸收率高达 37%,可出现露脑、无脑、唇裂、脐疝、脊柱弯曲、畸形足、并趾、卷尾等畸形。小鼠缺乏维生素 E,也会引起胎鼠吸收或死亡。

7) 维生素 K:维生素 K 与血液凝集有关,将缺乏维生素 K 的食物喂养实验动物,其流产率增加,连续给予两天,可导致胎儿宫中死亡。

8) 维生素 B_2(核黄素):小鼠孕期缺乏核黄素,所产仔鼠畸形表现为下额变短、鼻甲发育不良,某些咀嚼肌发育不全和腭裂,短肢、趾并合,可能伴随骨化延迟。人类尚未见核黄素致畸的报道。

9)叶酸:孕鼠妊娠 9~11d 缺乏叶酸,第 12~21d 妊娠期间的胎鼠,半数以上有畸形,如心血管畸形、腭裂、唇裂、眼异常、露脑、脑积水、单侧缺肾、肾盂积水和食管闭锁等。

10)胆碱:在食用缺胆碱饲料的孕猪中发现,仔猪大部分不能存活,尸检、镜检可见卷尾畸形、脂肪肝、肾异常和肾出血等。妊娠大鼠、小鼠试验也出现类似情况。

(3) 矿物质和微量元素:缺钙和缺乏维生素 D 的结局类似。严重缺镁可出现胚胎死亡和畸形。用 1 900mg/kg 和 2 500mg/kg 剂量氯化钠对小鼠皮下注射,即可产生死胎和畸胎。

必需微量元素对胎儿的正常发育十分重要,其缺乏可导致胎儿的发育异常和器官功能障碍。1935 年 Daniels 首先报道微量元素缺乏可致先天畸形,大鼠缺少微量元素铜,可产生高比率的死胎、吸收、骨骼畸形。锰与细胞间质生长有关,缺锰可导致中枢神经失调、内耳和小脑发育不全、长骨短小、头骨窄小、骨骼弯曲等。锌与 DNA 合成有关,锌缺乏可使酶活性降低,进而减低核酸的合成,由于缺锌所产生的畸形遍布体内各器官。有学者分析了先天畸形胎儿大脑、臂肌、胸腺、枕骨、肝脏等器官组织中 8 种元素,发现这些组织中锌、铜、硒含量普遍偏低,铁、铅、镉、汞含量普遍偏高。流行病学调查显示出生缺陷的发生呈明显的地理聚集特征,硫高、镉高、铅高、钼高、砷高、锂高、锌低、锶低、铝低、镁低、低钒、低硒是出生缺陷高发区的主要环境特征。

5. 母体代谢与内分泌失调 母体代谢失调、内分泌紊乱与致畸性的关系较复杂,畸形与蛋白质、氨基酸、糖类、脂类、核酸、胆红素、内分泌素、电解质等代谢障碍有关。动物实验发现,用人为方法扰乱其代谢和内分泌平衡后,致畸效应并不多,但仍有学者认为母体代谢失调和内分泌紊乱对胚胎发育是不利的。

糖尿病是因胰岛素相对或绝对不足引起的糖代谢紊乱的慢性疾病。1969 年印度一项调查显示,25 岁以前诊断为糖尿病的女性,其子代畸形率为 38%,实验动物也发现类似结果。单用胰岛素或甲苯磺丁脲对不同品系的小鼠、兔和鸡试验,都有致畸效应。胰岛素使兔子致畸的试验只是一个证据,小鼠试验的结果虽是致畸的,但很难据此评价胰岛素的致畸性,因小鼠对禁食的致畸也很敏感。有报告指出胰岛素使动物产生低血糖,而低血糖是致畸的直接原因。

临床观察发现苯丙酮尿症患者所生育子女出现智力迟钝、小头症、宫内生长延迟、畸形的比例较高。据报道两个家庭共十个孩子,其中 8 个患有心脏病,他们的母亲都是苯丙酮尿症患者。有学者将苯丙氨酸饲喂妊娠罗猴,其仔代也会出现智力迟钝并伴有小头症或其他先天畸形。

内分泌器官甲状腺分泌含碘的甲状腺素,其作用是加速血糖分解,维持机体正常生长发育,对骨和神经系统的发育十分重要。缺碘、长期患甲状腺肿的母亲,子代通常出现智力迟钝等缺陷。甲状腺分泌功能紊乱是否会导致畸形尚无定论,在鼠类曾做过切除甲状腺实验,虽有畸形,但报告结果不一致。

6. 致畸因素的相互作用 环境中各种致畸因素相互叠加,可出现加强、减缓和保护作用。例如致畸原台盼蓝或维生素 A 作用于妊娠大鼠时,相应地减少食物中的蛋白质,畸形频率增高。可的松处理小鼠,如果母体缺乏吡哆醇,由可的松诱发的腭裂畸形必定相应增高。二甲亚砜等有机溶剂可以增强或减弱某些致畸原的作用,如可减弱 3- 乙酰吡啶、6- 氨基酰胺的致畸性,但大量二甲亚砜也可致畸。某些药物,因其化学结构、反应形式,也可对所致畸形起缓解和保护作用。如甲状腺素、放线菌素 D 皆为致畸原,共同作用时,前者可减轻后者的致畸作用。此外,实验动物的健康水平、品种、品系之间的差异是致畸原产生畸形时不可忽视的依据。如可的松诱发小鼠腭裂与母鼠体重有关,母体体重愈轻,子代出现腭裂频率愈高。可的松诱发小鼠、兔子腭裂相当敏感,大鼠中多数品系对可的松有高度抵抗性。

由于人体不能作为致畸的实验对象,因此对人类而言只有当畸形发生后,追溯其发生的可能原因。上述致畸因素大多通过动物实验获得,以此推及人类是不科学的。畸形的发生是一个复杂过程,同一致畸因子,在不同实验动物中产生的畸形反应尚不相同,对于人的反应更难有准确的答复。畸胎学是一门年轻的、发展中的学科,尚须深入细致的研究。

二、致畸机制

实验畸胎学研究表明,多种多样的致畸因素可以诱发出各种各样的畸形。有时一种因素引起多种畸形,有时多种因素引起一种畸形,有时某种因子缺乏或过多都引起畸形,有时一种致畸因素对不同实验动物的反应各有不同。致畸原产生的畸形好像是一幅分散凌乱的图画,要从中总结规律,说明各种致畸因素的机制,并非易事。

1973 年 Wilson 根据已有资料将致畸机制归纳分类,提出了九项原则,他认为这是畸胎形成的原发机制,余者为继发。

(一) 突变

染色体上基因单位的改变可能是最可靠的致畸机制之一,也是遗传发育缺陷的根源。由于细胞核中 DNA 上的核苷酸发生变化,影响到一个碱基对,或是碱基缺失,或是插入,改变的性质和参与核苷酸的数目并不固定。估计人类约有 20%~30% 的发育错误归因于突变,突变可由理化因素诱发,或是引起染色体断裂或互换,或是干扰了 DNA 正常的修复过程。如果突变发生在体细胞中,所引起的先天畸形是不遗传的。如果突变发生在生殖细胞中,所引起的先天畸形将是遗传的。

(二) 畸变

人类大约有 3% 的发育缺陷与染色体畸变相联系。畸变可能导致子代细胞染色质过多或不足,受害者多数不能存活,存活者同时显示有结构和功能异常。染色体畸变作为一种机制的真正细节尚不清楚。

(三) 有丝分裂受阻

阿糖胞苷、羟基脲、秋水仙碱、灰霉素都是细胞毒剂,可抑制 DNA 合成或阻碍纺锤体形成,干扰有丝分裂过程,使细胞分裂不能正常进行。

（四）核酸结构或功能改变

多种致畸的抗生素药物和抗肿瘤药物具有干扰 DNA 复制或完整性，干扰 RNA 的合成，错误的掺入 DNA 或 RNA，干扰了 RNA 的转译能力而产生畸形，这些药物具有强烈的胚胎毒性，在高剂量时，常导致胚胎死亡。

（五）生物合成中必需的前体、底物缺乏

迅速生长的胚胎对于前体、底物或辅醇的缺乏十分敏感。母体营养不足，胎盘运输障碍或抗代谢物的作用均能影响前体、底物的转化合成作用。研究表明维生素和矿物质的缺乏是致畸的。

（六）能量来源的变化

断食的致畸作用原理是阻断了柠檬酸循环，胰岛素致畸可能因为它是磷酸化作用中的解偶联剂。缺氧的致畸机制是胚胎发育的能量不足，目前已知有四种能量供应途径会受到致畸原的干扰（表6-4）。

表 6-4　致畸原干扰能量供应的途径

影响途径	与畸形发生有关的原因	影响途径	与畸形发生有关的原因
不足的葡萄来源	由低血糖引起的营养缺乏	干扰柠檬酸循环	6-氨基酰胺、核黄素缺乏
干扰糖原酵解	6-氨基酰胺、碘乙酸脂	终末电子传递系统受损	二硝基苯酚、缺氧、氮化物

（七）酶的抑制

生物体内的各种酶都是生化反应必不可少的物质，酶的作用表现在生物生长和分化的各个方面，目前已经了解酶的抑制受损是哺乳类动物致畸的原因。

（八）细胞渗透性失调

胚胎内各部的液体压力、黏度、成分具有自稳平衡状态，胚胎的自稳性要低一些。台盼蓝、缺氧可干扰液体的平衡，降低血清和胚胎外液间的正常差异，而使液体流入胚胎造成胚胎液体过剩，胎儿发生出血或水肿。

（九）细胞膜性质的改变

可引起胚胎渗透的不平衡，因细胞膜、胎盘的重要运输功能受阻而产生畸形。

除以上九条外，针对具体致畸因素，尚有其他致畸机制。例如排除母体影响，用 X 射线直接照射试管内的鼠胚，所产生的畸形与在母体内产生的畸形一致，表明 X 射线直接作用于胚胎可以产生畸形。小量 X 射线对组织的损伤，可产生三种情况：一是可能使组织立即死亡；二是使细胞分裂受阻，处于低落状态，以后再恢复正常；三是有延期滞后的效果，在以后的分化中显示出来。这三种情况的具体原理，有待进一步研究探讨。

学 科 前 沿

"妊娠期低剂量阿司匹林的应用"指南要点解读

低剂量阿司匹林主要用于预防或推迟子痫前期，其他还包括预防死产、胎儿生长受限、早产和早期流产。目前认为妊娠期每日使用低剂量阿司匹林（81mg/d）较安全，孕期服用低剂量阿司匹林与新生儿动脉导管闭锁无关。最新荟萃分析及系统评价指出，孕期服用低剂量阿司匹林不会增加新生儿颅内出血或其他出血性并发症的风险。

指南建议存在一项及以上子痫前期高危因素女性，从妊娠12至28周（最好16周前）开始每日使用低剂量阿司匹林，持续至分娩。不存在子痫前期危险因素时，不建议使用阿司匹林预防胎儿生长受限、自发性早产和早期流产，对仅有不明原因死产史的孕妇，不建议预防性使用低剂量阿司匹林。

Note：

知识拓展

生殖健康与补充多种微量营养素的中国专家共识

女性日常补充含 0.8mg 叶酸多种微量营养素可降低不孕风险，备孕期间补充可增加 1 年内妊娠率，男性备育期间补充锌等多种微量营养素可通过抗氧化作用改善精子质量。

补充 0.4mg 或 0.8mg 含叶酸多种微量营养素可减少神经管缺陷的风险，建议孕前 3 个月开始每日补充。0.8mg 叶酸多种微量营养素预防神经管缺陷或更有效，并能够预防先天性心脏病、泌尿道缺陷、幽门狭窄等多种出生缺陷。补充含叶酸多种微量营养素可通过降低同型半胱氨酸浓度，减少妊娠并发症和流产的风险。

不孕症女性体外受精 - 胚胎移植前即开始补充多种微量营养素可有效减少氧化应激，改善卵母细胞和胚胎质量，提高妊娠率和活产率，降低子代出生缺陷风险。

（陈　静）

第三节　影响致畸物效力的因素

致畸物效力受到多种因素的影响，包括胚胎发育阶段、致畸物的作用环节、致畸作用的剂量 - 反应关系、致畸物的理化性质和生物学活性和物种差异等。

一、胚胎不同发育阶段的致畸效应

不同系统和器官的形成与发育不完全同步，速度快慢不一，有先有后。因此，孕期不同阶段接触致畸物所导致的畸形作用表现不一（表 6-5）。

表 6-5　不同发育阶段暴露的感受性和表现

发育阶段	主要感受性和表现
胚前期	胚胎死亡
胚期	畸形，以结构畸形最为突出；胚胎死亡；生长迟缓
胎期	生长迟缓；特异的功能障碍以及经胎盘致癌，偶见死胎
围产期和出生后发育期	生长迟缓；神经系统、免疫系统、内分泌系统功能不全；儿童期肿瘤

（一）胚前期

胚前期包括发生受精、胚囊形成、原肠胚形成以及侵入子宫壁。人类从受精时算起，一般为妊娠 11~12d。这个时期通常是干扰胚泡的植入或未分化细胞受化学毒物损伤而致胚泡死亡。目前认为胚前期易发生胚胎的死亡，而较少引起胚胎的结构或功能畸形。主要因为此时胚体细胞仍是全能分化细胞，当致畸因子的剂量较大时，会引起胚胎死亡。当致畸因子的剂量较小时，只有少数细胞死亡，致死的少数细胞可得到其他全能细胞的代偿。但是，这一阶段接触某些因素如低温、药物，特别是抑制 RNA 合成的药物（如放线菌素 D 等），可能有胚胎毒性和致畸作用。

（二）胚期

着床后孕体即进入胚期，直到硬腭闭合，人的胚期为妊娠 3~8 周。胚期是最容易引起结构畸形的阶段，也称为致畸敏感期（susceptible period），是胚胎对某一致畸物的致畸作用最为敏感的发育阶段，这一时期的孕期保健尤为重要。在胚期器官形成过程中，要经历细胞增殖、迁移、分化和细胞生理性死亡等重要过程，这些过程易受致畸物的干扰诱发器官结构的缺陷，导致畸形，以结构畸形最为突出，

Note:

也可出现生长迟缓和胚胎死亡(可表现为流产)等。由于各个器官的发生时间不同,大多数器官对致畸作用有特殊的敏感期(图 6-1,见文末彩图),即敏感窗(sensitive windows)。如妊娠第 3~4 周发生的主要为中枢神经系统、心脏和耳的畸形,5~7 周主要为四肢畸形,7 周后可有外生殖器畸形等。人类历史上引起胎儿畸形最严重的临床药害事件之一"反应停"事件中,多数是由于孕妇在妊娠 20~35d,服用不会出现一般毒性的"安全剂量"[1mg/(kg·d)]的沙利度胺(反应停)发生的,且有的孕妇甚至在胚期只服用了一次药。反应停致畸主要作用于肢芽,引起残肢畸形。放射性碘的致畸时间为受精后65~70d,主要作用于甲状腺,引起胎儿甲状腺损害。

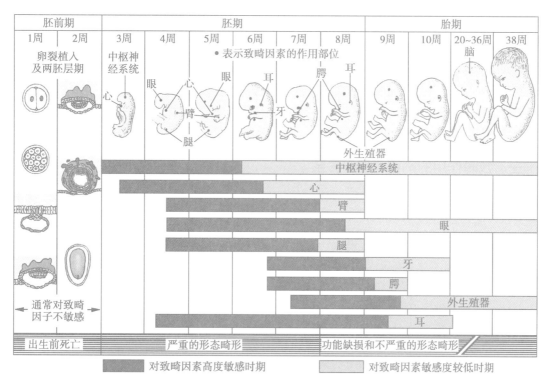

图 6-1　人体主要器官的致畸敏感期

(三) 胎期

器官形成结束(以硬腭闭合为标志)后即进入胎期,人类从妊娠第 9 周开始,直到分娩。在胎期中,主要是组织分化、生长以及功能成熟。此期各器官进行组织分化和功能分化,致畸物作用后也会发生畸形,但多属组织结构异常和功能缺陷,一般不出现器官形态畸形。对胎儿的这些影响效应出生前表现不明显,较难检出,出生后仔细观察和检查或者是多年后才发现。所以致畸物在胎期的效应往往表现为生长迟缓、特异的功能障碍以及经胎盘致癌,偶见死胎。但对部分在此期形成的器官来说仍然敏感,如外生殖器、腭、牙等。雄性激素的致畸时间为受精后 90d 前后,主要作用于外生殖器原基,引起女胎阴蒂肥大、阴唇融合。四环素的致畸时间是受精 120d 之后,引起乳牙釉质着色,或在 250d 之后,引起恒牙釉质着色。

(四) 围产期和出生后发育期

对于此时期接触发育毒性化学物后的损伤,研究较多的是发育免疫毒性、神经行为发育异常和儿童期肿瘤。二噁英、多氯联苯及农药等化学物作用围产期,可以影响出生后免疫细胞发育、分化、迁移和归巢等功能以及损伤免疫系统,也可影响认知感觉等神经系统功能。此外,围产期接触某些发育毒性化学物可能与急性淋巴细胞白血病、神经母细胞瘤、骶骨前畸胎瘤、胚性腺肌瘤等儿童期高发肿瘤有关。有研究提示,围产期是胎儿或新生儿对致癌作用高度敏感的时期。

Note:

二、致畸物的作用环节

致畸物诱导致畸作用可能会通过父体、母体和胎盘间的暴露、胎体直接接触等环节,胎儿体内细胞或分子发生异常改变,引起胎儿畸形、生长迟缓、胚胎死亡等一系列表现。过去一般认为致畸作用主要是母体在妊娠期间接触致畸物,通过对孕妇自身产生有害效应,如孕期增重减慢、疾病、营养和应激等,可直接或间接影响胎儿发育;也可通过胎盘毒性,损坏胎盘功能,引起胚胎异常;也可通过胎盘屏障,影响胎儿。除器官形成期以外,当孕体处于卵母细胞、胚体发育阶段时接触致畸物,也会对整个孕体造成影响,造成先天畸形;而在胎体发育阶段接触致畸物,则会对生殖系统、肾、骨等器官造成影响,引起泌尿生殖器畸形和骨骼畸形。由于母体周围的外环境、母体内环境和胚体周围的微环境与胚胎发育紧密相关,母体和胎儿间的暴露、胎体直接接触致畸物的影响效应明显,引起广泛重视。

越来越多的研究发现,某些畸形也与父亲因素有关,主要有遗传缺陷、年龄因素和环境暴露因素如烟酒、致突变药物、工业有机物、农药、重金属元素、空气污染物、辐射和热应激等。父体因素可通过改变男性的精子生物学特征,尤其是 DNA 的氧化损伤而导致的基因突变和表观遗传改变,并将其遗传给后代,使其出现畸形和罹患某些先天或后天疾病。

三、致畸作用的剂量 - 反应关系

致畸作用的剂量 - 反应关系十分复杂,可因致畸物的类型、暴露的时间和剂量而改变。常见有三种类型剂量 - 反应关系模式(图 6-2),分别为:①正常胎、生长迟缓、结构畸形和胚胎死亡同时存在;②致畸,甚至全窝致畸;③只有胚胎生长迟缓和胚胎死亡,但没有畸形发生。

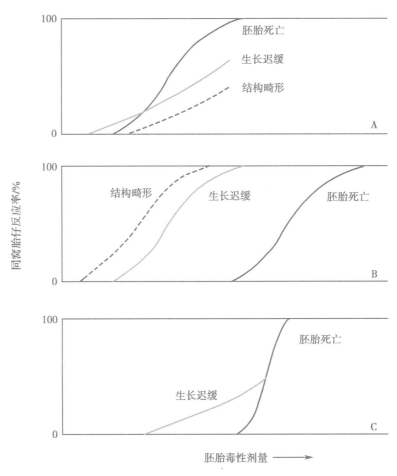

图 6-2　致畸作用的剂量 - 反应模式

（一）正常胎、生长迟缓、结构畸形和胚胎死亡同时存在

较常见，多为细胞毒性致畸物等致畸性高的化学物导致，包括烷化剂、抗癌药和很多致突变物等。致畸性高的化学物产生的反应谱是致畸曲线左移，但仍与胚胎死亡曲线重叠，如图 6-2A 所示。致畸物低剂量接触可先引起生长迟缓、胚胎吸收和畸形。剂量增加，胚胎死亡概率增加，直至胚胎死亡。

（二）致畸，甚至全窝致畸

较少见，表示致畸物有高度致畸性，如反应停、天然或合成的糖皮质类固醇及除草剂 2,4- 二氯 -4'- 硝基二苯醚等。人类胚胎对反应停的敏感性很高，于胚胎发育致畸敏感期受反应停影响的胎儿中，50%~80% 出现反应停综合征，其中以状似海豹四肢的短肢畸形最为典型。高度致畸性致畸物产生的反应谱是致畸曲线、生长迟缓曲线、胚胎死亡曲线常平行，如图 6-2B 所示。在远低于胚胎致死剂量下即可出现致畸，甚至全窝致畸，畸形胎儿常有生长迟缓，生长迟缓曲线常平行于致畸曲线。剂量增加到超过全窝畸形的剂量时，出现胚胎死亡，常伴有明显的母体毒性。

（三）只有胚胎生长迟缓和胚胎死亡，但没有畸形发生

主要见于被认为具有胚胎毒性但无致畸性的化学物。所产生的反应谱是平缓的生长迟缓曲线和陡峭的胚胎死亡曲线相交，如图 6-2C 所示。往往生长迟缓先出现，曲线较平缓，较大剂量才出现胚胎死亡，近乎"全或无"的表现。

四、致畸物的理化性质和生物学活性

致畸物的理化性质和生物学活性与其在母体和胚胎组织中的动力学特征有关，决定其能否进入和作用于胚胎组织。

（一）化学性致畸物

致畸性药物、农药、重金属、污染物等是否引起胚胎的发育异常，在于其能否及以何种速率透过胎盘，以及在胚胎组织中的浓度和蓄积时间。外源性化学物在母体内主要是以简单扩散或被动扩散方式转运，能否透过胎盘到达胚胎组织主要取决于母体与胚胎之间的浓度梯度。其透过胎盘的转运速率与外源性化学致畸物的分子大小、pH 值、电荷性、旋光异构性、脂溶性、电离程度、与血浆蛋白结合能力等有关。如敌枯双和敌枯唑属同类化合物，都是噻二唑环基本结构，由于脂溶性不同，敌枯双更容易透过细胞膜达到胚胎组织。又如人工合成的维生素 A 同系物顺式与反式维生素 A 酸由于旋光性及其代谢动力学的差异，导致它们的致畸效力不同和有明显种属差异。此外，外源性化学性致畸物在体内的吸收分布和生物转化过程可因为妊娠期间的某些生理变化而改变，影响其致畸效力。如孕妇早期母体内和胚胎体内的血浆蛋白相对含量均较低，此时接触化学性致畸性，体内与血浆蛋白结合形式的化学物减少，而游离状态的相对增加。未结合的外源性化学性致畸物及其代谢产物极易在胚胎组织中蓄积，致使胚胎所接触的浓度和致畸的可能性显著增加。一般而言，分子量小、极性小、未电离、脂溶性高、与生理 pH 值相近、未与母体血浆蛋白结合的游离化学物，均易透过胎盘屏障，达到胎儿体内。而那些不易透过胎盘的化学物，如果在母体血中达到最高浓度数小时后仍不能到达胚胎组织，则难以在胚胎组织中达到较高浓度。因为当母体血中游离化学物浓度降到较低水平时，已不太可能进一步增加母体 - 胚胎之间的转运速率。

（二）物理性致畸物

电离辐射、放射线、高温等对胚胎的致畸作用和胚胎毒性，与物理性因素的不同种类和特性，以及父体和母体对胚胎的"保护盾"作用大小有关。父体和母体自身的防护机制或自身平衡稳定能力可在一定程度上降低甚至阻止了物理性致畸物的致畸效应。如小剂量的放射线可能会被精细胞或母体子宫内的分泌物黏着后排出双亲体外，避免其与胚胎的接触及有害效应。环境高温情况下，父体和母体体内有平衡调节机制调整体温或局部热传导，在超过了父体母体的调整能力情况下，才可能影响到胚胎产生有害效应。当然，这种对胚胎的保护盾作用也随物理性致畸物的种类和特性不同而有改变。如电离辐射放射线等虽然通过母体组织后强度降低，但仍然能穿透和进入胚胎组织，引起基因突变、

染色体畸变、胚胎致畸作用。

(三)生物性致畸物

某些病毒、细菌和寄生虫等对胚胎的致畸作用,与其理化性质及生物学活性,包括穿透胎盘的能力、对胚胎或胎儿的致病力等有关。生物性致畸物一般通过母体感染后经过胎盘转运造成胚胎或胎儿的感染,并进一步繁殖造成各种发育异常,或者引起胎儿持续存在慢性感染。

知 识 拓 展

致畸作用的物种差异

致畸作用与遗传类型有关,且存在明显的物种差异。如杀虫剂西维因对豚鼠有致畸作用,但对家兔和仓鼠并不致畸。杀虫剂二嗪农和除草剂草完隆对豚鼠与家兔致畸,但对仓鼠未见致畸作用。这种差异是因为不同物种之间因代谢变化、胎盘种类、胚胎发育的速度和方式等方面的差异引起的。化学致畸物往往有各自易感的物种和品系,易感性主要取决于机体的基因型。化学物生物转化为活性中间产物或终产物的速度和途径与遗传有关,而畸形仅发生在那些能够形成活性代谢产物的物种。如反应停4 000mg/kg对大鼠和小鼠无致畸作用,但0.5~1mg/kg对人就有极强的致畸作用。这是因为人和其他灵长类以及家兔能将反应停代谢产生活性中间产物(可能是一种极性代谢产物或一种芳烃氧化物),而大鼠和小鼠则不能产生。相反,一些对啮齿类动物有强烈致畸作用的化学物如农药敌枯双,至今尚没有对人类致畸的直接证据。

(赵 梅)

第四节 孕期疫苗接种

孕期疫苗接种(maternal immunization)是一种通过对孕妇实施免疫接种以保护母体及生命初期的婴儿免受疫苗可预防疾病侵袭的保护策略。

一、孕期疫苗接种的作用机制

自19世纪以来,人们便开始通过对孕妇进行疫苗接种来保护母亲和婴儿免受疾病的侵袭。尽管关于孕妇疫苗接种建议已提出几十年,但由于安全性和有效性数据有限的观念阻碍了人们对孕妇免疫接种的广泛接受。正常情况下,孕妇对疫苗有完整的体液免疫应答并且能够产生抗体,对其进行免疫接种能够提高母体特异性抗体水平,疫苗接种后2周内其特异性抗体滴度增高,而且疫苗诱导的特异性免疫球蛋白G抗体等能有效转移给胎儿和婴儿。

母体中的疫苗特异性IgG可通过胎盘主动转运给胎儿,以及通过母乳喂养等途径转运给新生儿,同时为母体、胎儿及生命早期的婴儿提供相应的免疫保护。孕妇的IgG从第17孕周开始向胎儿体内转运,随着胎龄的增加转运率不断升高,妊娠约33周时,胎儿体内IgG浓度可接近母体水平。孕晚期是母源抗体跨胎盘转运的主要时期,同时此阶段疫苗不良反应发生率相对较低。

除了通过胎盘转移的母体IgG抗体提供保护外,高浓度的母体IgA以及较少的IgG和IgM在初乳和母乳中排出。例如,在孕中期或晚期或分娩后立即接种百白破疫苗,会增加母乳中百日咳特异性IgA抗体的水平。因此,母乳喂养是将抗体转移到新生儿身上的另一种方式。分泌的IgA是宿主在黏膜水平防御的重要组成部分,尤其是在胃肠道和呼吸道。通过母乳转移的IgA有助于保护婴儿免受肠道感染,并且在接种流感疫苗的孕妇所生的婴儿中,在其出生后至少6个月内可预防伴有发热的呼吸道疾病。

科学的孕妇免疫接种策略不仅可以有效地保护母体和胎儿不受疾病侵袭,而且通过胎盘获得的母源性抗体也能够使出生后 6 个月以内的婴儿得到保护,是保障母婴健康的有效措施。越来越多的证据表明,孕妇对破伤风、百日咳和流感的免疫接种具有可接受的安全性和有效性。当疾病的暴露风险远大于孕期接种风险时,应评估后及时选择接种疫苗。

二、疫苗类型与孕期接种建议

(一)疫苗类型

孕期是否选择接种疫苗,不仅要衡量疾病相关危险性,还要考虑所接种的疫苗类型,是否会增加母体负担,是否对胎儿的发育造成不良影响。根据疫苗制备方法,疫苗分为减毒活疫苗、灭活疫苗、类毒素疫苗、亚单位疫苗、联合疫苗、RNA 疫苗等。一般认为灭活疫苗、类毒素疫苗和亚单位疫苗可以在孕期安全应用。

1. 减毒活疫苗(live attenuated vaccine) 病原体经过各种处理后,发生变异,毒性减弱,但仍保留其免疫原性。目前不建议孕期接种减毒活疫苗,因为该类疫苗中包含的活病原体可能发生二次突变恢复毒力或通过胎盘进入胎儿体内,尤其对免疫功能低下的母亲和发育中的胎儿具有潜在的致病风险。

2. 灭活疫苗(inactivated vaccine) 通过加热或使用甲醛等化学溶液灭活病原体后研制成的,在灭活过程中保留病原体抗原决定簇的完整性。灭活过程破坏了病原体的复制能力,因为它不含任何活的或传染性的微粒,因此不能导致临床感染。

3. 类毒素疫苗 某些细菌通过产生毒素而不是直接的细菌相互作用引起疾病,如破伤风梭菌。针对这类疾病的疫苗,称为类毒素疫苗(toxoid vaccine),同样是通过加热或化学物质灭活毒素而产生的。

4. 亚单位疫苗(subunit vaccine) 提取或合成细菌、病毒外壳的特殊蛋白结构,即用抗原决定簇制成的疫苗,如无细胞百日咳疫苗。

(二)孕期可接种的疫苗

根据 2021 年中华预防医学会制定的《预防接种知情告知专家共识》,孕期可接种的疫苗包括流感灭活疫苗(inactivated influenza vaccine,IIV)、百白破疫苗即破伤风类毒素、减毒白喉类毒素、无细胞百日咳疫苗、破伤风类毒素疫苗(tetanus toxoid vaccine,TT vaccine),具体见附表三。

1. 流感灭活疫苗(IIV) 国内外大量研究证实孕妇罹患流感后发生重症、死亡和不良妊娠结局的风险更高,此外,6 月龄以下婴儿不适合直接接种现有流感疫苗,可通过母亲孕期和哺乳期接种和对婴儿的家庭成员和看护人员接种流感疫苗以预防流感发生。临床研究表明通过孕期接种 IIV 能有效预防孕妇及其婴儿流感感染。国外对孕妇在孕期任何阶段接种流感疫苗的安全性证据充分,同时接种疫苗对预防孕妇罹患流感及通过胎传抗体保护 6 月龄以内婴儿的效果明确。WHO 建议正在考虑开始或扩大季节性流感疫苗接种方案的国家优先考虑纳入孕妇人群,美国疾病预防与控制中心建议孕期任何时间(流感流行前或流行期间)均可接种 IIV,流感季节间孕妇及备孕妇女也应接种该疫苗。但由于国内缺乏孕妇接种流感疫苗的安全性评价数据,我国上市的部分流感疫苗产品说明书仍将孕妇列为禁忌证。为降低我国孕妇罹患流感及严重并发症风险,中国疾病预防控制中心 2020 年制定的《中国流感疫苗预防接种技术指南(2020-2021)》建议孕妇或准备在流感季节怀孕的女性接种 IIV,孕妇可在妊娠任何阶段接种,但不推荐孕期接种减毒流感活疫苗(live attenuated influenza vaccine,LAIV)。

2. 百白破疫苗(Tdap 疫苗) 百日咳、白喉均是急性呼吸道传染病,主要通过飞沫传播,传染性极强,未经百白破疫苗接种的任何年龄的人都可以感染,好发于婴幼儿。由百日咳引起的住院和死亡病例多发生于不足 2 月龄的婴儿。近 20 年来,"百日咳再现"引起了全球广泛重视。为预防新生儿百日咳,2011 年 6 月美国免疫实践咨询委员会提出关于孕妇和与 <12 月龄婴儿有(或可能有)密切接触的人使用破伤风类毒素、减少抗原含量的白喉类毒素和无细胞百日咳联合疫苗的建议,建议卫生保健人员应为之前未接种过 Tdap 联合疫苗的孕妇实施 Tdap 联合疫苗接种项目。孕期应使用 Tdap 联

Note:

合疫苗,且最好是在怀孕的第三阶段或后两个阶段(孕≥20 周)使用。若妇女从未接种过 Tdap 疫苗(包括孕期),应在产后立即接种。

3. 破伤风类毒素疫苗(TT 疫苗)　接种对象主要是发生创伤机会较多的人群,妊娠期妇女接种破伤风疫苗可预防产妇和新生儿破伤风。WHO 孕产妇和新生儿破伤风消除计划组近 30 年来一直在促进为孕妇和其他育龄妇女接种含有破伤风类毒素的疫苗,并推进资源贫乏国家更卫生的分娩方式和脐带保健措施,从而大大降低了孕产妇及新生儿破伤风的死亡率。对无破伤风类毒素免疫史者,第 1 年接种 2 剂次(间隔 4~8 周),第 2 年接种 1 剂次,以后每 10 年加强 1 剂次,如遇特殊情况也可 5 年加强 1 剂次。妊娠期妇女可在妊娠第 4 个月、6~7 个月时各接种 1 剂次。

(三) 尚须评估孕期接种意义的疫苗

1. 肺炎球菌疫苗　婴儿感染肺炎链球菌的病死率较高,并发症也较严重。中国目前使用的肺炎链球菌疫苗包括 13 价肺炎球菌多糖结合疫苗(13-valent pneumococcal polysaccharide conjugate vaccine,PPCV13) 和 23 价肺炎球菌多糖疫苗(23-valent pneumococcal polysaccharide vaccine,PPV23)。PPCV13 主要用于婴幼儿的主动免疫。PPV23 推荐用于 2 岁以上的易感人群。尽管有孕妇妊娠前 3 个月接种 PPV23 对新生儿尚无不良影响的报告,但目前也尚缺乏关于孕妇接种该疫苗安全性的系统评估,将来还需要进行较大规模的前瞻性试验,用于评价孕妇免疫接种肺炎球菌疫苗对预防新生儿的肺炎球菌感染所致疾病风险的直接影响。

2. 脑膜炎球菌疫苗　流行性脑脊髓膜炎的死亡率在世界范围内都很高,是威胁婴幼儿健康的重要病原体。发病急、进展快、传染性强、隐性感染率高、病死率高等特点,主要通过呼吸道飞沫或与患者密切接触传播,发病构成中 6 月龄~2 岁的婴幼儿最高。引起该类疾病的脑膜炎球菌的主要血清型为 A、B、C、Y 和 W135 群。孕妇接种脑膜炎球菌疫苗是预防婴幼儿脑膜炎和暴发性败血症的有效措施,目前该类研究数据主要来源于脑膜炎球菌疫苗的小样本临床研究以及被动监测资料。WHO 在 2011 年更新的《脑膜炎球菌立场文件》中指出脑膜炎球菌结合疫苗和多糖疫苗均可在孕妇中安全应用。2012 年以来撒哈拉以南的“非洲脑膜炎地带”大部分国家陆续开展了 A 群脑膜炎球菌结合疫苗(meningococcal A conjugate vaccine,MenA) 的 1~29 岁人群大规模接种运动,结果表明孕妇接种 MenA 疫苗是安全的。2015 年 WHO 关于 MenA 结合疫苗的更新指南中建议:若孕妇处于大规模接种年龄范围内,也应接种一针次 MenA 结合疫苗。根据中华预防医学会 2019 年制定的《中国脑膜炎球菌疫苗预防接种专家共识》,孕期妇女有感染风险或到流脑流行地区旅行时,可接种脑膜炎球菌疫苗。

3. 脊髓灰质炎疫苗　中国有两种脊髓灰质炎疫苗,即脊髓灰质炎灭活疫苗(inactivated poliovirus vaccine,IPV) 和口服脊髓灰质炎减毒活疫苗(oral poliovirus vaccines,OPV)。OPV 不推荐孕妇接种。孕妇发生脊髓灰质炎的风险很低,可免于接种脊髓灰质炎灭活疫苗(IPV)。迄今为止,并没有接种 IPV 致使孕妇或胎儿发生不良反应的记录。因此,如果孕妇感染的风险增加,可考虑立即进行免疫接种,接种程序可按成人的推荐程序进行。

(四) 孕期不宜接种的疫苗

母体接种减毒活疫苗可能会对胎儿产生潜在危害,因此,该类疫苗不推荐孕妇使用。根据 2021 年中华预防医学会制定的《预防接种知情告知专家共识》,这些减毒活疫苗主要包括麻腮风联合减毒活疫苗(measles-mumps-rubella vaccine,MMR)、水痘减毒活疫苗(varicella attenuated live vaccine,VarV)、乙型脑炎减毒活疫苗(Japanese encephalitis attenuated live vaccine,JE-L)等,具体见附表三。育龄妇女接种 MMR、VarV、JE-L 疫苗后 3 个月内应避孕,如果孕妇不慎接种了这三种疫苗,或者育龄妇女接种这三种疫苗后 3 个月内怀孕,应该咨询可能对胎儿造成的危害,但不是终止妊娠的指征。

三、影响孕期疫苗接种效果的因素

(一) 孕期疫苗接种的推荐时机

在孕 28~32 周期间接种疫苗可使足月婴儿出生时出现的特异性 IgG 数量达到最佳水平,

但对早产儿可能不是最佳水平,早产儿由于抗体跨胎盘转运时间不足,易出现母源抗体较低的情况。

(二)疫苗诱导的免疫球蛋白抗体亚型

在五类抗体中,免疫球蛋白 G 是唯一能够有效穿过人类胎盘的同种型。IgG 有 IgG1、IgG2、IgG3、IgG4 共 4 个亚型。胎盘合胞滋养层表达的 Fc 受体对不同亚型的 IgG 亲和力不同,导致其转运效率不同。IgG1 是最有效转移到胎儿的抗体亚型,其次是 IgG4、IgG3 和 IgG2,IgG2 转移效率最低。IgG1 主要由含有蛋白质抗原的疫苗诱导,如破伤风类毒素等蛋白质抗原的免疫应答,而 IgG2 主要由含有多糖抗原的疫苗诱导,如肺炎链球菌等多糖抗原的免疫应答,胎盘对前者转运能力强于后者。

(三)孕妇健康状况

孕妇自身患有艾滋病、疟疾等疾病会使孕妇免疫接种应答效果减弱。母体感染 HIV、疟疾等可能会导致胎盘功能损伤,削弱了胎盘转运 IgG 抗体的能力,导致胎盘转运肺炎链球菌和麻疹抗体等的效率降低。此外,HIV、疟疾等疾病感染还常引起早产、低出生体重等不良妊娠结局,从而进一步影响婴儿体内母源抗体水平。此外,有报道提示孕妇肥胖、吸烟史以及年龄≥25 岁等因素也会对孕妇免疫接种重组乙型肝炎疫苗的效果产生负面影响。

四、建议孕前接种的疫苗

(一)麻风疫苗

孕妇感染巨细胞病毒、风疹病毒、弓形虫等都易导致胎儿生长发育迟缓、畸形、功能缺陷,甚至死亡流产。尤其是在孕早期(尤其是孕 12 周内)感染风疹病毒,则可能发生垂直传播,导致孕妇流产、死胎以及以新生儿耳聋、白内障和心脏畸形等为特征的先天性风疹综合征。此外,有研究表明孕育期女性接种麻疹疫苗,婴儿会从母体那获得一定的麻疹抗体,从而减少婴儿免受麻疹的威胁,降低患麻疹的风险,即便患了麻疹,症状和并发症也会相对较轻。因此,建议未接种过的育龄妇女在怀孕前接种麻疹风疹联合疫苗(简称"麻风疫苗")或麻疹腮腺炎风疹联合疫苗(简称"麻腮风疫苗")以预防麻疹、风疹和流行性腮腺炎,注意接种后至少 3 个月避免怀孕。

(二)水痘疫苗

水痘是由水痘 - 带状疱疹病毒感染所引起的一种传染性很强的疾病,孕妇在免疫力低下时很容易被感染。孕妇一旦感染上水痘 - 带状疱疹病毒,将对胎儿造成不可估量的影响。孕早期感染会出现先天性水痘综合征,严重的甚至会出现畸形、早产以及流产等;而孕中晚期感染会让胎儿出生后患上新生儿水痘。因此,如果备孕女性以前没有出过水痘,不妨提前接种水痘疫苗。应在受孕前 3~6 个月接种疫苗。免疫效果可达 10 年以上。

(三)乙肝疫苗

孕期感染乙肝病毒虽不会导致胎儿生长发育异常,但乙肝病毒可能通过垂直传播感染宝宝,从而使宝宝也成为乙肝携带者。因此备孕女性应在孕前进行"乙肝两对半"检测,若五项指标均为阴性,可以全程接种乙肝疫苗 3 剂,接种时间应按照 0 个月、1 个月、6 个月的程序注射。由于乙肝疫苗全程接种需要 6 个月,建议在孕前 9 个月进行接种,这样才能产生足够的抗体。免疫率可达 95% 以上,有效期 5~9 年。

(四)甲肝疫苗

甲肝病毒可以通过水源、饮食传播。而孕期内分泌改变和营养需求量增加,肝脏负担加重,抵抗病毒的能力减弱,极易被感染。因此,专家建议高危人群(经常出差或经常在外就餐)应该在孕前注射疫苗。接种时间:应在孕前 3 个月。可在接种 8 周后产生抗体达到效果。接种疫苗 3 年后可进行加强免疫。

知 识 拓 展

人乳头瘤病毒疫苗临床应用中国专家共识

2014年美国免疫实践咨询委员会和2017年WHO发表的人乳头瘤病毒（human papilloma virus，HPV）疫苗立场文件声明，基于妊娠期HPV疫苗接种数据有限，不推荐妊娠期女性预防性接种HPV疫苗，应将疫苗接种推迟至妊娠结束后。近期计划妊娠者不推荐接种HPV疫苗，且在完成最后一剂接种2个月内应尽量避免受孕。若接种后意外妊娠，应停止未完成剂次的接种；已完成接种者，无须干预。

哺乳期女性接种HPV疫苗研究数据尤为缺乏。虽然目前临床试验尚未观察到血清HPV抗体经母乳分泌，但鉴于多种药物可经母乳分泌，且缺乏哺乳期女性接种HPV疫苗的安全性研究数据，因此，慎重推荐哺乳期女性接种HPV疫苗。

（赵 梅）

思 考 题

1. 简述畸形学的概念。
2. 简述致畸试验的分类。
3. 简述致畸因素分类及致畸机制。
4. 影响化学致畸物效力的因素有哪些？
5. 孕期可接种的疫苗有哪些？其安全性如何？

URSING

第七章

产前诊断、遗传咨询中的伦理学及心理学

07章　数字内容

───── 学 习 目 标 ─────

知识目标：

1. 掌握医学伦理学的原则。

2. 熟悉产前筛查、产前诊断、遗传咨询、辅助生殖技术的常用方法及其伦理原则。

3. 了解产前筛查、产前诊断、遗传咨询的法律法规和规章制度。

能力目标：

1. 运用伦理学知识对产前诊断、遗传咨询中的伦理问题进行指导。

2. 运用所学知识对产前诊断、遗传咨询者进行心理护理。

素质目标：

尊重医学伦理的前提下，对产前诊断、遗传咨询过程中的问题进行指导。

医学伦理学(medical ethics)是一门重要的实践伦理学分支学科,也是医学人文学科中的重要组成部分。医学伦理学所要解决的问题是在医学领域中运用伦理学的理论和方法,从道德的角度来规范和解决人与人、人与社会、人与自然的关系。临床遗传咨询师或临床遗传医师通过交谈,在充分知情的前提下,遵循医学伦理学原则,帮助咨询者及其家庭做出选择,同时还要关注咨询者的心理问题。本章详细介绍医学伦理学和心理学的原则、重要性及其在遗传与优生领域中所涉及的相关临床技术服务中的应用。

第一节 医学伦理学的基本原则及重要性

 ——————— 导入情景与思考 ———————

一名孕妇因难产生命垂危被其丈夫送进医院,医生建议立即行剖宫产手术,而其丈夫拒绝在手术通知单上签字,并在通知单上写道:"坚持不做剖宫产手术,后果自负。"孕妇清醒时也表示拒绝手术,之后陷入昏迷状态。医生极力劝说家属同意手术的同时,一方面请110紧急调查该孕妇的户籍,试图联系她的其他家人,并联系精神科医生,对其丈夫精神状况进行鉴定。经诊断,确认其精神正常。另一方面上报上级卫生主管部门,得到的指示是:如果家属不签字,不得进行手术。医院的几名主治医生只好动用所有急救药物和措施,不敢"违法"进行剖宫产手术。3个小时后,孕妇抢救无效死亡。

请思考:

在上述医疗活动中,涉及的伦理学基本原则有哪些?

一、医学伦理学原则概述

医学伦理学起源于《纽伦堡法典》,是指在系统考察医疗卫生领域道德现象的基础上,确立伦理学依据及其概念体系,概括出基本的伦理原则或准则、形成伦理分析框架来指导相应道德实践并研究具体伦理问题的一门学科。医学伦理原则着眼于对已经发生和可能发生的生命科学与技术以及医疗领域种种问题的认识和解决,不是局限在抽象的概念集合和对原则的高度概括上。在医学科学发展和医疗实践的基础上,西方学者提出的若干伦理原则,对认识和解决现实的医学伦理问题,具有更为直接、明确的价值判断和伦理评价的作用。其中由美国学者比彻姆和查尔瑞斯提出的医学伦理四原则,即自主原则、不伤害原则、行善原则和公正原则,是欧美等国家和地区医生执业的行为依据。医学伦理四原则传入我国后,逐渐得到广泛应用及适应性改变,其中自主原则被改称为尊重原则,行善原则被改称为有利原则。

二、医学伦理学的基本原则

(一) 有利原则

1. 定义　有利原则(principle of beneficence)是指医务人员的诊疗行为应该保护患者的利益、促进患者健康、增进其幸福。在西方又称行善原则。

2. 意义　有利原则是生命神圣观念的体现。没有生命就没有人类的一切活动。因而,尊重生命、保护生命,选择有利于生命健康的行为应该成为医务人员的根本观念。

3. 有利原则对医务人员的要求

(1) 树立为患者利益服务的观念:医务人员要树立全面的利益观,做对患者有益的事情,努力维护患者的生命健康,既要关心患者的客观利益,如止痛、恢复健康、节约费用等;又要关心其主观利益,如合理的心理需求、正当的社会需求等,当患者利益与科学利益、医务人员利益冲突时,应该将患者的利益放在首位。

(2) 为患者提供最佳的医疗服务：准确诊断、有效治疗，努力提高医疗业务能力，为患者提供最为准确的诊断和最为有效的治疗，同时提供最优化服务，对利害得失全面权衡，选择受益最大、伤害最小的医学决策。

(3) 坚持公益原则：将有利于患者同时有利于社会公益有机统一起来。既要给患者带来益处，同时不能损害他人及社会利益。

（二）尊重原则

1. 定义 尊重原则(principle of respect for autonomy)要求医务人员尊重患者，欧美一般称为自主原则，即对自主的人及其自主性的尊重。知情同意、知情选择、要求保守秘密和隐私均是尊重患者的体现。广义上的尊重原则还包括医务人员尊重患者及其家属的人格。

2. 意义 遵循尊重原则是现代医患关系发展的客观要求，医务人员应把患者看作独立的、有尊严的、有自主权利的完整个体存在，要重视心理和社会因素对患者健康的影响。收集、整理、分析患者完整的病情、心理、社会等资料，据此作出医疗诊断，需要医务人员和患者平等的对话、沟通、尊重、理解和配合。此外，尊重原则也是保障患者健康利益的必要条件和可靠保障。医疗活动的最终目的是维护患者的健康利益。患者有权知晓各种医疗手段的利弊，并能自主选择能够最大程度符合自己健康的医疗行为。

3. 内容

(1) 尊重患者的生命：生命是人存在的基础，是人的根本利益所在。尊重患者生命，首先要尽全力救治患者，维护其生命，这是对人生命神圣性的尊重。其次要通过良好的医疗照护提高患者的生命质量，以维护其生命价值，这是尊重人格生命的具体体现，尊重生命及其生命价值是医学人道主义最根本的要求，也是医学道德的基本体现。

(2) 尊重患者的人格尊严：即把患者作为一个完整的人加以尊重。尊重患者作为独特个体的生命存在，重视他生命的质量，体悟他因病痛所忍受的痛苦，将减少对患者的身体伤害和缓解痛苦作为患者救治过程的道德主旨；尊重患者的内心感受和价值理念，重视社会和心理因素对患者的影响，肯定患者对自我生命的理解和抉择；肯定患者生命存在的价值和意义，无论其生命体处于何种状态，每个生命个体都有权利得到善意和尊重。

(3) 尊重患者的隐私：隐私是一个人不容许他人随意侵入的领域。任何人都有一定的范围领域不容他人侵入。隐私主要包括两个意义，其一是指一个人的身体与他人保持一定的距离，并不被人观察。未得到允许近距离观察、接触或抚摸他人身体都是侵犯了隐私。其二是指不播散他人的私人信息。许多现代隐私问题都涉及泄露私人信息的问题。医疗职业的特点决定了医务人员常常可以了解到患者的某些隐私，涉及患者从未向他人谈到或暴露过的身心领域。医生有义务为患者保守秘密，以免信息泄露给患者带来伤害。同时，医务人员也有义务在为患者实施检查、治疗时保护患者的身体不被他人随意观察。在临床工作中，医务人员保护患者的隐私对培养和建立互相尊重、互相信任的健全的医患关系十分重要。同样，在生物医学和健康研究领域，研究人员保护受试者的隐私对建立两者之间的信任关系也十分重要。

(4) 尊重患者的自主权：患者自主权(right of autonomy of patient)是指具有行为能力并处于医疗关系中的患者，在医患有效沟通交流之后，经过深思熟虑，就有关自己疾病和健康问题做出合乎理性的决定，并据此采取负责的行动。在临床实践中，患者的自主权主要表现为患者对自己所患疾病及拟采取医疗护理措施相关问题的知情同意权。知情同意有两个要素，其一知情，即信息的充分告知，以及患者对信息的充分理解；其二自由的、自主的同意，包括患者具有知情同意能力。这些要素也是实行知情同意的两个必要条件。医务人员应为患者提供正确、适量、适度且患者能够理解的信息；患者必须具有一定的自主能力，丧失自主能力和缺乏自主能力的患者无法实现；患者的情绪必须处于稳定状态，过度紧张、恐惧、冲动的患者无法自主决定；患者的自主决定必须是经过深思熟虑并和家属商量过的，如果患者的决定过于草率，则无法反映其真实的自主性；患者的自主决定不会与他人、社会的利益发生严重冲突，也就是说患者的自主决定不会危害到他人和社会的利益，否则需要加以限制。

4. 尊重原则对医务人员的要求

(1) 增强对患者及其家属人格权利尊重的意识:患者及家属与其他公民一样,享有各种人格权利。虽然患者处于暂时的弱势地位,医务人员要树立平等待患的观念,不轻视或歧视患者及家属,维护其各种人格权利。

(2) 协助患者充分行使自主权:医务人员要尊重患者的知情同意和知情选择的权利,对于缺乏或丧失自主能力的患者,应尊重其家属或监护人的此项权利。但当患者病情危急需要立即进行处理和抢救,家属不在场,来不及获取患者家属知情同意的时候,医务人员出于对患者责任和利益的考虑,可以行使特殊干涉权,做出对患者有利的决定。此外,医务人员还需履行帮助、劝导、限制患者及其家属选择的责任。医务人员首先要帮助患者,为其提供正确、适量的信息并帮助患者理解,以利于患者的选择。其次,劝导患者。如果患者的选择与医务人员的期望不同,医务人员应劝导患者,而不要采取听之任之、出了问题患者责任自负的态度。如果劝导后患者及家属仍坚持己见,则应尊重他们的自主权。最后,如果患者的选择与他人、社会的利益发生矛盾,有可能损害他人和社会利益时,医务人员应首先协助患者进行调整,以履行对他人和社会的责任,并使对患者的损害降到最低。一旦患者的选择对他人的生命和健康构成威胁或者对社会利益造成危害,医务人员作出适当限制患者的选择是符合道德的。而对于家属作出对患者不利的选择,医务人员也有责任予以干涉。

(三) 不伤害原则

1. **定义** 不伤害原则(principle of non-maleficence)是指医务人员在诊治、护理过程中,应避免对患者造成生理上和心理上的伤害,以及其他负担和损伤(如经济上的损失)。

2. **意义** 一个心智健全的正常人不会愿意伤害自己,他也就不应该伤害别人,孔子曰,"己所不欲,勿施于人"就包括不伤害原则。古希腊名医希波克拉底说:"处理疾病时,你要做两件事:帮助患者,不要伤害患者。"医务人员不应该给患者提供无效医学干预措施,因为无效医学干预措施不仅不能使患者受益,还会对患者造成伤害。医务人员更不可故意伤害患者。然而,许多使患者获益的治疗同时也存在风险和伤害,不伤害原则有助于我们评估风险与受益;必须根据潜在的受益来考虑治疗的风险,风险不可超过受益。不伤害原则强调在医学研究领域及医疗工作中避免可能发生的伤害,并及时处置已经发生的伤害。

3. **医疗伤害的种类**

(1) 有意伤害与无意伤害:有意伤害是指医务人员不负责任或出于打击报复,拒绝给患者以必要的临床诊治或急诊抢救;或者出于增加收入等狭隘目的,为患者滥施不必要的诊治手段等所直接造成的故意伤害。与此相反,无意伤害是指在进行正常诊治活动中对患者造成的间接伤害,如手术治疗带来的创伤。

(2) 可知伤害与不可知伤害:可知伤害是医务人员在采取医疗措施之前就可通过预测先知晓或应该知晓对患者的伤害。与此相反,医务人员无法预先知晓的对患者的意外伤害为不可知伤害。

(3) 可控伤害与不可控伤害:可控伤害是医务人员经过努力可以也应该降低其损伤程度,甚至可以杜绝的伤害。与此相反,超出医务人员控制能力的伤害则是不可控伤害。

(4) 责任伤害与非责任伤害:责任伤害是指医务人员有意伤害以及虽然无意但属可知、可控而未加认真预测与控制,任其出现的伤害。如果意外伤害虽然可知但不可控,则属于非责任伤害。发生责任伤害是一定要追究医护人员的道德甚至法律责任的;对非责任伤害则应该允许其存在。因而,不伤害原则主要是针对责任伤害而言。

4. **不伤害原则对医务人员的要求**

(1) 杜绝有意和责任伤害:重视患者的利益,树立不伤害意识以及培养为患者利益着想的动机与意向,坚决杜绝有意和责任伤害。

(2) 努力控制伤害程度:医务人员要具备扎实过硬的专业知识与技能,具有认真负责的态度,避免或减少由于技术不精或粗心大意给患者造成的可控伤害而得不到控制情况的出现,保证患者健康和生命安全。

Note:

（3）善于权衡伤害和受益：对有危险或可能造成伤害的医疗措施要进行评估，进行危险与利益或伤害与利益的分析，审慎考虑。只有相对于受益，危险或伤害能够接受，才符合不伤害原则。

（四）公正原则

1. 定义　公正是指公平正直，没有偏私。古希腊哲学家亚里士多德认为，所谓公正就是"给人应得"。公正原则要求医务人员公正对待每一位患者，合理分配和实现人们的医疗和健康利益。

2. 意义　在医疗卫生领域，公正原则首先强调基本健康权人人平等，在基本医疗保健需求上保证人人应该同样享有。1946 年 7 月 22 日《世界卫生组织宪章》宣布："享有可能获得的最高标准的健康是每个人的基本权利之一，不因种族、宗教、政治信仰、经济及社会条件而有区别"。对于公民所具有的基本合理的医疗以及获取健康的权利要予以保障，体现人人平等。要坚持基本医疗卫生事业的公益性，通过完善制度、扩展服务、提高质量，让社会公众享有公平可及、系统连续的预防、治疗、康复、健康促进等健康服务。公正原则是医务人员解决健康利益分配矛盾的依据，可以帮助医务人员与患者建立信任与和谐的医患关系。

3. 表现形式

（1）形式公正原则：又叫完全平等原则，是指应该同等分配负担和收益。在医疗实践中要求相同的患者同样对待，对不同的患者不同对待。

（2）内容公正原则：又叫合理差别原则，是根据医疗需要、患者个人能力及对社会的贡献、在家庭中的角色地位等分配相应的负担和受益。

4. 公正原则对医务人员的要求

（1）公正地分配医疗卫生资源：医务人员既有分配宏观资源的建议权，又有参与微观资源的分配权，因此医务人员应该公正地运用自己的权利把形式公正和内容公正有机统一起来，按照医学标准、社会价值标准、家庭角色标准、科研价值标准、余年寿命标准等综合权衡在比较中进行筛选，以确定稀缺卫生资源享有者资格，努力维护患者平等的医疗权利。

（2）以平等的态度对待患者：平等是公正原则的重要内容之一，在医疗服务中，医务人员要树立平等观，对患者不分职业、地位、财产状况，都应一视同仁，尊重和关心每一位患者的人格、权利、正当需求，特别是对老年患者、年幼患者、残疾患者、精神患者等要给予更多的关怀和尊重。

（3）公正地面对医患纠纷、医疗差错事故：在诊疗工作中发生医患纠纷或医疗差错事故时，医务人员应坚持实事求是，站在公正的立场上，不偏袒任何一方，使纠纷妥善解决。

三、医学伦理学的重要性

（一）强化伦理意识、培养伦理分析能力，积极应对遗传与优生学中的伦理问题

随着医学模式的转变，人民群众的健康意识和维权意识逐渐提高，广大患者和社会公众对医务人员的职业道德提出了更高的要求，遗传与优生学作为新兴学科，它的发展和应用冲击着传统医德观念，引发棘手的伦理问题。面对复杂多样的医学伦理问题或难题，只要医务人员具备伦理学知识和技能，培养伦理分析论证能力，识别伦理问题和困境，就能从容应对未来执业中面临的伦理问题和难题。

（二）提高职业伦理素养，践行医学道德理想

医学是崇高的职业，医务人员不仅要面对医学难题的挑战，更要面对随着医学技术发展带来的伦理难题。这就要求医务人员不仅要具备高尚的道德情操和精湛的技术，还要有一颗献身医学事业、防病治病、救死扶伤的美好心灵。医务人员应该秉承"大医精诚"的职业使命，提高自身的道德修养，争取从我做起，从小事做起，构建和谐的医患关系。

（三）坚定信念，积极投身于健康中国建设

医务人员可以借助医学道德判断、道德标准和道德理想等形式，正确认识和处理医疗卫生领域中的各种人际关系，正确认识自己对患者、医疗机构、社会和自然环境的道德责任和义务，自觉遵循基本的伦理规范，保持良好的医疗秩序，营造良好的社会风尚。通过身体力行和健康科普教育，肩负道德

责任,转变先进的医疗观念和广泛传播伦理知识,使其深入人心。医务人员要不忘初心,不断培养自身的职业道德素养,从容应对医学高技术应用中的棘手问题,做一名医德高尚、自觉遵循伦理原则的人。

学 科 前 沿

医学伦理学的新视角:身体伦理学

传统医学伦理学意图沟通为"身"的医学和为"心"的伦理,但受到身心二元论基础的局限,传统医学伦理学只片面强调"身"的机械修复而忽视"心"的情感体验,难以抓住医学伦理的意旨所在。现代医疗技术更凸显了对"身"的改造与完善,因而在传统思维模式下医学伦理困境愈发严峻。对现代医疗技术的伦理审思有必要实现"身体"转向。身体伦理学以身体哲学为理论基础,强调关注患者的整体性身体,强调身体感受。在身体伦理的领域中,充分利用身体伦理的学术资源,更新伦理向导的价值基础,成为现代医疗技术发展的题中之义。

知 识 拓 展

临床伦理委员会

临床医疗伦理问题的日益复杂催生出伦理咨询和临床伦理委员会。临床伦理委员会的工作包括:向医院领导提出有关伦理问题的政策建议;向前来咨询的医生提供有关临床伦理问题的建议;委员们要接受有关临床伦理咨询的培训,以便向前来咨询的医生提供专业的意见;在发生医疗纠纷时,委员会应尽可能采用协商或调解而不是诉讼方式来解决纠纷。要让患者及其家庭知道临床伦理委员会的作用。一个有效的临床伦理委员会应该得到医院领导的批准和支持以及医护人员的支持,应该在医院的组织图上标明其位置;委员应该公正正派,受同行尊敬,有机会参加生命伦理学或医学伦理学的专业培训;所有医护人员应该知道临床伦理委员会的意义、作用、联系方式等。

(周　晖)

第二节　产前筛查与产前诊断中的伦理学

 ──────────── 导入情景与思考 ────────────

孕妇,30岁,主因"宫内孕 20^{+1} 周,超声提示'胎儿结构异常'"就诊。患者平素月经规律,(4~5)d/(28~32)d,末次月经 2020 年 10 月 17 日,停经 40d 自测尿妊娠试验阳性,停经 56d 行超声检查,提示宫内早孕,基本符合孕周,妊娠早期否认化学药物及放射线接触史。妊娠 12 周行 NT 检查,NT 厚度约 0.28cm,未行产前血清学筛查。妊娠 20^{+1} 周行胎儿系统超声检查,结果提示:①宫内孕单活胎;②胎儿 FL/HC 比值异常待诊;③胎儿鼻骨未显示;④胎儿脉络丛囊肿。为进一步诊断而就诊。孕 3 产 0,既往 2017 年、2019 年早孕胚胎停育 2 次,否认家族性遗传病病史。

请思考:

1. 该孕妇是否存在产前诊断指征?

2. 孕妇在就诊过程中提出,想要知道胎儿性别,是否符合伦理学要求?

3. 孕中期行羊膜腔穿刺术产前诊断,结果示 21 三体综合征,如何进行抉择?

Note:

产前筛查通过简便、经济和减少创伤的检测方法,对一般低风险孕妇进行一系列的检查,发现子代具有患遗传性疾病高风险的可疑人群。产前筛查不是确诊,其技术本身有其局限性,筛查结果阳性意味着患某种疾病的风险升高,并非诊断疾病;同样,阴性结果提示患某种疾病的风险较低,并非正常。筛查结果阳性的患者需要进一步确诊也就是进行产前诊断,切不可根据筛查结果决定终止妊娠。

产前诊断是利用各种方法在胎儿出生前明确胚胎或胎儿是否罹患遗传病,对有异常者则根据其性质和程度决定继续妊娠或终止妊娠。早在 1978 年,华裔美国学者 Yuet Wai Kan(简悦威)首次采用 DNA 重组技术对血红蛋白病进行产前诊断,开创了"产前诊断"的先河。

胎儿染色体核型分析是产前诊断的主要手段,也是临床咨询的"金标准"。主要包括绒毛活检术、羊膜腔穿刺术以及脐带血穿刺术等手段(详见第四章第二节),通过对绒毛细胞、羊水细胞、胎儿脐血进行遗传学和生物化学分析,从而对疾病作出诊断,属于遗传病诊断的重要环节。然而上述方法多为侵入性的,有一定的风险,且检验结果具有内容的多样性和解读的复杂性,临床处理要根据多方面的因素来综合评估,因而涉及多方面的伦理问题,包括后续的遗传咨询环节、胎儿异常类别、性别检测、辅助生殖技术受孕等方面。

一、伦理原则

为了安全、有效、合理地实施产前筛查和产前诊断技术服务,尊重和保障当事各方的权益,应当尊重以下医学伦理原则:

（一）有利于母儿原则

产前筛查和产前诊断的方案应尽可能采用风险低、准确性高、花费少的方法。产前诊断,尤其是侵入性产前诊断可能给孕妇和胎儿带来损害,关系到母儿的安全和健康。医务人员应以科学的态度,按照趋利避害,有利于母儿的伦理原则,综合评估母儿情况,及时恰当的选择最佳方案,应完全避免由于人为因素来确定是否选择风险更大的产前诊断手段,例如:21 三体或唐筛高风险孕妇可以在妊娠 16~22 周选择羊膜腔穿刺术进行产前诊断,但是由于各种原因错过羊水检查时间的高风险病例和胎儿畸形病例、怀疑胎儿病毒感染病例、怀疑胎儿血液疾病病例等不得不选择脐血穿刺进行产前诊断。

严格掌握产前诊断的适应证和进行产前诊断的条件。按照《中华人民共和国母婴保健法》及国家卫生健康委员会《产前诊断技术管理办法》的相关规定,开展产前诊断技术服务的医疗保健机构必须获得省级卫生行政部门的许可,建立健全各项规章制度和操作常规,且应当遵循医学伦理原则。

（二）知情同意原则

产前筛查必须在广泛宣传的基础上,按照知情同意、孕妇自愿的原则,任何单位或个人不得以强制性手段要求孕妇进行产前筛查。医务人员应事先详细告知孕妇或其家属产前筛查的目标疾病、产前筛查技术本身的局限性和结果的不确定性,让患者在完全了解的情况下自愿地选择是否参加筛查,对于筛查后阳性结果的处理应由孕妇及其家属决定,并签署知情同意书。由于信息全球化,更多的患者可通过网络或其他途径获悉产前筛查的相关知识和信息,医生需向患者分析筛查方法的利弊,以供患者选择。对筛查出的高危病例,在未做出明确诊断前,不得随意为孕妇做终止妊娠的处理。重要事项需经医院伦理委员会审议通过。

产前诊断技术的实施应当充分尊重当事人的意愿、人格和尊严,保证当事人的自主知情同意权。医务人员应当在与当事人签署知情同意书后方可实施产前诊断,在技术服务实施前,当事人均有退出的权利。

产前诊断应在遗传咨询或优生咨询的基础上进行。医务人员应当向当事人提供与胎儿有关的信息,包括发生疾病或出生缺陷的可能性、风险率、疾病的严重程度、治疗方法、预后和可供选择的产前诊断方法等。

医务人员应当向当事人提供可实施产前诊断的方法、目的、实施程序、对母亲和胎儿可能的危害和风险,减少风险的措施、成功率、失败的可能性等。

经产前诊断,一旦发现胎儿有严重遗传性疾病或严重出生缺陷而出生后不能矫治(如无脑儿、脑

Note:

膨出、开放性脊柱裂、胸腹壁缺损内脏外翻、单腔心、致命性软骨发育不良),原则上可将这些异常胎儿视为无生存能力胎儿,因而终止妊娠并不违背伦理原则;而对于部分心脏畸形、轻度肾积水、唇腭裂等胎儿,这些畸形并不会危及生命,出生后患儿尚具有认知发育能力,需根据孕妇自身情况和多学科会诊意见做出处理,否则禁止终止妊娠。

（三）保密原则

产前诊断的所有信息是一种非常特殊的信息,包括当事人的遗传信息、产前筛查和产前诊断结果、是否选择终止妊娠等均属于个人隐私。因此,医务人员的基本责任是为其保守秘密,避免由于产前诊断结果给当事人带来不良后果。

（四）社会公益原则

医疗保健机构和医务人员在实施产前诊断时必须严格执行《中华人民共和国母婴保健法》《中华人民共和国母婴保健法实施办法》《中华人民共和国人口与计划生育法》,中华人民共和国国家卫生健康委员会《产前诊断技术管理办法》等有关法律法规的规定和伦理原则,不得实施任何非医疗目的的产前诊断。

产前诊断应由经资格认定并取得母婴保健技术考核合格证的医务人员在许可的医疗保健机构中进行。各省开展产前诊断技术的医疗保健机构应提供包括:进行预防先天性缺陷和遗传性疾病的健康教育和健康促进工作;开展与产前诊断相关的遗传咨询;开展常见染色体病、神经管畸形、超声下可见的严重肢体畸形等产前筛查和诊断;开展常见单基因遗传病(包括遗传代谢病)的诊断;接受医疗保健机构发现的拟进行产前诊断的转诊孕妇。在发现胎儿异常的情况下,经治医师必须将继续妊娠和终止妊娠可能出现的结果以及进一步处理意见,以书面形式明确告知孕妇,由孕妇夫妻双方自行选择处理方案,并签署知情同意书。若孕妇缺乏认知能力,由其近亲属代为选择。涉及伦理问题时,应当提交医学伦理委员会讨论。开展产前诊断技术的医疗保健机构对经产前诊断后终止妊娠娩出的胎儿,在征得其家属同意后,可进行尸体病理学检查及相关的遗传学检查。建立健全技术档案管理和追踪观察制度。

（五）伦理监督原则

为了确保产前筛查及产前诊断技术服务的全过程符合伦理原则,依据相关法律法规规定,实施产前筛查及产前诊断技术服务的医疗保健机构应建立产前筛查或产前诊断伦理委员会,指导本单位产前筛查及产前诊断技术服务中的伦理问题,培训相关人员的伦理知识,并依据上述原则对本单位的产前筛查及产前诊断技术服务中的相关伦理问题进行审查,同时对技术实施过程中遇到的伦理问题进行监督、咨询、论证和建议,以维护当事人的正当权益。

二、产前诊断中的伦理问题

产前诊断是一项涉及夫妻、胎儿以及医疗保健机构三方权益的医疗技术服务。其中的伦理问题主要有如下两个方面:

首先,如何做出产前诊断后的优生决策。遗传学医生或相关学科医生常常遇到一些夫妇询问可否用产前诊断或辅助生殖技术方法帮助其避免生育有严重遗传病的患儿,但某些遗传病,可能仅导致身体残疾和智力障碍却不致死,这种情况下的产前诊断常常引发一些争议。夫妇决定生育的自主权与被终止妊娠的异常胎儿、残疾人的生命权之间的矛盾,即形成了伦理难题,尤其在对缺陷的轻重程度上认识不一、存在某些不确定性和仅有一定概率等情况下,选择更加困难。尽管在产前诊断中存在不少的伦理问题和争议,医务工作者在胎儿畸形产前诊断与干预处理的临床实践中,应尽可能符合人类道义精神,遵循患者利益第一和尊重患者自主选择的原则,提出医疗意见,最终由求诊夫妇知情同意自主决定。

其次,产前诊断能否进行性别鉴定。许多产前诊断措施能够知晓胎儿性别,但是否能够进行性别鉴定同样是一个伦理问题。性别鉴定有利有弊,符合医学需要的性别鉴定能够保护胎儿、家庭的利益,而非医学目的的性别鉴定将对人类造成不良影响、性别歧视和人口比例失调。因此,禁止非医学目的的产前性别鉴定(胎儿疑为严重性连锁遗传病而又无有效的产前诊断方法者例外)。此外,医务人员应该让当事人理解两种性别胎儿各自的患病风险、致病基因携带风险和正常胎儿的比例。进行性别鉴定的产前诊断,应按照有关法律的规定实施。不需要性别鉴定的产前诊断,不应该报告胎儿性别,以保障不同性别胎儿具备同等的出生权利。

学科前沿

NIPT 在产前筛查中的应用

NIPT 是一项基于高通量测序而发展起来的产前检测技术,具有无创伤、准确率高等优点,常规 NIPT 的筛查目标只包括 21 三体综合征、18 三体综合征、13 三体综合征等。

NIPT-plus 在不改变原有 NIPT 临床流程、不增加采血量的前提下,可将检测疾病种类由 3 种扩展到 100 多种,大幅度提高了胎儿严重遗传病的检出率。

NIPT 降低了血清学筛查的假阳性率,减少了侵入性产前诊断操作带来的风险。但 NIPT 技术也为非法进行胎儿性别鉴定提供了新的技术手段,按照国家《母婴保健法》《产前诊断技术管理办法》规定,严禁任何机构或人员利用孕妇外周血胎儿游离 DNA 进行非医学需要的胎儿性别鉴定。

知 识 拓 展

胎儿脉络膜丛囊肿(choroid plexus cyst,CPC)

脉络膜位于侧脑室、第三脑室、第四脑室,是产生脑脊液的场所。CPC 是出现在脉络膜丛内的囊肿,多认为起因是脉络膜内的神经上皮的皱褶,内含脑脊液和细胞碎片,可单发或多发,如阻塞脑脊液循环可造成脑室扩张。

CPC 发生率为 1%~2%,正常胎儿可一过性出现,但多在 20 周消失。声像图为在均质强回声的脉络膜丛内见到圆形或椭圆形无回声结构,多为 3~5mm 大小。18 周后发现的直径在 10mm 以上者应考虑诊断。单纯 CPC 中染色体异常的概率在 1%~2.4%。

单纯性 CPC 在晚期妊娠时会消失,绝大部分不合并其他部位异常。如合并其他异常,尤其多发畸形,染色体异常概率增加,包括 18 三体、21 三体等。

(辛 虹)

第三节 遗传咨询中的伦理学

 导入情景与思考

孕妇,35 岁,主因"停经 45d,要求遗传咨询"就诊于医院。患者平素月经规律,(4~7)d/(28~30)d,末次月经 2021 年 01 月 28 日,停经 45d 自测尿妊娠试验阳性,超声提示宫内早孕。孕 2 产 1,2010 年第一胎因羊水过少行子宫下段剖宫产术,否认家族性遗传病病史。2020 年患儿因进行性不自主的舞蹈样运动,智力发育异常就诊于医院,头颅 CT 可见大脑基底神经节变性,遗传学检查 4 号染色体短臂 4p16.3 上的 IT15 基因突变,确诊为神经疾病青年型亨廷顿病。孕妇为咨询再妊娠亨廷顿病的再发风险就诊。

请思考:

1. 亨廷顿病的遗传类型。

2. 遗传咨询过程中涉及的伦理问题。

遗传咨询通过应用遗传学和临床医学的基本原理和技术，为遗传病患者及其亲属提供婚姻、生育、防治以及预防等方面的医学指导。其目的是确定遗传病患者和携带者，并对其后代患病的风险率进行预测，以便商谈应采取的预防措施，减少遗传病患儿的出生，降低遗传病的发病率，提高人群遗传素质和人口质量。

20世纪人类遗传学和基因组学研究已经深入影响到医学的各个领域，且随着人类基因组神秘面纱的逐步揭开和测序技术的进步，这种影响愈发重要。由此给众多医学领域带来的伦理、法律、社会和政策问题，也将不断增多。遗传咨询实际工作中也会面临许多伦理、法律和政策难题以待解决。

一、伦理原则

医学伦理学以有利、尊重、不伤害和公正为基本准则。

WHO在1997年发布了遗传咨询中的伦理原则，包括：尊重人们和家庭，包括透露全部信息、尊重人们的决定以及提供准确而无偏倚的信息；保护家庭的完整；把与健康有关的所有信息全部透露给个人和家庭；保护个人和家庭的隐私不受雇主、保险商和学校的不公正侵扰；告知个人和家庭关于遗传信息可能被单位第三人误用；告知个人让血亲知道亲属可能有遗传风险是个人的伦理责任；告知个人如果想要生产下一代的时候，怎样把他们是致病基因携带者的身份透露给配偶或伴侣，并告知这个透露对婚姻可能造成的伤害；告知人们有道德上的义务去透露可能影响公共安全的遗传状态；尽可能提供不偏不倚的信息。

考虑遗传咨询的特点和咨询者的心理状态，遗传咨询医师应遵循以上伦理原则。

二、我国各类胎儿先天缺陷的处理原则

随着产前诊断技术的广泛应用，越来越多的胎儿先天性缺陷在产前能够发现。咨询者需要了解先天性缺陷的严重程度（致残、致愚、致死等）及胎儿可否保留。先天性缺陷可以涉及各个系统。严重的、多发的畸形大多预后不良，某些单个畸形出生后可以进行手术矫正。但染色体疾病或单基因疾病，根据涉及的不同问题，往往预后不良。产前发现的胎儿畸形或先天性缺陷，应组织多学科诊疗，进行预后评估：①对于孕期发现的胎儿单发畸形如单纯唇腭裂、轻度肾积水等情况，医务人员有责任和义务对胎儿单发畸形的发病原因进行分析，根据检查和分析的结果将可能引起单发畸形的病因及预后告知孕妇本人及其家属，并根据单发畸形的严重程度、孕龄及夫妻双方的意愿予以相应的措施。②对于严重的致命性单发畸形如无脑儿、脑脊膜膨出、严重的脑积水、双侧肾多发囊肿、严重的心脏畸形等，原则上根据夫妻双方意愿在本人同意并签署意见的基础上可酌情考虑予以终止妊娠。③对于非致命性畸形，估计胎儿出生后并不影响生命质量或有矫治手段的单发畸形或某些诊断不明确的超声指标如单纯脉络膜囊肿、轻度脑室扩张、轻度肾盂扩张等，原则上不予考虑终止妊娠。④对于妊娠期发现的胎儿多发畸形如心脏结构异常伴有肢体畸形及唇腭裂等，由于多发畸形矫治困难，往往严重影响胎儿出生后的生存质量，且多发畸形多具有遗传学基础，常为畸形综合征或畸形序列征，因此对于多发畸形一旦确诊，应多学科会诊，并参考夫妻双方的意愿，在孕妇本人同意并签署意见的基础上可予以终止妊娠。⑤对于妊娠期发现的胎儿染色体数目异常如21三体、18三体、13三体综合征或部分三体综合征，胎儿出生后常具有严重的智力低下，因此一旦确诊则可根据夫妻双方意愿在本人同意并签署意见的基础上予以终止妊娠。⑥对于性染色体异常的胎儿如Turner综合征、克氏综合征、XXX综合征、XYY综合征等，需多学科会诊酌情处理。⑦对于染色体结构异常的胎儿应根据不同的情况个体化处理。

学 科 前 沿

国内遗传咨询的现状

目前国内遗传咨询师对于人才需求度较高，急需标准化、职业化的培训和认证流程，在遗传咨询门诊中，部分遗传咨询师的角色由临床医师兼任。

2015年2月9日中国遗传学会遗传咨询分会成立，其宗旨是推动中国遗传咨询的发展，降低出生缺陷率。

2019年5月10日国家卫生健康委正式启动了"遗传咨询专项能力建设工程"，并于2019年6~8月对我国医疗卫生服务基层机构展开调研，以充分了解目前我国基层机构的遗传咨询现状。

此外，国内还有机构也会定期举行遗传咨询培训班活动。

知 识 拓 展

再 发 风 险

再发风险率的估计是遗传咨询的核心内容，这也是遗传咨询门诊与一般普通门诊的主要区别。再发风险的估计一般遵循以下原则：染色体病和多基因病以其群体发病率为经验风险率，只有少数例外；单基因病则根据孟德尔遗传规律做出再发风险率的估计。例如：染色体异常疾病主要是由于亲代生殖细胞在发生过程中畸变所造成的，因此再发风险率实际上是经验风险率或称为群体发病率。有少部分是由于双亲中有平衡易位或倒位携带者的结果，这种情况再发风险高。

（辛　虹）

第四节　辅助生殖技术在遗传病预防中的伦理学

 —————————————— 导入情景与思考 ——————————————

一对结婚多年未能生育的夫妇前来某医院生殖医学科就诊，想要通过使用辅助生殖技术生育后代。女方陈某，37岁，无特殊疾病史。但男方邓某的情况较为特殊，为多年间歇精神病患者且患有少精子症，一般在工作压力大时容易发病，在发病期间不会侵犯他人。邓某有正常工作，任职电脑工程师，陈某没有固定工作，在家任全职太太。由于考虑到邓某的间歇性精神病可能会遗传到子代，夫妻双方要求实施供精人工授精技术进行治疗生育后代。夫妻双方中一方为精神病患者是否有权拥有子代。

请思考：

1. 男性间歇性精神病患者是否可以实施供精人工授精技术进行治疗生育后代？

2. 是否应该考虑这种家庭对人工授精生育儿可能的负面影响？

遗传病的发生需要有一定的遗传基础，并通过这种遗传基础，按一定的方式传于后代发育形成疾病。人类遗传病种类多，且病种不断增加。人类孟德尔遗传在线数据库（OMIM）记载有2万多种人类单基因病（性状）条目，以及100多种严重危害人类健康的多基因类型，这对我们的优生提出巨大挑战。大多数遗传病都发病早且后果严重，目前多无有效的治疗方法。因此，实行预防为主，避免遗传病的发生和防止遗传患儿的出生尤为重要。

辅助生殖技术(assisted reproductive technology, ART)是 20 世纪发展起来的最为激动人心的技术之一,是指运用医学技术和方法代替自然的人类生殖过程的某一步骤或全部步骤的手段,对配子、合子、胚胎进行人工操作,以受孕为目的的技术。它是解决不孕症患者"能不能"生育的问题,在一定程度上治疗不育夫妇以达到生育的目的,也可用于解决出生缺陷问题。

遗传病是终身的,很多遗传病在现有的医学技术水平下还无法得到根治,但通过人类辅助生殖技术可以对部分遗传病进行筛查和诊断,预防遗传病的发生。辅助生育技术对遗传性疾病的阻断主要通过两种方式进行,一是采用胚胎植入前遗传学诊断技术,在胚胎期进行遗传学甄别,选择没有被缺陷染色体或基因累及的,或个体不会发病的胚胎,进行宫腔内移植。二是通过精子或卵母细胞捐赠的助孕方式,避免使用已知遗传风险的遗传物质,引入第三方的配子,形成健康胚胎进行宫腔内移植。为安全、有效、合理地运用辅助生殖技术预防遗传病,保障个人、家庭以及后代的健康和利益,维护社会公益,在实施过程中,需遵循辅助生殖伦理学的基本原则。

一、辅助生殖技术在遗传病预防中存在的伦理问题

(一)性别选择

对于性别选择,争议的焦点在于其目的主要是出于医学需要还是非医学需要。由于许多遗传病是与性别相关的,因而在检测遗传病时也检测性别。目前已知的性连锁遗传的致病基因大都在 X 染色体上,以 X 连锁隐性遗传病多见。如果胎儿是女性,就有两条 XX 染色体,其中一条异常,另一条正常,此种情况通常不会发病;而如果胎儿是男性,由于只有一条 X 染色体,因此只要有一个缺陷基因存在,就会发病。所以,与性别有关的异常通常体现在男性身上,这是产前性别检测的理由。这种为发现遗传缺陷而进行的性别检测,可能为利用产前诊断技术选择性别打开方便之门,加重中国社会目前的性别比失衡的趋势,使本已存在的社会问题变得更为严重。但也有学者认为在严格掌握医学指征的情况下,应用植入前遗传学检测进行性别选择并不会造成人口失衡,因为真正有医学指征需要性别选择的人并不多。性连锁疾病如血友病、进行性假肥大性肌营养不良、红绿色盲等有 300 多种,有些疾病由于并不影响患者生存因而不主张进行植入前遗传学检测。

(二)家庭血亲关系

辅助生殖技术,尤其涉及第三方时,比如选择配子捐赠的助孕方式来阻止遗传病下传,在技术上要简单得多,但在伦理上比较复杂。对于来自男性的遗传缺陷,选择供精人工授精技术,利用合法的人类精子库提供的精子对女方进行宫腔内受精,可获得较高的受孕率和临床安全性,但是遗传物质来自第三方,在家庭血亲关系上存在较大安全隐患。人们在享受辅助生殖技术预防遗传病的同时,将发现夫妻间的承诺以及父母子女之间的亲情会被削弱,传统的家庭纽带、责任感和价值观会遭到破坏和动摇。

1. 异源人工授精(artificial insemination of donor, AID) AID 提出的一个新问题是"谁是父亲"。父亲可分为"遗传父亲""养育父亲",两者合一的"完全父亲"。但是对于选择配子捐赠方式受孕夫妇来说,做丈夫的永远有孩子不是亲生的心理阴影;做妻子的会感觉孩子不是自己和丈夫的爱情结晶,担心一旦婚姻破裂,丈夫会不管孩子;对孩子来说,长大后要承受心理上的压力,不利于孩子健康。

2. 卵子捐赠 母亲可分为"遗传母亲""孕育母亲""养育母亲",三者合一的"完全母亲"。当一对夫妇中女方由于遗传性疾病不能自然受孕,甚至也不能提供卵母细胞接受体外受精治疗时,卵子捐赠是唯一的生育途径。由符合条件的女性提供卵母细胞,通过体外受精技术,与接受卵子捐赠妇女的丈夫提供的精子结合,形成胚胎后植入受者的子宫完成孕育和分娩。在养育父母和遗传父母之间,哪一个对子女有道德上和法律上的权利和义务?抚养是亲代对子代的义务,赡养是子代对亲代的义务,因而才有相应的权利。如果仅有生物学或遗传学上的联系但并未尽相应的义务,在道德和法律上也就没有权利。

Note:

3. **线粒体移植**　"线粒体"是独立于细胞核的细胞器,是机体的"供电站",主要为身体提供能量,并且只通过母亲的卵子遗传。据统计,每6 500个新生儿中,就有一个患有严重的"线粒体"缺陷,比儿童癌症更多发,临床表现为"肌肉无力"、失明、心脏病,甚至会导致死亡。目前,由于线粒体基因突变及功能损伤导致的生育障碍,线粒体移植技术可进行治疗。这就是所谓的三亲婴儿,即第四代试管婴儿。此技术下生育的子代将同时继承一位父亲和两位母亲的遗传基因,线粒体基因和核内基因组是相对隔离的,且在整个DNA中所占比例很小(0.2%),但即使如此,这种基因改变也是会代代相传的。"三亲婴儿"基因改造技术自产生以来,就饱受争议,反应呈明显的两极化趋势。支持者们认为:线粒体移植技术不仅为饱受线粒体遗传性疾病困扰的家庭带来希望,也象征着科学的进步和医学的发展。反对者普遍认为,使用捐赠者的线粒体而诞生的婴儿体内携带有捐赠者的基因,从伦理和社会层面,一个孩子同时拥有两个生母,或者说是三个父母,这已经远远越过了道德底线;而将不同基因进行任意组合配对,将可能引发难以预料的风险;并且,经过人为干预的基因还会继续向后代遗传,这更会影响人类基因的进化过程,改变生命诞生过程的基本组成模块。目前我国尚未批准实施该技术。

（三）胚胎的地位与权利

植入前遗传学检测是指植入前对胚胎或者卵细胞(极体)进行遗传学检测,避免携带遗传缺陷患儿的出生,改善妊娠结局的一种技术。但由于致病性不确定,对于发病前的基因筛查,这是科学技术对生命价值的尊重,还是歧视,是生命伦理学的进步还是退步?携带遗传病基因的人群目前未必发病,只是未来具有较高的发病风险,是否应该动用如此昂贵的技术,剔除易感基因阳性的胚胎、扼杀个体的出生权利?即使大动干戈地筛出了"健康"胚胎,也并不能剔除这些胚胎中其他致病或易感基因,人类患病机制极其复杂,许多复杂性疾病并不能通过剔除1~2个基因就能预防。生活方式、环境、情绪等因素都有可能参与致病。

（四）残疾与优生

辅助生殖技术用于预防遗传病给不少家庭带来益处的同时,也被一些人视为对残疾人的歧视,并贴上"优生学"的标签。实际上,在现实生活中,残疾和缺陷带来的痛苦往往被夸大。许多研究表明,残疾的痛苦更多地来自社会支持系统的缺乏和歧视,而不是来自身体的痛苦。如果他们同样可以像其他人一样成长、受教育,可以有很好的工作,有孩子,并享受与其他正常人一样的生活,那么,很多人不会因为残疾和缺陷而排斥他们。从这个角度讲,需要平衡产前诊断技术的研发与对残疾人的保护和医疗保障制度上的资源投入。另外,残疾和缺陷的产生并非纯粹是遗传的因素,它有可能是基因与环境共同作用的结果,也可能是后天心理发育延迟、营养缺乏和医疗不当等造成的,还有可能是后天的事故造成的。如果通过产前诊断技术,残疾人群出生率越来越低,那么社会对残疾人的关注和福利会减少,父母会更加不愿意选择让残疾儿出生,哪怕是轻微的残疾。辅助生殖技术应用在预防遗传病过程中,还需要社会学家和广大辅助生殖技术工作者共同参与,尽可能减少植入前遗传学检测导致的社会隐患及伦理学争议。

二、我国辅助生殖技术遵循的伦理准则

（一）知情同意

人类辅助生殖技术必须在夫妇双方自愿同意并签署书面知情同意书后方可实施。对人类辅助生殖技术适应证的夫妇,医务人员须使其了解:实施该技术的必要性、实施程序、可能承受的风险以及为降低这些风险所采取的措施、该机构稳定的成功率、每周期大致的总费用及药物选择等,给予患者作出合理选择的相关实质性信息。接受人类辅助生殖技术的夫妇在任何时候都有权提出终止实施该技术,并且不会影响对其今后的治疗。医务人员有义务告知捐赠者对其进行健康检查的必要性,并获取书面知情同意书。

(二) 有利于患者

综合考虑患者病理、生理、心理及社会因素,医务人员有义务告诉患者目前可供选择的治疗手段、利弊及其所承担的风险,在其充分知情的情况下,提出有医学指征的选择和最有利的治疗方案。禁止以多胎和商业化供卵为目的的促排卵。不育夫妇对实施人类辅助生殖技术过程中获得的配子、胚胎拥有选择处理方式的权利,技术服务机构必须对此有详细的记录,并获得夫方、妇方或双方的书面知情同意。患者的配子和胚胎在未征得其知情同意的情况下,不得进行任何处理,更不得进行买卖。

(三) 保护后代

医务人员有义务告知患者:通过人类辅助生殖技术出生的后代与自然受孕分娩的后代享有同样的法律权利和义务。如果有证据表明实施人类辅助生殖技术将会对后代产生严重的生理、心理和社会损害,医务人员有义务停止该技术的实施。医务人员不得对近亲间及任何不符合道德的精子和卵子实施人类辅助生殖技术,不得实施代孕技术,不得实施胚胎赠送助孕技术。

(四) 社会公益

医务人员必须严格贯彻国家人口和计划生育法律法规,不得对不符合国家人口和计划生育法规和条例规定的夫妇和单身妇女实施人类辅助生殖技术。根据《母婴保健法》,医务人员不得实施非医学需要的性别选择。医务人员不得实施生殖性克隆技术,不得将异种配子和胚胎用于人类辅助生殖技术,不得进行各种违反道德的配子和胚胎实验研究及临床工作。

(五) 保密

凡使用供精实施的人类辅助生殖技术,供方与受方夫妇应保持互盲、供方与实施人类辅助生殖技术的医务人员应保持互盲、供方与后代保持互盲。医疗机构和医务人员对使用人类辅助生殖技术的所有参与者(例如卵子捐赠者和接受者)有实行匿名和保密的义务。医务人员有义务告知捐赠者不可查询受者及其后代的一切信息,并签署书面知情同意书。

(六) 严防商业化

医疗机构和医务人员对要求实施人类辅助生殖技术的夫妇,要严格掌握适应证,不能受经济利益驱动而滥用人类辅助生殖技术。供精、供卵只能是以捐赠助人为目的,禁止买卖,但是可以给予捐赠者必要的误工、交通和医疗补偿。

(七) 伦理监督

为确保以上原则的实施,实施人类辅助生殖技术的机构应建立生殖医学伦理委员会,并接受其指导和监督。生殖医学伦理委员会应由医学伦理学、心理学、社会学、法学、生殖医学、护理学专家和群众代表等组成。生殖医学伦理委员会应依据上述原则对人类辅助生殖技术的全过程和有关研究进行监督,开展生殖医学伦理宣传教育,并对实施中遇到的伦理问题进行审查、咨询、论证和建议。

学科前沿

第四代试管婴儿技术缔造"3P 婴儿"

2016 年 4 月全球首例 "3P 婴儿" 诞生。其母亲 1/4 的线粒体携带亚急性坏死性脑病基因,曾经 4 次流产, 生下的两个孩子也早夭。纽约新希望生殖医学中心的华人医学博士 John Zhang 采用线粒体替代疗法、植入前遗传学筛查和二代测序技术,成功帮其诞下健康后代。此婴儿和普通人不同,他身上携带有三人的遗传物质,其父母的基因和一位健康女性捐赠者的线粒体。该项目的负责人这样评价: "自然界也没有这种怀孕, 他是人类第一次一个生命是由三个人的遗传物质结合起来的, 这是非常大的突破。"

Note:

卵子捐赠与供/受卵问题

国家卫健委发布的关于赠卵的补充规定中强调"接受卵子的患者根据病情和时间排队"。在卵子稀缺的现状下，如何权衡优先权，有待考量。是一名卵巢早衰或卵巢储备功能低下的年轻女性，还是一位尚未分娩的高龄女性，或者是高龄的失独女性。

有学者认为卵巢早衰的年轻女性应优先使用这种稀缺资源。产科将 35 岁及以上年龄的妇女定义为高龄孕产妇，45 岁及以上年龄的妇女为超高龄孕产妇。高龄受卵者妊娠后将面临妊娠期、围产期并发症的高风险。2018 年《卵子捐赠与供/受卵相关问题的中国专家共识》认为"受卵者胚胎移植时年龄不应超过 52 岁，且助孕前需进行身体和心理健康的评估"。

（周　晖）

第五节　产前诊断与遗传咨询中的心理护理

 ———————————— 导入情景与思考 ————————————

患者，张女士，43 岁，孕 1 产 0。因 NIPT 检测"21 三体高风险"，前来进行产前遗传咨询。咨询过程中孕妇情绪激动，多次痛哭。医生建议进行羊水穿刺诊断后，孕妇表示害怕手术过程出现意外，造成流产，不愿意进行诊断。

请思考：

面对上述情景，如何对产妇的情绪进行疏导，如何协助产妇进行合理的心理护理？

女性在妊娠的过程中，除了外表和内分泌水平的变化外，心理状态的变化也非常明显。产前筛查高风险、有过不良孕产史的咨询者，或者咨询者本人就是遗传病或出生缺陷患者，往往比普通孕妇更容易产生焦虑等不良情绪。特别是接受侵入性产前诊断的孕妇，由于有发生流产、感染、胎膜早破的风险，她们在心理上面临着更高程度的压力和焦虑。这些状态可能影响产前诊断手术过程和妊娠结局。因此，进行产前诊断和遗传咨询孕妇的心理状态应该受到医务工作者的重视，这就要求医生在与接受遗传咨询和产前诊断的咨询者进行沟通、落实医嘱时，需要了解她们的心理状态，熟练运用传递坏消息的技巧，鉴别遗传咨询中可能对咨询者的健康或未来健康产生负面影响的消息，帮助咨询者正确面对结果。

一、医学心理学概述

医学心理学（medical psychology）是研究心理现象与健康和疾病关系的学科，是根据我国医学教育的发展需要而建立起来的交叉学科，它既关注心理社会因素在健康和疾病中的作用，也重视解决医学领域中的有关健康和疾病的心理或行为问题。遗传咨询和产前诊断咨询者心理状态的改变会导致情绪以及行为的改变，甚至影响妊娠过程和妊娠结局，应受到医务工作者的关注。

应激反应（stress reaction）是心理学的重要概念，是指个体因为应激源所致的各种生物、心理、社会、行为方面的变化。应激源（stressors）是指引起应激的刺激，也就是应激的原因。产前筛查高风险、不良孕产史，或者咨询者本人就是遗传病或出生缺陷等对于咨询者来说都可以成为应激源，引起咨询者的应激反应。告知一个家庭未娩出或者已经出生的孩子可能患有某些疾病等坏消息是医学遗传学家、遗传咨询师和医疗保健提供者面临的最常见且最困难的挑战。

Note：

二、咨询者的心理状态

妊娠是自然的生理现象,但对于咨询者来说也是一种应激。孕妇的压力主要源于对母婴健康和安全的担忧。产前筛查结果高风险对孕妇来说是一种强大的心理应激源,使孕妇心理发生一系列的变化,一旦超出孕妇的心理承受能力,就会产生各种心理问题。这些心理问题会影响其随后的决策,因此在产前诊断和遗传咨询时应特别关注。

(一) 咨询者常见的心理问题

主要包括:①对咨询者本人身体的危害;②患病胎儿的生长发育情况;③未来再发风险。面对可能生育遗传病或出生缺陷儿的风险,或者已经生育过遗传病或出生缺陷患儿,或者咨询者本人就是遗传病或出生缺陷患者,咨询者通常有一定程度的心理问题,比如焦虑、悲观、罪恶感、愤怒等。

遗传咨询者的最常见应激反应是焦虑,焦虑情绪常伴随整个过程。焦虑指一种缺乏明显客观原因的内心不安或无根据的恐惧,是人们遇到某种事情如挑战、困难或危险时出现的一种正常的情绪反应。产前筛查高风险的孕妇常进行侵入性产前诊断手术,如绒毛活检、羊膜腔穿刺术、脐静脉穿刺术等。尽管经过产前诊断手术可以确定胎儿是否存在异常,但手术本身有一定的风险,可能造成流产、感染等问题。孕妇在进行手术时往往会有很多担忧,例如手术是否会危及胎儿发育;手术是否会导致流产;手术是否会引起宫内感染等。此外,在等待诊断结果的漫长过程中,由于担心胎儿是否正常、是否需要引产、引产后是否影响以后生育等一系列问题,孕妇的焦虑心理有可能进一步加重。

大多数咨询者都带有悲观情绪,特别是经历过不良孕产史的夫妇,或者家中有遗传病或出生缺陷患儿的夫妇。而遗传病携带者夫妇,大多带有罪恶感,认为是自己的原因导致孩子患病,尤其对于 X 连锁遗传病携带者家庭,女方的心理压力会更大。这些情绪如果不得到及时疏导,会慢慢演变为抑郁倾向。

(二) 咨询者心理问题带来的精神障碍

根据疾病的严重程度以及咨询者本身的性格特征,异常心理可分为轻度心理障碍、严重心理障碍、心理生理障碍、躯体器质性疾病伴发的心理障碍、人格障碍、不良行为习惯等。异常心理可能会产生一些精神障碍,比如进食障碍、睡眠障碍、焦虑障碍、躯体形式障碍等。

1. **进食障碍**　主要包括神经性厌食症和神经性贪食症,由此产生的过度消瘦或过度肥胖都可能直接影响咨询者本人和胎儿的健康,并产生不良妊娠结局。围产期进食障碍可能与其他精神障碍共存。

2. **睡眠障碍**　产前筛查高风险的孕妇、有过不良孕产史的咨询者,或者咨询者本人就是遗传病或出生缺陷患者由于担心孩子的健康问题,常常出现入睡困难、不能熟睡、容易被惊醒、胡思乱想等表现。严重者出现梦魇、夜惊、梦游等症状,严重影响正常生活。

3. **焦虑障碍**　咨询者常出现焦虑情绪,多数情况下,焦虑情绪可被理解,适当的焦虑也可提高机体的应激能力,而过度的、影响社会及机体功能的焦虑则被视为病态。焦虑障碍的临床表现中,核心症状包括焦虑心境、紧张、害怕、失眠、记忆 / 注意障碍及抑郁心境,躯体方面则包括肌肉系统症状、感觉系统症状、心血管系统症状、呼吸系统症状、胃肠道症状、生殖泌尿系症状、自主神经症状等。

4. **躯体形式障碍**　以持久的担心或相信各种躯体症状的优势观念为特征的神经症,比如肠胃不适、自我感觉胎动异常、先兆流产症状等。由于咨询者过度担心会选择反复就医,但各项检查以及医生的解释仍然不能打消其疑虑,临床常伴有焦虑或抑郁情绪。

三、咨询者心理状态的影响因素及其对妊娠结局的影响

(一) 咨询者心理状态的影响因素

医师在传递坏消息时也有恐惧,比如害怕给咨询者带来痛苦、害怕被指责、害怕表达自己的情绪、

Note:

时间的限制（还需要照顾其他咨询者）等从而影响其心理状态。而对医疗信息缺乏了解、害怕、焦虑、不确定性等也会影响咨询者对坏消息的接受程度。此外，接受产前诊断和遗传咨询的咨询者心理状态受年龄、不良孕产史、孕期用药史和应对方式等多种因素的影响。

1. **年龄** 研究表明，咨询者年龄越大，对健康宝宝的渴望度越高，若在产前筛查时发现高风险，则会产生严重的失望情绪，担心胎儿患有先天性疾病，逐渐产生焦虑、抑郁等不良心理。

2. **不良孕产史** 有自然流产、死胎、死产、胎儿畸形等既往史的咨询者，再次妊娠后会渴望本次妊娠与分娩顺利平安，且会时刻担心本次怀孕胎儿是否健康。产前筛查高风险对于这部分咨询者来说是强力的应激源，会使这部分咨询者心理顾虑增多，加重她们的焦虑程度。

3. **孕期用药史** 孕期有患病和/或用药的孕妇，总是担心疾病、药物对胎儿的影响，产前筛查高风险会进一步增加她们的思想负担，使得这部分孕妇焦虑程度加重。

4. **应对方式** 产前筛查高风险结果以及遗传病的严重性，影响着孕妇的焦虑程度。若孕妇能够采取积极的应对措施，进行专业的产前诊断咨询，对疾病认知较理性，认知偏差较少，则容易产生心理安全感，焦虑程度较低。

（二）咨询者心理状态对妊娠结局的影响

咨询者不良情绪不仅会影响其身心健康，还会对妊娠结局产生不良影响，例如，造成应激性早产、妊娠高血压以及低出生体重等。

1. **应激性早产** 由应激激素和神经递质介导的生理反应引起。皮质醇（cortisol）是下丘脑 - 垂体 - 肾上腺轴在应对压力时释放的主要应激激素。正常情况下，皮质醇水平的升高利于启动分娩。皮质醇可以促进催产素的释放，导致子宫收缩。皮质醇水平的降低会阻止正常分娩的启动。孕妇在焦虑等压力状态下皮质醇会提前释放，可能导致早产。此外，焦虑等压力状态使炎症标志物（如白细胞介素、前列腺素和细胞因子）的水平升高，这些炎症、细胞因子水平升高与早产的发生相关。

2. **应激性妊娠期高血压** 经历焦虑情绪的孕妇患妊娠期高血压的风险更高。与应激性早产相似，应激性妊娠高血压也可以用生物 - 心理 - 社会模型进行简明解释：怀孕期间的焦虑情绪导致去甲肾上腺素和细胞因子的释放增加，这些介质会影响血管平滑肌收缩，导致血管系统（主要是小动脉）收缩，提高循环系统外周阻力，导致发生高血压。此外，妊娠期高血压还会导致脑卒中、肝功能衰竭、肾衰竭、早产、死胎等并发症。

3. **低出生体重儿** 孕期焦虑等压力状态下会增加低出生体重儿的风险。那么，压力是如何影响婴儿出生体重的呢？回到生物 - 心理 - 社会模型，应激后孕妇去甲肾上腺素和细胞因子的释放增加。这些细胞因子作用于子宫和胎盘血管，导致子宫 - 胎盘血管的慢性血管收缩状态。这种慢性血管收缩会影响氧气和营养物质的输送，从而限制胎儿的生长。如果血管长期处于收缩状态，子宫 - 胎盘的血管系统失去其血管反应的能力，产科医生将这种状态称为慢性子宫胎盘功能不全。此外，应激状态下发生早产也会造成低出生体重儿。

四、沟通技巧和心理护理技巧

产前诊断和遗传咨询时，医师要帮助家人了解医学事实，但也要注意避免在没有书面报告的情况下讨论结果，注意澄清任何模棱两可的结果。在传递坏消息时应注意：①地点：选择安静、舒服以及私密的空间；②选择合适的时间进行面对面的交谈；③记住咨询者的名字，使其感受到自己被重视，可适当减轻咨询者的焦虑情绪。

关于沟通技巧，医师可采用 SPIKES（6 步法）应对患者的情绪和反应。

（1）"S"代表设置（setting）：医生应设置好本次谈话的内容，预测患者的可能反应、思考如何回应患者的情绪反应或问题；注意保护患者隐私，安排独立的咨询室；问清楚患者愿意让哪些人陪同咨询，尽量让孕妇之外的其他重要的人参与咨询；确保时间安排合理，不会被其他事情打断，并向患者表明

Note:

有充裕的咨询时间,咨询时坐下,让病人放松;保证交流过程融洽,多进行眼神交流并处理好病人对咨询过程的打断。

(2)"P"代表对疾病的认知(perception):在解释之前先行提问,了解患者对疾病的理解程度;多使用开放式问题来了解患者如何看待医学报告,例如:"你知道结果代表什么吗?","你的理解是什么?","为什么我们进行染色体检测?"。根据患者的理解给出新的解释。

(3)"I"代表邀请(invitation):尝试了解患者是希望知道所有的细节还是只想知道结果,是想让家人共同分担这些信息还是仅想让一部分人知道。

(4)"K"代表知识(knowledge):咨询从"警告"开始,"警告"患者坏消息即将到来,可能会减轻患者的震惊。例如"不幸的是,我有一些坏消息要告诉你……";"很抱歉地告诉你……";充分考虑患者的理解程度和知识水平;尽量使用非专业术语、避免过度生硬;整个过程注意每次仅提供少量信息并检查咨询者的理解程度,例如提问"我说得对吗?","这个问题比较难,你能理解吗?"。

(5)"E"代表共情(empathy):患者在得到坏消息时通常会表现的非常激动,医生要认可患者的情绪状态,并清楚患者的情绪可能会影响她们的理解能力。在沟通过程中医生可以多问开放式问题,例如"这个消息最让你担心的是什么?",还可以多用共情语句:"我知道这不是你希望听到的,其他咨询者也有类似的感受和反应"。

(6)"S"代表策略(strategy):在咨询结束时,医生应当对谈话内容进行总结;用非命令的口吻给出推荐的治疗或处理策略,例如"我们建议接下来这么做"。

医生应根据咨询者不同情况进行不同的心理护理,适当给予鼓励或安慰,指导或帮助,以消除咨询者的恐惧心理。

首先,咨询中的沟通技巧以及传递坏消息的方法在遗传咨询中占有重要的地位。产前诊断、遗传咨询传递坏消息时应该做到:建立融洽的关系;注意非语言暗示,多听少说;允许对方沉默,接受拒绝;制订后续计划;尽量减少干扰;给咨询者时间独处;了解咨询者家庭状况,提前预判什么是对咨询者较好的选择;要有耐心和同理心,适时给予宽慰和开导;开放式问题。应该避免:主导谈话;在没有提示的情况下提供建议;害怕表达情感;把责任委托给别人;使用陈词滥调,或者过于轻描淡写;麻木不仁;批评对方;用生硬的医学术语以及照本宣科的讲课方式陈述病情。例如,虽然有"自主"的原则和咨询中"非指导性原则"的主张,但是在咨询的过程中如果医生过于中立,容易给咨询者推诿或逃避责任的感觉。所以在沟通的时候,应当采用举例说明等一些沟通技巧,在保证提供信息的情况下,结合咨询者的实际情况,提供各种措施的可能后果和优缺点,以及各种风险发生的概率等一系列信息,帮助咨询者做出选择。

其次,医师只告诉咨询者结果并不能减轻其不良心理,应尽可能帮助他们从心理上正确认识真正的问题是什么,所采取干预措施的有效性,疾病的发生是不以人们意志为转移的客观事件,让他们对未来生活建立信心。对于大多数咨询者而言,突然面对出生缺陷或遗传病这个问题会茫然失措,应让咨询者充分了解相关疾病的表现、是否有治愈的方法、治愈可能性的大小、治疗费用、胎儿未来的生存状态和对家庭的影响。同时咨询者也要充分考虑家庭的经济能力和照顾患病孩子的能力,以及终止妊娠对女方再次生育的影响。让夫妇双方有充分的时间进行了解、讨论和思考,最终不论夫妇双方做何种选择,医师应表示理解并酌情给予帮助,比如:①医师应告诉咨询者需要做什么,如推荐前往专科医师处确立临床诊断及了解和联系实验室开展相关检查;②对于一些复杂的遗传病或出生缺陷问题,特别是胎儿出生后需要及时治疗干预的情况,咨询师应帮助组织多学科会诊,尽量明确临床诊断、预后,确立围产期治疗方案,做好各部分衔接;③对于选择终止妊娠的咨询者,在符合伦理的前提下,应帮助其进行;④对于选择保留遗传病胎儿或出生缺陷胎儿的咨询者,应告知胎儿出生后可以在哪些地方进行治疗和随访。

大部分咨询者得知胎儿患病后会产生不同程度的心理问题,而遗传咨询医师的建议以及传递坏消息的方法对缓解咨询者的情绪至关重要。一个富有同情心并且善于进行心理疏导的遗传咨询医师,会让咨询者建立积极的人生态度,调整心理,解除思想顾虑和精神负担,正确面对困难,协助这部分咨询者从恐惧的阴影中走出来。因此,产前诊断、遗传咨询中的心理干预也是优生的重要手段。

（常　颖）

思考题

1. 产前筛查与诊断技术服务中,应遵守哪些医学伦理学原则?
2. 遗传咨询中,应遵守哪些医学伦理学原则? 并谈谈你对其的理解。

第八章

常见遗传性肿瘤综合征

08章 数字内容

学 习 目 标

- 知识目标：
  1. 掌握常见遗传性肿瘤综合征的遗传方式及相关致病基因。
  2. 熟悉遗传性肿瘤综合征的处理原则。
  3. 了解遗传性肿瘤综合征的咨询要点。
- 能力目标：
  能运用所学知识区别常见的遗传性肿瘤综合征及其遗传特点。
- 素质目标：
  能尊重遗传性肿瘤综合征的患者，减轻其就诊心理压力和恐惧感。

肿瘤严重危害人类健康,是人类死亡的第二大因素,因为发病凶险,常常发现时就到了晚期,因此不少人谈癌色变。肿瘤的影响因素很多,比如职业暴露、紫外线辐射、环境污染、吸烟、体质量超标、缺乏体育锻炼、遗传易感性以及生育模式的改变(如初产年龄较晚和分娩次数较少),但从 20 世纪 90 年代发现乳腺癌易感基因以及错配修复基因以来,随着基因检查技术的发展与普及,越来越多的研究发现遗传易感性影响肿瘤的发生发展,遗传癌症学正日益融入现代肿瘤学的发展中,从而开辟了癌症医学的新领域。已发现多达 10% 的癌症可归因于遗传基因突变,如 *BRAC1*、*BRAC2* 基因突变者患乳腺癌与卵巢癌的概率增加,错配修复基因(mismatch repair gene,*MMR*)系统至少有一个基因的病理突变与结直肠癌和子宫内膜癌有关。遗传性癌症易感基因导致患者多发或单发恶性肿瘤称为遗传癌症综合征,其特征主要包括:家族性、多发同时或异时恶性肿瘤。常见的为遗传性乳腺癌 - 卵巢癌综合征(hereditary breast-ovariancancersyndrome,HBOCS)和林奇综合征(Lynch syndrome,LS),较罕见特殊的为多发性错构瘤综合征(multiple hamartoma syndrome,MHS)、Gorlin 综合征(Gorlin syndrome)和多发性内分泌肿瘤。通过对家系先证者的基因诊断,继而找到突变携带者,并对这些高危人群进行风险管理,从而实现预防、早诊和早治。

第一节　临床遗传性肿瘤基础

随着现代科技,特别是生物医药技术的发展,肿瘤的预防、早期诊断、治疗和预后均取得了显著的进步,肿瘤已经不再是一种无法治疗的疾病,不仅可以通过健康的生活方式有效预防,还可以通过包括基因检测在内的各种检测技术进行早期诊断、精准诊断,进而实现精准医疗。

肿瘤的发生存在一定程度的种族差异及家族聚集现象,种族或个人的遗传特性是肿瘤发生的重要因素,在肿瘤的发生和发展过程中起重要作用。遗传性肿瘤占到全部肿瘤病例的 5%~10%,环境因素导致的肿瘤占 90%~95%。与肿瘤发生有关的遗传因素主要为癌变通路上肿瘤癌基因或抑癌基因的胚系突变(germline mutation)。胚系突变根据外显情况可以分为完全外显突变和不完全外显突变,妇科肿瘤中的突变多为不完全外显,根据外显率高低可以划分为高外显率(high-penetrance)突变、中外显率(moderate-penetrance)突变和低外显率(low-penetrance)突变,低外显率突变又可称为遗传多态性(genetic polymorphism),在正常人群中的发生频率较高。高外显率突变导致较高的发病风险,癌变通路关键基因的高外显率常导致受累个体出现某些遗传性肿瘤综合征。低外显率突变发病风险相对较低,一般无疾病表型,但常导致携带变异的人群对肿瘤发生的敏感性升高或降低,从而使肿瘤的发生风险增高或降低,增高为风险性遗传因素,降低为保护性遗传因素。

遗传性肿瘤是由某一个或多个基因的变异使个体某一器官或多个器官发生肿瘤,并且异常基因在家族中世代遗传下去。遗传性肿瘤具有明确的遗传规律,与癌变通路上高度外显的癌基因(抑癌基因、原癌基因或 DNA 修复基因等)的胚系突变有关。这种基因的异常改变最初是发生在生殖细胞或受精卵发育的早期阶段,携带者全身的每一个细胞都有这个基因的异常,包括生殖细胞,因此就构成了疾病向下一代遗传的基础。根据 Alfred Knudson 提出的二次打击学说,当遗传性肿瘤在家系中连续性传递时,子代个体抑癌基因上的一个等位基因已经携带了突变,此时如果另一个等位基因也发生突变,就会导致抑癌基因的功能丧失,从而引起细胞生长和增殖失控形成肿瘤。

一、肿瘤发生的遗传因素

在肿瘤的流行病学研究中,不同人群的高发肿瘤谱不一样,例如肝癌是亚洲人群高发肿瘤,而乳腺癌、前列腺癌在西方人群中的发生率远高于亚洲人群,即便是亚洲人移民到欧美,那些亚洲人容易罹患的癌症也还是不变。此外,在同一国家同一种族,由于不同地区人群遗传结构的差异以及环境暴露和饮食结构的不同,各地区也存在癌症谱的差异,如我国广东广西地区高发鼻咽癌,而河北磁县、河南林县和江苏泰州等地区好发食管癌。在同一地区,有些家庭中一些肿瘤相对集中,而在另一些家庭中就少见或罕见。肿瘤这些差异如果排除了环境因素的影响,可能分析出遗传因素在其中所起到的作用。

(一) 胚系基因突变

胚系遗传突变在整个发育过程中几乎存在于全身所有的细胞,如来自胚系细胞的 *RB* 基因突变会导致视网膜母细胞瘤,*BRAC1/BRAC2* 的突变会导致乳腺癌和卵巢癌的发生,*MSH2* 等基因的突变会导致结直肠癌。这类遗传性肿瘤类似于单基因遗传病,但是也不完全是由单基因决定的,同时会受到环境因素及体内其他基因的作用,存在外显不全的情况,例如含有 *BRAC1/BRAC2* 基因突变的个体并不是百分百罹患乳腺癌,也受到其他基因变异和环境因素的影响。遗传性肿瘤不仅仅具有家族性聚集,而且一般发病较早,往往是双侧发病。例如视网膜母细胞瘤在儿童时期就会发病,家族性乳腺癌和卵巢癌往往双侧发病,这类遗传性肿瘤是可以通过基因检测和遗传咨询,进行肿瘤的早期预防和治疗,也可以进行基因检测指导下的辅助生殖和产前诊断,实现优生优育。

由于高外显率基因(high-penetrance gene,HPG)突变导致的常染色体显性遗传肿瘤比例为 5%~10%,具有家族史的肿瘤发生率为 10%~15%。大部分癌症是基因与环境因素相互作用的结果。

(二) 体细胞突变

对单基因遗传病(非遗传性肿瘤)而言,从受精卵起每个胚系来源的细胞就有基因变异,虽然基因突变会导致遗传病的发生,但是这些细胞中的基因变异基本上是稳定的,也不会发生恶性转化。而肿瘤的发生有一个显著的特征就是体细胞突变,无论来源于胚系的基因突变是否存在,后天发育形成的体细胞会随机突变,而且这些突变一直在细胞中不断积累和变化,肿瘤组织发生基因表达变化是不可逆的,肿瘤细胞的基因突变是无法恢复到正常的。

人类最早认识肿瘤是在器官、组织和细胞学层面,特别是在细胞层面,可以观察到不少细胞学行为和特征,但是其中的机制不甚清楚。肿瘤的研究深入到基因层面是一个重要进步,只有从遗传基因的角度认识癌细胞,才能从基因角度解释癌细胞善于变化的原因。

二、肿瘤的遗传性

(一) 高外显率的突变

妇科中常见的有 *BRAC1* 和 *BRAC2* 基因突变导致的 HBOCS,以及在其他肿瘤中 *RB1* 基因突变导致的视网膜母细胞瘤,*TP53* 基因突变导致的 Li-Fraumeni 综合征、*APC* 基因突变导致的家族性腺瘤性息肉病等。这些遗传性肿瘤综合征属于高外显率的遗传性肿瘤,基因变异携带者发生特定肿瘤的风险比正常人群高数十倍至上千倍。高外显率的遗传性肿瘤常导致肿瘤综合征,患者通常还伴有其他遗传性缺陷。作为高外显的遗传性疾病,与散发型肿瘤相比具有如下特点:

(1) 明显的家族聚集现象:家族成员患某种肿瘤的风险明显高于一般人群,几乎每一代都有发病个体,可发生同一肿瘤或多种不同肿瘤。以遗传性卵巢癌为例,一般判断标准之一为:两代人有 3 个或 3 个以上个体患病,而发病的人数符合孟德尔遗传规律。如为常染色体显性遗传,则子女发病概率是 1/2;而常染色体隐性遗传在父母均为携带者时,子女发病概率为 1/4。大多数为单基因常染色体显性遗传对于此类肿瘤的患病情况也要考虑外显率。

(2) 家族成员的肿瘤发病年龄明显低于一般人群,例如家族遗传性乳腺癌患者的发病年龄比散发患者提早 10~30 岁。

(3) 常有多个原发肿瘤,成对脏器经常为双侧受累。

(4) 常伴有其他异常,如一些非重要生命器官的畸形、性功能低下及免疫功能低下等,尤以一些罕见肿瘤为显著。

(5) 能在体细胞中检测到基因变异。

(二) 中外显率的突变

与高外显率的遗传性变异相比,也存在一些与肿瘤遗传性相关的适度外显率的基因变异,适度外显率定义为携带基因变异的相关风险(relative risk,RR)是普通人群的 2~5 倍,发病风险明显低于高外显率。随着测序技术、基因检测在肿瘤检测中的应用,较多中外显率的相关基因被发现,比如乳腺癌患者中的 ATM 和 CHEK2 基因,卵巢癌患者中的 BRIP1 和 RAD51C 基因等。中外显率的基因变异带来的癌症风险要比高外显率的基因变异低很多,且相同的变异个体差异也更大一些。由于疾病管理方面存在较多的不确定性,最初临床肿瘤遗传学家并不建议进行适度外显率基因变异的检测。因为这些基因变异与癌症发展之间的关联强度(临床有效性)存在不确定性且缺乏提高检测人群临床结局的证据(临床实用性),因此多基因检测的价值仍然存在争议。但有些研究人员倾向于进行相关的检测,因为他们认为检测后会有不同的预防和治疗策略,对患者可以进行个体化的、更加精准的治疗。在检测的个体中,适度外显率的基因变异的检出率为 1.1%~9.4%,一些变异存在潜在的临床意义,目前已经开始有针对适度外显率基因的靶向治疗药物开发。

（三）低外显率的突变

低外显率的突变又称为遗传多态性。遗传多态性是指在同一群体中某个基因座上单个核苷酸存在两个或两个以上的等位基因或基因型,通常在人群中出现频率高于 1%。单核苷酸多态性(SNP)是最主要的基因多态性形式,是决定个体之间遗传差异的基础,占所有已知多态性的 90% 以上。通常对于频率低于 1% 的单个核苷酸变异称为突变,但近年来随着全基因组测序技术的发展,在基因组中发现了非常多的单碱基变异位点,每 300~500 个碱基就会有 1 个,现在有学者不再考虑人群变异频率,而是将单个碱基的变异统称为单核苷酸位点变异(single nucleotide variation,SNV)。越来越多的研究证实,肿瘤是由多个基因和环境因素交互作用而引发的复杂性疾病,而且具有明显的个体差异,这种个体差异与遗传基因相关,也就是说肿瘤的发生与个体自身的遗传性有关。有些 SNP 会影响基因正常的转录、剪切,从而影响基因的翻译和表达,进而使致癌因素或抑癌因素在体内代谢激活、与大分子结合、对DNA 损伤修复能力形成差异。如细胞色素 p450 酶系统谷胱甘肽转移酶等代谢基因多态性可以导致个体相应代谢酶活性出现差异,从而使致癌物在体内的转归不同,影响个体对环境致癌物的敏感性。

（李　颖）

第二节　遗传性乳腺癌 - 卵巢癌综合征

导入情景与思考

患者,女,38 岁,因“左下腹胀痛近 3 个月下腹触及肿块 1 周”入院。患者宫内节育器避孕,平时月经规律。查体:患者心肺未见异常,腹部稍膨隆,左下腹可触及一肿块,界限不清,可活动,无明显压痛。全身浅表淋巴结未触及肿大。妇科超声显示子宫右后方探及混合性包块(8.5cm×7.1cm×6.8cm)。子宫左前方探及混合性包块(10.3cm×8.5cm×5.3cm)。盆腔 MRI 提示,盆腔囊实性占位,腹膜后及盆腔多发淋巴结肿大。临床诊断:双侧卵巢肿瘤。询问家族史,患者的母亲 41 岁时死于乳腺癌,患者的一个姐姐患双侧乳腺癌,另一姐姐体健。

请思考:

1. 该患者最可能的护理诊断是什么?

2. 如何进行后续管理?

3. 针对该患者,下一步对其家庭成员的护理目标是什么?

遗传性乳腺癌 - 卵巢癌综合征(hereditary breast-ovarian cancer syndrome,HBOCS)是一种癌症综合征,在其家族成员中,乳腺癌和卵巢癌呈聚集发生。患者临床特征表现为双侧器官发病,或乳腺、卵巢相继发病,亦可表现为家族中多人发生乳腺癌、卵巢癌。遗传性乳腺癌 / 卵巢癌约占乳腺癌或卵巢发病总数的 10%~15%。HBOCS 发病是由于患者携带易感基因胚系突变,可能涉及多种基因,但HBOCS 最常见的易感基因为 BRCA1、BRCA2 基因的胚系突变。

【临床表现】

HBOCS 是妇科遗传性肿瘤综合征最常见的临床类型,由于 *BRAC1* 和 *BRAC2* 基因突变导致患者患乳腺癌和卵巢癌的风险增加,甚至同一个体先后或同时患此两种恶性肿瘤的风险均大于非 *BRAC1* 和 *BRAC2* 基因突变者。Meta 分析显示:*BRAC1* 基因突变携带者到 70 岁患乳腺癌和卵巢癌的风险分别为 87% 和 63%,*BRAC2* 基因突变携带者到 70 岁患乳腺癌和卵巢癌的风险分别为 84% 和 27%。

HBOCS 相关卵巢癌常常具有发病年龄早的特点,平均诊断年龄为 42.7 岁;*BRCA2* 突变携带者平均发病年龄较 *BRCA1* 突变携带者晚 8~10 年。病理以高级别浆液性癌为主。*BRCA1/BRCA2* 突变卵巢癌患者,对铂类、脂质体阿霉素、腹腔化疗以及 PRAP 抑制剂敏感,化疗后无复发间隔更长,总生存期更长,与散发性卵巢癌相比,明显有更好的临床结局和预后。

BRCA1 和 *BRCA2* 突变导致乳腺癌临床特征存在明显差异。*BRCA1* 突变导致的乳腺癌中 80%~90% 临床表现为"三阴"乳腺癌,即乳腺癌细胞的雌激素受体、孕激素受体和 *HER2/neu* 基因表达阴性。*BRCA2* 突变导致的乳腺癌约 80% 临床表现为癌细胞雌激素受体阳性,孕激素受体阳性,而 *HER2/neu* 基因表达阴性。发病年龄 60 岁以下的"三阴"乳腺中,9%~28% 的患者携带 *BRCA1* 基因胚系突变。国际乳腺癌诊治相关指导意见建议,60 岁以下"三阴"乳腺癌患者为基因诊断和遗传咨询的候选人群。

【诊断】

1. 临床诊断

(1) 患卵巢癌或乳腺癌一级或者二级亲属的卵巢癌患者(乳腺癌发病年龄≤60 岁)。

(2) 乳腺、卵巢双原发癌(乳腺癌发病年龄≤60 岁)。乳腺、卵巢双原发癌要求符合以下标准:①每个原发肿瘤均为恶性;②同一患者的两个肿瘤互不关联;③同一患者的每个肿瘤具有不同的病理形态特征。

目前 HBOCS 尚无统一的临床诊断标准,但具有家族性和遗传性是重要的诊断条件已经达成共识。对临床诊断为 HBOCS 患者应进一步进行分子诊断。

2. 分子诊断　80%~90% 的 HBOCS 患者存在 *BRAC1/BRAC2* 的突变。通过分子遗传学检测证实携带有 *BRAC1/BRAC2* 致病突变即可确定诊断。常用检测方法有靶基因检测和多基因谱检测,目前以二代测序技术应用最为广泛。

【护理评估】

1. **遗传方式及相关致病基因**　由于患者携带易感基因的胚系突变,可能涉及多种基因,但 HBOCS 最常见的易感基因为 *BRAC1*、*BRAC2* 基因,约占 HBOCS 的 85%;部分患者由 *TP53*、*MMR*、*PTEN*、*CHEK2*、*CDH* 等基因突变引起,约占 15%。

BRAC1 基因定位于染色体 17q21.31,含 24 个外显子;*BRAC2* 定位于 13q12.3,含 28 个外显子。*BRAC1*、*BRAC2* 基因的功能与DNA损伤应答、基因转录调节有关,参与DNA损伤修复、细胞凋亡调控过程。

2. **遗传咨询**

(1) 美国国立综合癌症网络(National Comprehensive Cancer Network,NCCN)指南建议对以下人群进行遗传咨询:

1) 符合以下条件的乳腺癌患者:①家族中有乳腺癌遗传基因突变者;②发病年龄≤50 岁;③三阴性乳腺癌且年龄≤60 岁;④双侧原发性乳腺癌;⑤ 1 个血缘近亲患乳腺癌,且年龄≤50 岁和 / 或任何年龄的卵巢上皮癌,2 个亲属患乳腺癌 / 卵巢或输卵管癌 / 胰腺癌;⑥男性乳腺癌。

2) 符合以下条件的卵巢癌患者:①上皮性卵巢癌、输卵管癌或者腹膜癌;②年龄≤50 岁,患乳腺癌,并有卵巢癌家族史;③患有胰腺癌并有≥2 个的亲属患乳腺癌、卵巢癌、输卵管癌或者腹膜癌、胰腺癌或者浸润性前列腺癌(Gleason 评分≥27)。

3) 德裔犹太人患乳腺癌、卵巢癌、胰腺癌者。

4）具有以下家族史的一般人群：①一名亲属携带已知突变的 *BRAC1/BRAC2*；②家族中有双侧原发性乳腺癌患者；③家族中有 ≥2 个的乳腺癌患者（至少有 1 个发病年龄 ≤50 岁）；④家族中有卵巢癌（包括输卵管癌和腹膜癌）患者；⑤家族中有男性乳腺癌患者；⑥一、二级亲属中患乳腺癌且发病年龄 ≤45 岁；⑦家族中有 3 个癌症患者，包括乳腺癌、前列腺癌、胰腺癌、白血病、弥漫性胃癌、肠癌等。

（2）预测性检测：对符合 HBOCS 临床诊断标准的患者给予基因检测可行 *BRAC* 基因谱、*HRR* 基因谱或者多基因谱检测，以进行分子诊断。

3. 产前诊断　HBOCS 是常染色体显性遗传病，该病患者每个子女都有 50% 的患病可能性。如果发现家族性基因突变，应提供孕 / 产前指导以规避相关肿瘤在下一代发生，指导方法包括辅助生殖技术及相关肿瘤基因产前诊断，同时给予伦理学沟通。

【护理措施】

1. 预防措施

（1）药物预防：大量的系统评价和荟萃分析已证实，*BRAC* 基因携带者应用激素类避孕药可以降低风险。使用激素类避孕药 1 年，*BRAC1* 携带者患病风险降低 33%~80%，*BRAC2* 携带者患病风险降低 58%~63%，被常规推荐。

（2）预防性手术：目前预防性卵巢输卵管切除术被认为是降低 HBOCS 及相关妇科恶性肿瘤发病风险最有效的方法。该操作可使 *BRCA* 突变携带者的卵巢癌、输卵管癌或原发性腹膜癌症的患病风险下降 98%，乳腺癌和卵巢癌患病风险下降 54%。并能够降低总体病死率。通常对于具有卵巢癌终身高风险的 *BRAC1* 携带者，建议在 35~40 岁进行预防性切除术，考虑 *BRAC2* 携带者卵巢癌发病时间较晚，手术时机可延迟至 40~45 岁。预防乳腺癌最有效的方法是行双侧全乳切除术，可使乳腺癌发病风险率降低至少 90%。

但在指南所推荐的年龄接受双侧输卵管卵巢切除术，会导致女性在自然绝经年龄的 5~10 年前提早发生手术绝经，手术绝经会带来一系列不良反应，包括血管舒缩症状等，使一些女性难以接受。随着对卵巢癌发病机制研究的深入，越来越多的证据表明 *BRAC* 基因相关的高级别卵巢癌起源于输卵管上皮细胞。人口统计学数据证实，接受双侧输卵管切除术者，患卵巢癌的风险降低 65%。因此，高危女性在严密监测的前提下先行双侧输卵管切除术，择期再切除卵巢可能是合理的选择。

2. 护理措施

（1）手术治疗：*BRCA* 突变的乳腺癌及卵巢癌的主要治疗手段。研究提示，*BRCA* 基因突变相关卵巢癌和散发性的高级别卵巢浆液性癌相比，初次手术满意减瘤率无明显差异；是否携带 *BRCA* 基因突变和能否达到满意减瘤无相关性。

与预防性手术相同，*BRCA* 突变的乳腺癌患者推荐行全乳房切除术。*BRCA* 突变的乳腺癌患者或遗传性乳腺癌患者，患侧的乳腺癌切除术后推荐行对侧乳房预防性切除术。

（2）化疗：目前，铂类尤其是卡铂已经广泛应用于临床 *BRCA* 基因突变癌症患者的治疗。*BRCA1* 低表达或表达缺失的卵巢癌患者，对铂类化疗更敏感。*BRCA2* 突变携带者对铂类为基础的一线化疗反应率较 *BRCA1* 突变携带者和无 *BRCA* 突变者高。有研究证明除卡铂外，紫杉醇和脂质体多柔比星对 *BRCA1/2* 突变的复发性卵巢癌和乳腺癌有效。

（3）靶向治疗：HBOCS 患者 *BRCA* 基因突变所致的 DNA 修复缺陷为 HBOCS 提供了另一个治疗方案，这一方案主要通过抑制 DNA 修复蛋白聚乙烯二磷酸腺苷聚合酶实现。二磷酸腺苷核糖多聚酶抑制剂（poly adenosine diphosphate ribose polymerase inhibitor，PARPi）可以使单链断裂 DNA 聚集，进而导致双链 DNA 在复制叉处断裂。正常细胞因为还保留双链修复功能，所以细胞不被破坏；而肿瘤细胞的两个等位基因都已经突变，功能缺失，双链修复功能缺失，肿瘤细胞最终死亡。近年来，靶向治疗药物快速发展，在 HBOCS 治疗方面取得了里程碑式的成果。目前获 FDA 批准的 PARPi 主要有奥拉帕利、尼拉帕利和鲁卡帕利。

Note：

（4）免疫治疗：免疫疗法目前多处于临床实验阶段，且多与其他治疗相结合。

3. 护理监测/管理　遗传性乳腺癌-卵巢癌综合征大多数发病年龄偏年轻，因此对 *BRAC* 基因突变携带者，建议以下检查程序：

（1）检查包括自身检查和临床医学检查，个体化实施。

（2）18 岁开始，每月一次乳腺自检。

（3）25~30 岁开始，每 1 年请专科医师检查一次乳腺。

（4）25 岁开始，在医师指导下进行乳腺核磁成像或钼靶显像。

（5）30 岁开始，每半年一次盆腔及妇科超声检查。

在选择双侧输卵管-卵巢切除术前，血清 CA125 和阴道超声监测是唯一被证明可以提高卵巢癌早期检出率的措施，但没有证据表明两者作为常规筛查手段可以降低高危人群卵巢癌相关病死率。

知 识 拓 展

德裔犹太人 HBOC 高发的分子遗传学基础

德系犹太人中存在 3 种特征性基因突变，*BRAC1* 基因 2 碱基缺失突变（1877delAG），单碱基插入突变（5382insC）及 *BRAC2* 基因单碱基缺失突变（6174delT）。分子流行病学资料显示，约 1/40 的德系犹太人携带 *BRAC1*、*BRAC2* 基因上述 3 种突变中的一种；约 1/10 德裔犹太人的乳腺癌、1/3 的卵巢癌发病与这 3 种突变有关。

（李　颖）

第三节　林奇综合征

导入情景与思考

患者，女，48 岁，以"阴道出血 3 周"入院。子宫内膜活检组织病理分析，考虑子宫内膜癌。询问家族史得知，患者的祖父、父亲和伯父均死于结直肠癌；其一个堂姐 34 岁时曾因升结肠癌手术治疗，并于 60 岁时死于乙状结肠癌。这一堂姐的女儿 27 岁诊断罹患卵巢癌。临床诊断：子宫内膜癌（林奇综合征相关肿瘤）。对比分析患者癌组织和正常组织 DNA，癌细胞微卫星 DNA 高度不稳定。后续的错配修复基因胚系突变分析显示，在患者 *HMLH1* 基因第 14 外显子检出移码突变（1644delC）。这一突变也在其家族尚存活的卵巢癌患者检出。

请思考：

1. 该患者最可能的护理诊断是什么？

2. 如何进行后续护理管理？

3. 针对该患者，下一步对其家庭成员的护理目标是什么？

林奇综合征（Lynch syndrome，LS）又称遗传性非息肉病性结直肠癌（hereditary nonpolyposis colorectal cancer，HNPCC），是由错配修复基因（mismatch repair gene，*MMR*）突变导致的常染色体遗传病。1966 年，美国 Creighton 大学 Lynch 教授首先报道了遗传性非息肉性结直肠癌家系的发病特征，并进一步研究发现该病以结直肠癌为主同时伴有其他多部位发病特点。2010 年之后国际上统一不再使用 HNPCC 这个名称，统称为 Lynch 综合征。这类患者结直肠癌（colorectal cancer，CRC）和子宫内膜癌（endometrial cancer，EC）的发病风险显著增加。LS 导致的结肠癌和内膜癌终身风险分别达到 52%~82% 和 25%~60%。其他与 LS 有关的肿瘤发病率：卵巢癌 4%~24%；胃癌 10%~19%；肝癌及胆

管癌 2%~7%；肾盂及输尿管癌 4%~5%；脑及中枢神经系统肿瘤 1%~3%。

【临床表现】

1. 结肠的表现　大多数患者在出现 CRC 的症状（如消化道出血、腹痛或排便习惯改变）之前没有症状。根据性别和 *MMR* 基因的差异，Lynch 综合征患者至 70 岁时发生 CRC 终身风险为 10%~47%。尽管发病年龄因基因型而异，但与散发性 CRC 相比，Lynch 综合征患者发生 CRC 时更年轻（45~60 岁 vs 69 岁）。

Lynch 综合征个体发生同时性和异时性 CRC 的风险增加。约 7% 的 Lynch 综合征患者在诊断时存在 1 种以上的癌症。第一次发生的结肠癌只进行了节段性切除的 Lynch 综合征患者，10 年、20 年和 30 年发生异时性 CRC 的风险分别为 16%、41% 和 62%。同样，第一次发生的直肠癌进行手术的 Lynch 综合征患者，10 年、20 年和 30 年发生异时性 CRC 的风险分别为 19%、47% 和 69%。

Lynch 综合征患者的 CRC 与散发性 CRC 不同，前者主要位于右侧。虽然 Lynch 综合征相关的 CRC 是由腺瘤演变而来的，但与散发性腺瘤相比，这种腺瘤往往更大、更扁平、更常见于近端结肠，且更可能存在高级别异型增生和/或绒毛的组织学类型。与散发性 CRC 相比，在 Lynch 综合征中，这种由腺瘤进展至癌的速度也快得多。但 Lynch 综合征中 CRC 的 10 年总生存率较高。

2. 结肠外的表现　在 Lynch 综合征患者中，最常见的结肠外肿瘤是子宫内膜癌。子宫内膜癌的风险因突变的 *MMR* 基因不同而异。LS 相关 EC 相对发病年龄早，与患 EC 女性的平均发病年龄（大于 60 岁）相比，LS 发生 EC 的年龄范围较宽（26~87 岁），平均发病年龄多在 46~54 岁。LS 相关性 EC 患者无肥胖、糖尿病、多囊卵巢综合征及雌激素过度刺激等表现，可伴或不伴不规则阴道出血。累及子宫下段者达 29%，而散发型只有 3%~3.6%。病理类型呈多样化：包括子宫内膜样癌、透明细胞癌、浆液性癌、未分化癌或癌肉瘤及其他高度恶性肿瘤，高度微卫星不稳定（high micro satellite instability，MSI-H）分化差且呈高表达，可以表现出 Crohn 样炎症。散发型 EC 的病理类型主要为子宫内膜样癌，占 75%~85%。LS 相关性 EC 以 FIGOI 期高分化的子宫内膜样腺癌为主，5 年生存率为 96.2%，而散发型对照组为 79.6%。

此外，Lynch 综合征患者发生卵巢癌、胃癌、小肠癌、肝胆系统癌、肾盂和输尿管癌、脑癌（胶质瘤）以及皮脂腺肿瘤的风险也增加。

【诊断】

目前在中国人群中尚未建立完善的筛查流程和基因检测指南，对 LS 相关性 EC 患者基因诊断的研究也很少。目前有两种策略帮助识别诊断 LS 患者，包括基于家族史和基于肿瘤的筛查策略。

1. 基于家族史的策略　包括 Amsterdam 标准、Bethesda 指南和修订后的 Bethesda 指南，此外，还有 *MMR* 预测模型、*MMRpro* 模型和 *PREMM* 模型等预测模型，但它们识别 LS 患者的敏感性有限。

（1）阿姆斯特丹标准：1991 年国际 HNPCC 协作组提出阿姆斯特丹标准（该病的第一个临床诊断标准）：①家系中至少有 3 例经组织病理学确诊的大肠癌患者，其中 1 例必须是另外 2 例的直系亲属；②大肠癌必须累及连续的两代人；③至少有 1 例大肠癌患者发病≤50 岁；④排除家族性结直肠腺瘤性息肉（familiy aladenomatous polyposis，FAP）。

阿姆斯特丹标准适合在较大规模家族中筛检，但是对于现代社会较小的家庭规模越来越不适合；同时该标准并没有将 LS 相关的肠外恶性肿瘤纳入其中。因此，该标准有一定的漏诊率，特别是对于小家系。充分考虑到这一特征，HNPCC 国际协作组 1999 年对阿姆斯特丹标准 I 进行了修订，制定了阿姆斯特丹标准 II，目前一般以此作为 LS 的临床诊断标准。阿姆斯特丹标准 II 诊断 LS 的敏感性和特异性分别是 22% 和 98%。阿姆斯特丹标准 II：①≥3 名亲属存在组织学证实的 LS 相关癌症（CRC、EC 或小肠癌、肾盂或输尿管移行细胞癌），其中 1 名亲属是其他 2 名的一级亲属；②LS 相关癌症至少累及两代人；③≥1 例癌症是在患者 50 岁前诊断出的；④临床排除结直肠家族性腺瘤性息肉病诊断。可

Note:

通过"3-2-1 原则"(3 名家庭成员受累、2 代人受累、1 人诊断时的年龄低于 50 岁)来记忆阿姆斯特丹标准。

(2) Bethesda 指南:Bethesda 指南和修订后的 Bethesda 指南被用于识别应接受肿瘤 MSI 检测的 CRC 患者。美国国立癌症研究所于 2004 年修订了 Bethesda 指南,修订后的 Bethesda 指南诊断 LS 的敏感性和特异性分别为 82% 和 77%。Bethesda 指南标准:①发病年龄 <50 岁的结直肠癌患者;②同时或异时患有结直肠癌或其他 LS 相关性肿瘤的患者;③高频 MSI(MSI-H)的结直肠癌患者且发病年龄 <60 岁;④有 1 位或以上一级亲属患结直肠癌和 LS 相关性肿瘤,其中 1 种肿瘤发病于 50 岁前;⑤有两位或以上一级或二级亲属患结直肠癌和 LS 相关性肿瘤。

对满足以上任一标准的患者进行微卫星不稳定性分析和 MMR 蛋白免疫组化(immunohistochemistry,IHC)检测,对微卫星高度不稳定或 IHC 检测 MMR 蛋白表达缺失的患者,进行 *MMR* 基因突变检测以确定 LS 的诊断。

(3) 预测模型:目前已开发出几种预测模型来定量估计 *MMR* 突变的可能性。由于这些模型使用了不同的数据,可为同一患者提供突变可能性的范围,从而帮助患者决定是否进行基因检测。虽然这些模型的性能特征改进了识别 LS 患者的临床标准,但其依然有赖于临床医生对遗传综合征可能性的怀疑并需要参考准确的家族史。

1) MMR 预测模型:包括性别、诊断为 CRC 时的年龄、肿瘤位置(近端或远端)、多发 CRC(同时性或异时性)、任意一级亲属发生 EC 及一级亲属诊断为 CRC 时的年龄,以计算患者存在 LS 基因突变的风险。在一项纳入 725 例连续 CRC 患者的验证研究中,这些患者的 *MMR* 基因突变状态已知,MMR 预测模型的敏感性和特异性分别是 94% 和 91%。

2) MMRPRO 模型:使用有关 CRC 和 EC 的个人史和家族史、诊断时的年龄(或未受累的家族成员当前的年龄)、MMR 肿瘤检测的结果及之前的生殖系检测结果(如果有),来确定受试者存在 *MLH1*、*MSH2* 或 *MSH6* 基因有害的胚系突变的概率。该模型也可估计未受累的个体(包括突变携带者、未检测的个体和未发现突变的个体)将来发生癌症的风险。该模型将 CRC、EC 和 MSI 的状态考虑在内,但不包括其他 LS 相关癌症。

3) PREMM 模型:可提供 *MMR* 突变的可能性和发现 *MLH1*、*MSH2* 和 *MSH6* 基因突变概率的风险估计值。与其他模型相比,PREMM 模型的敏感性最高,但特异性最低(分别为 90% 和 67%)。

2. **基于肿瘤的策略** NCCN 指南建议对所有内膜癌标本进行 Lynch 筛查。筛查方式为对肿瘤标本进行 MSI 检测或 MMR 蛋白进行免疫组化检测。存在 MSI-H 或免疫 MMR 蛋白染色缺失的病例为 LS 可疑病例。对于高度怀疑 LS,但 4 个 LS 相关 *MMR* 基因(*MLH1*、*MSH2*、*MSH6* 和 *PMS2*)的蛋白质阳性的病例,也应进行遗传基因检测。

检测肿瘤中是否存在 DNA *MMR* 缺陷已被用于识别存在 LS 风险的个体。许多专家推荐对所有 CRC 患者进行"普遍性检测",但其他专家则采取更具"选择性"的策略来检测肿瘤,即对根据个人和家族癌症史或是按年龄界限值确定的高危患者进行检测。与其他策略(包括 Bethesda 标准)或选择性肿瘤检测策略相比,普遍性检测发现 LS 的敏感性略高,且可能符合成本效果原则。一项大型国际汇总数据分析纳入了 10 000 多例无血亲关系的 CRC 患者,比较了多种 LS 识别策略的性能。在基于人群的患者队列中,普遍性肿瘤筛查策略的敏感性最高,但诊断检出率仅为 2.2%,其优势性并不比 Bethesda 指南等更具选择性的策略高(后者的诊断检出率为 2.0%),采用选择性筛查策略可使需行肿瘤检测的病例减少 35%,需行生殖系 *MMR* 检测的病例减少 29%。

(1) MSI 检测:由于 DNA *MMR* 缺失,LS 中的肿瘤存在 MSI。多重荧光 PCR- 毛细管电泳法是检测 MSI 的"金标准"。与来源于同一患者的正常组织相比,如果肿瘤中 30% 或更多的标记显示存在重复序列扩增或缩减,可报告肿瘤存在 MSI-H。MSI 检测可通过二代测序技术进行。由于基因组中分布了数以千计的微卫星,使用二代测序技术可轻松将其捕获,各实验室制定出了不同的方法来测量相关基因组不稳定性水平。一般来说,这些结果与传统 MSI 检测的结果高度一致。

（2）免疫组化检测：*MMR* 基因突变通常导致 MMR 蛋白截短或缺失，在肿瘤的免疫组化检测中表现为蛋白染色缺失。间质细胞作为内部阳性对照，若肿瘤细胞中错配修复蛋白呈阴性，同时相邻间质细胞中 MMR 蛋白呈阳性，则表明 DNA 错配修复存在缺陷。在错配修复过程中，*MLH1* 和 *MSH2* 在蛋白质的异质二聚体形成中起主导作用。根据标准筛查程序，对所有 EC 患者进行免疫组化检测 MMR 蛋白（MLH1、MSH2、MSH6 和 PMS2 蛋白）的表达。若这些蛋白表达均正常，则认为是散发癌；若其具有典型的家族史，可转至遗传咨询；MLH1 及 PMS2 蛋白表达异常，则建议进行 *MLH1* 启动子甲基化分析；若 MSH2 及 MSH6 蛋白或单一 MSH2 或 MSH6 蛋白表达异常，则认为是可疑 LS 相关 EC，建议行基因检测。

（3）*MLH1* 启动子甲基化分析：有助于区分 *MLH1* 胚系突变和表观遗传沉默，*MLH1* 启动子高甲基化对 MLH1 和 PMS2 蛋白损失的影响远大于 *MLH1* 胚系突变，若存在启动子高甲基化，则认为是散发癌，若启动子甲基化阴性，则认为是可疑 LS 相关 EC，建议行基因检测。然而近年报道显示，在胚系突变的结直肠癌患者中，*MLH1* 和 *PMS2* 阴性，同时存在 *MLH1* 启动子高甲基化。因此，即使 IHC 检测 MLH1 和 PMS2 蛋白阴性，同时 *MLH1* 启动子高甲基化的情况下，也不能轻易排除 Lynch 综合征。

（4）Lynch 样综合征（Lynch-like syndrome，LL）：目前 Lynch 筛查模式得以优化，但排除了 *MLH1* 甲基化引起的表观遗传学改变后，仍有 20% 的 LS 相关 EC 患者进行基因检测后发现无致病基因突变。这类 IHC 及 PCR 筛查结果和基因检测结果不一致的患者被称为 LL，LL 包括散发性癌症、无法检测的 Lynch 综合征和未知的家族性癌症。LL 的成因机制尚不明确，原因可能如下：①体细胞突变或失活；②存在未被发现的 LS 致病基因；③生殖细胞基因突变检测库不足；④IHC 假阴性；⑤非 *MMR* 基因突变，如内含子突变影响前体 mRNA 剪接调节，启动子或增强子区域的突变影响 mRNA 表达等，这些均可以引起 MMR 蛋白表达缺失；⑥基因大片段重排（如插入、缺失、倒位）。LL 亦有发展成 LS 相关肿瘤的风险，虽然目前还没有明确的 LL 管理方法，但应根据个人和家族风险等进行个体化监测及随访，也可行补充试验即 MSI 检测和 / 或行基因分析进一步排除未被发现或检测的基因突变。

（5）基因检测：目前基因检测平台可以检测到目前已知的大多数类型的基因突变，且相关技术在逐年优化。二代测序（next-generation sequencing，NGS）是近年快速发展的崭新领域，具有费用低、通量高及速度快等优点。基因检测可以检出已知 *MMR* 基因突变，将可疑 Lynch 患者分为 LS 或 LL。

毋庸置疑，*MMR* 基因突变检测是诊断 LS 的最有效手段，但是 *MMR* 基因突变具有异质性，对每例患者均进行突变分析，花费高、费时费力，需要专门的知情同意，且预期的阳性率较低。因此，依据先证者发病情况和肿瘤家族史，如果符合 Amsterdam II 标准的患者可以直接进行基因测序。如果家族史不能严格符合 Amsterdam II 标准，但符合 Bethesda 指南（2004）的患者，则可以先进行联合预筛查，再进行基因突变分析。

要确诊 Lynch 综合征，需对 *MMR* 基因（*MLH1*、*MSH2*、*MSH6* 和 *PMS2*）或 *EPCAM* 基因进行有害突变的遗传基因检测。目前 ACOG/SOGC 建议以下病例均应进行遗传基因检测：

1）对所有 <60 岁的 EC 患者，或根据个人和家族史有 LS 风险的结肠癌或内膜癌妇女进行肿瘤 MSI 和 MMR 蛋白免疫组化检测。肿瘤组织检测提示 LS 风险者进行遗传基因检测。

2）子宫内膜癌 <50 岁。

3）子宫内膜癌诊断年龄 ≥50 岁，且一级亲属在任何年龄发生结肠癌或内膜癌。

4）同一个人同时或异时发生结肠癌或内膜癌。

5）子宫内膜癌肿瘤筛查显示 *MMR* 缺陷。

6）同一人或近亲中有子宫内膜癌和另外两个 LS 相关肿瘤。

7）同一个人有内膜上皮性癌和另两个考登综合征标准。

【护理评估】

1. **遗传方式及相关致病基因**　Lynch 综合征的病因是 *MMR* 基因的突变，这些 *MMR* 基因包括

Note:

MLH1、*MSH2*、*MSH6* 和 *PMS2*,其生理功能是消除 DNA 复制过程中由于 DNA 聚合酶滑移而引起的碱基 - 碱基错配和插入 - 缺失环的形成。碱基 - 碱基错配主要影响非重复的 DNA,从而导致单碱基错配,表现为 DNA 复制错误(replication errors,RER)。而插入 - 缺失环的形成会影响 DNA 重复序列,引起短重复序列的插入或缺失,亦可表现为微卫星的插入或缺失,从而表现为 MSI。*MMR* 基因突变破坏了 MMR 蛋白的功能,引起重复 DNA 序列的产生及 DNA 修复错误,导致患者 DNA 出现 MSI,MSI 导致癌基因的激活或抑癌基因的失活,诱发癌变。所以,*MMR* 基因突变和 MSI 是 LS 相关 EC 的主要分子遗传学基础。识别 EC 和 *MMR* 表达缺陷之间的关系,可用于筛查 LS。

已经发现的 *MMR* 同源基因包括:*MLH1*、*MLH3*、*MSH2*、*MSH3*、*MSH4*、*MSH5*、*MSH6*、*PMS1*、*PMS2* 和 *EPCAM* 等。目前研究最多且与 EC 发病相关的基因有 *MSH2*,*MLH1*,*MSH6*、*PMS2*、*EPCAM*。在 LS 患者中,*MSH2* 或 *MLH1* 突变约占杂合子胚系突变的 90%,其余大部分为 *MSH6* 突变,而 *PMS2* 突变相对较少。子宫内膜癌和卵巢癌的风险随基因型而异。对于 EC,*MLH1* 突变患者的风险为 18%~60%,*MSH2* 突变患者的风险为 21%~60%,*MSH6* 突变患者的风险为 16%~71%,*PMS2* 突变患者的风险为 13%~24%。但目前对卵巢癌与 LS 的了解甚少,而且已知突变类型的病例数量较少。不推荐根据 *MMR* 突变类型对 LS 女性采取不同的卵巢癌预防管理。

最新研究表明,上皮细胞黏附分子基因为 *HMSH2* 的上游基因,其功能缺陷从表观遗传学上致使 HMSH2 蛋白表达缺失,进而导致相关肿瘤的发生。它可能是 LS 的另一种病因,主要作用机制是 *EPCAM* 缺失使 *HMSH2* 基因启动子甲基化,最终导致 *HMSH2* 沉默。有文献报道,*EPCAM* 基因突变的携带者患子宫内膜癌风险为 12%,而 *EPCAM* 合并 *HMSH2* 基因同时突变的携带者患 EC 风险为 55%。

2. 遗传咨询要点

(1) 以下人群建议进行遗传咨询:①符合 Amsterdam 标准或修订后的 Bethesda 指南的家族成员;②50 岁前的 EC 患者;③有 *MMR/EPCAM* 基因突变病例的一级亲属;④预测模型显示 *MMR* 基因突变的概率 >5% 的个体。

(2) 遗传基因检测根据上文 ACOG/SGO 建议,所有 LS 高危病例均应进行遗传基因检测。

3. 产前诊断
LS 是一种常染色体显性遗传病,父母任何一方携带致病基因均有约 50% 的概率遗传给子女。对于育龄期患者,应检测突变携带情况并提供产前检测项目。此外,还应向患者夫妇说明双方均携带相同 *MMR* 基因致病变异的概率及风险,导致后代有 25% 的概率存在结构性错配修复缺陷综合征(DNA *MMR* 双等位基因突变)。因此,突变基因携带者应该关注、重视这种遗传概率,在其子女成年后为他们提供相应的咨询和检测。对于担心将突变基因遗传给子代的突变基因携带者,可以提供胚胎植入前遗传学诊断进行产前诊断和遗传咨询。

【护理措施】

1. 预防性治疗

(1) 口服避孕药:口服避孕药因为能够显著降低一般人群中卵巢癌发病风险,也可能成为 LS 女性降低卵巢癌发病风险的有效化学预防药物,但目前仍缺乏在 LS 女性中口服避孕药预防卵巢癌发病风险的相关研究数据。尽管证据有限,口服避孕药可能是 LS 女性同时降低 EC 和卵巢癌风险的重要化学预防药物。

(2) 其他潜在化学预防药物:阿司匹林和其他非甾体抗炎药由于其潜在抑制肿瘤发生的作用而受到广泛关注,并被认为与其抗炎作用相关。虽然阿司匹林对于结直肠癌具有明确的预防作用,但此类药物对子宫内膜癌发病的影响尚未明确。

(3) 预防性手术:Lynch 综合征女性完成生育后,推荐接受子宫切除术和双附件切除术来降低风险,这可有效预防子宫内膜癌和卵巢癌。但对于结肠镜检查未见异常的突变携带者,不常规推荐预防性结肠切除术。研究尚未比较预防性结肠切除术与内镜监测来预防结直肠癌的效果。预防性结肠切除术仅用于不能或不愿接受结直肠癌定期监测的患者。

Note:

2. 临床治疗

(1) 手术治疗：Lynch综合征患者发生异时性结直肠癌的风险较高，因此会影响结直肠肿瘤性病变的处理。拟行结肠切除术的女性应同时接受预防性子宫切除术和双附件切除术，以预防子宫内膜癌和卵巢癌。

如果Lynch综合征患者存在结肠癌或内镜下不可切除的腺瘤，首选经腹全结肠切除术联合回肠直肠吻合术，此后每年使用内镜监测留存的直肠。对不适合全结肠切除术者行节段性结肠切除术，并在术后每年行结肠镜监测。

Lynch综合征患者发生直肠癌时，首选直肠结肠全切术联合回肠贮袋-肛管吻合术，因为仅行直肠切除者发生异时性结肠癌的风险较高。不过，此类患者手术范围应取决于诊断时的年龄、可能促发不良结局的因素以及患者意愿。如果直肠癌患者接受了直肠切除术，必须确保每年通过结肠镜监测留存的结肠。

(2) 化疗：MSI-H是Lynch综合征相关结直肠癌的特征之一，对辅助化疗有影响。研究发现氟嘧啶单药辅助化疗对MSI-H肿瘤患者益处不大，甚至可能有害。而对于常规化疗后进展的伴MSI-H晚期转移性结直肠癌，针对程序性死亡受体-1的免疫检查点抑制剂行免疫治疗可能有益。

3. 护理监测/管理　LS女性罹患子宫内膜癌的终身风险为27%~71%，而一般人群中仅为3%。LS女性被诊断为子宫内膜癌时的平均年龄为46~54岁，而其他子宫内膜癌患者被诊断时的平均年龄为60岁。因此，对于这类女性的筛查尤为重要。

NCCN指南提出以下关于筛查的建议：

(1) 对LS患者或临床和分子生物学高度怀疑的LS患者应进行严密的监测，建议让妇科肿瘤专家向其宣教子宫内膜癌的医学知识，以便出现症状后及早就诊，推荐每年进行1次子宫内膜活检。

(2) 阴道超声检查因其敏感度和特异度性均不高，故不作为常规推荐的筛查手段。

(3) 子宫内膜癌相对于其他恶性肿瘤的预后较好，而LS相关性EC较散发型子宫内膜癌的预后更佳。

(4) 对LS相关性EC筛查的意义在于监测和及早发现这部分患者及其家系中的高危成员患除子宫内膜癌以外其他预后更差的恶性肿瘤：

1) 结直肠癌的筛查：自20~25岁开始，或者比家族中结直肠癌患者最小年龄早2~5年开始进行结肠镜检查，每1~2年进行1次。

2) 胃、十二指肠癌：建议自30~35岁开始，或者比家族中胃癌患者最小年龄早5年开始进行胃镜检查，根据结果决定3~5年复查1次。

3) 卵巢癌：自30岁开始每年进行1次阴道超声检查和血清CA125水平检测。

4) 泌尿系统肿瘤：推荐自25~30岁开始，每年进行1次尿液分析。

5) 神经系统肿瘤：推荐自25~30岁开始，每年进行1次专科查体。

6) 对于其他恶性肿瘤的监测还没有指导意见。

鉴于目前缺乏高质量的数据，且考虑到这类女性的子宫内膜癌风险高，推荐开展微创性筛查方法。无症状LS的EC筛查主要是从30~35岁开始，或者从家族成员首次确诊任一LS相关EC的最早年龄的5~10年前开始。主要随访筛查的方法包括：①临床症状体征，大部分子宫内膜癌患者有早期症状，即阴道不规则出血，对于LS家系女性成员，建议密切随访其以下症状体征：绝经后出血和绝经前不规则阴道出血或月经过多。②经阴道超声(trans-vaginal ultrasound,TVS)及肿瘤标记物，TVS可以检测子宫内膜厚度及形态，但是，以往的临床研究发现，TVS对于早期内膜癌存在一定假阴性率，筛查效果有限。近年来TVS联合肿瘤标记物筛查取得一些进展但敏感性与特异性仍不高。③子宫内膜活检，研究发现上述的联合筛查可能筛出54%~83%的EC患者。因此对于LS家系女性成员，NCCN指南建议未患EC的LS家系成员进行每年一次的子宫内膜活检直至全子宫双附件切除为止。

Note:

知识拓展

Muir-Torre 综合征

　　Muir-Torre 综合征是由 DNA 错配修复基因的胚系突变导致，目前认为是 Lynch 综合征的一种表型变异。Muir-Torre 综合征是一种罕见的常染色体显性遗传病，特征为合并至少一种皮肤皮脂腺肿瘤和至少一种内脏恶性肿瘤。

　　Muir-Torre 综合征中最常见的内脏肿瘤是结直肠癌。与散发的结直肠癌相比，该综合征中的肿瘤多位于近端结肠而非远端结肠，患者发病年龄较散发人群早 15~20 年，中位发病年龄为 50 岁。第二常见的肿瘤部位是泌尿生殖道（子宫内膜、卵巢、膀胱、输尿管和肾脏）。Lynch 综合征的临床诊断是基于家族史相关的标准和预测模型，相比之下，Muir-Torre 综合征即使没有明确家族史，也可依据存在特定皮肤肿瘤而做出正确诊断。

（李　颖）

第四节　多发性错构瘤综合征

——————————— 导入情景与思考 ———————————

　　王女士，45 岁，因"腹胀 1 个月，加重伴恶心 3d"入院。患者 1 个月前无明显诱因出现上腹部胀痛，有排气，无反酸、呕血、黑便等。3d 前上述症状加重，伴恶心，无呕吐，遂来医院门诊就诊。胃镜提示食管、胃多发息肉，幽门梗阻，幽门螺杆菌（+），为进一步诊治而入院。既往史：患者于 30 余年前曾因面部、手背部脂肪瘤行手术治疗；于 1994 年行乳腺癌根治术，术后病理：浸润性导管癌；于 1997 年行子宫全切术，术后病理：子宫平滑肌瘤；于 2000 年因甲状腺结节行甲状腺全切除术，术后病理：结节性甲状腺肿。家族史：患者父亲因结肠癌去世，母亲和兄弟姐妹无类似病史。查体：面部散在小丘疹，肢端角化，心肺腹部查体无特殊异常。

　　请思考：

　　1. 该患者最可能的护理诊断是什么？

　　2. 如何进行后续护理？

　　3. 针对该患者，下一步对其家庭成员的护理目标是什么？

　　多发性错构瘤综合征（multiple hamartoma syndrome）又称 Cowden 综合征，因发生于 Cowden 家族而得名，呈常染色体显性遗传，与人第 10 号染色体的磷酸酶与张力蛋白同源物基因（phosphatase and tensin homolog，*PTEN*）胚系突变相关。本病于 1963 年首次被报道，其发病率为 1/(20~25) 万，新发致病突变率为 10%~30%，90% 的患者 20 岁左右发病。Cowden 综合征的典型表现为皮肤黏膜病变和其他多脏器病变，受此病影响，大多数患者会继续发展为甲状腺癌、乳腺癌和子宫内膜癌等恶性肿瘤，须多学科联合治疗。因而遗传检测和癌症筛查至关重要。

【临床表现】

　　Cowden 综合征罕见，目前并没有准确的流行病学资料。临床表现主要为皮肤黏膜病变和其他多脏器病变，恶性肿瘤的发生风险增加。Cowden 综合征患者中 20%~25% 患有乳腺癌；3%~10% 患有甲状腺癌；40% 患有胃肠道息肉；5%~10% 患有子宫内膜癌。其他病变包括肾细胞癌、黑色素瘤、动静脉畸形、甲状腺腺瘤、脊髓空洞症等。

1. **皮肤黏膜病变**　通常是 Cowden 综合征的首发表现,发病年龄从 4~75 岁不等,大多数患者 20 岁左右出现症状。典型表现包括毛根鞘瘤、肢端角化症、面部皮肤丘疹和口腔乳头状瘤。

(1) 毛根鞘瘤:是一种发生在面部和颈部的毛囊外根鞘或其他皮肤附件的错构瘤。Cowden 综合征的一个典型临床特征是毛根鞘瘤的数量达到三个或以上。主要表现黄褐色、表面略粗糙的疣状丘疹。

(2) 肢端角化症:多为掌跖部、四肢伸肌侧散在分布的角化性丘疹,一般直径为 1~4mm。角化性丘疹通常具有点状中央凹陷,呈透明或半透明色。

(3) 面部皮肤丘疹和口腔乳头状瘤:面部皮肤丘疹主要集中在口周部,有时可延伸至鼻部,口腔乳头状瘤主要位于颊黏膜及上颚部,一般直径为 1~4mm,当病变部位融合时,可形成"鹅卵石样"病变。

2. **其他多脏器病变**　除皮肤黏膜病变外,Cowden 综合征可累及乳腺、甲状腺、胃肠道、泌尿生殖道等多个器官,表现为多器官的错构瘤样变。

(1) 乳腺病变:一般呈多灶性及双侧性。良性病变约占 50%,如导管增生、乳管内乳头状瘤、纤维腺瘤等。乳腺癌是 Cowden 综合征最常见的恶性肿瘤,发病年龄往往较早,平均诊断年龄为 38~46 岁。男性 Cowden 综合征患者中也有乳腺癌的个例报道。

(2) 甲状腺疾病:为最常见的 Cowden 综合征皮肤外表现。多数为甲状腺良性病变,如甲状腺腺瘤、桥本甲状腺炎和结节性甲状腺肿。此外,甲状腺非髓样癌的发病风险增加,以乳头状癌及滤泡状腺癌多见。

(3) 泌尿生殖道疾病:女性常见病变为子宫平滑肌瘤,但子宫内膜癌的风险增加,终身风险是 13%~19%。男性常见病变是睾丸错构瘤,睾丸本身可轻微肿大,大多数病变很小,随机分布在两个睾丸。超声表现为双侧睾丸内多个小灶状的高回声,大小 1~6mm,病变内无血流。同样,Cowden 综合征患者肾细胞癌的发生风险也增加,其发生率为 2%~5%,以乳头状肾细胞癌多见。

(4) 消化系统疾病:消化道息肉病常见,可见大量息肉位于胃、小肠和 / 或结直肠。息肉组织学包括增生性息肉、富含间质的错构瘤性息肉、节细胞神经瘤性息肉、腺瘤、脂肪瘤、纤维脂肪瘤和纤维瘤等。患者也可出现食管糖原棘皮症,通常表现为黏膜上大小一致的多发圆形隆起,外观正常,一般位于食管中部,直径 2~10mm,但也可能大至 15mm。大多数患者在 40~50 岁发病,且多为男性。

(5) 骨骼系统疾病:临床特征包括巨头畸形、鸟样面容、下颌骨和上颌骨发育不全、白内障、小口畸形、高腭弓、漏斗胸等。

(6) 孤独症谱系障碍:12%~20% 的 Cowden 综合征患者存在智力障碍、发育迟缓。伴巨头畸形的孤独症谱系障碍患者应考虑是否存在 *PTEN* 基因突变,其临床特征包括:出生后巨头畸形、宽额头、额部隆起、人中长、鼻梁塌陷和智力障碍。

3. **小脑发育不良性神经节细胞瘤(Lhermitte-Duclos Disease,LDD)**　是罕见的错构瘤过度生长疾病,可呈家族性或散发性方式发病,肿瘤位于小脑半球,生长缓慢。发病年龄范围较广,3~70 岁均可发病,高峰发病年龄为 30~40 岁,没有明显的性别差异。患者病史较长,多有头痛、呕吐等颅内压升高的症状,大约 40% 的患者会有小脑受压的体征,如步态失调、行走困难等,也有患者出现脑神经麻痹的症状和体征。该病伴发育异常(包括巨头畸形和精神发育迟滞)的情况并不罕见。

近年来,越来越多的学者认为 LDD 是 Cowden 综合征的一种颅内表现。由于 LDD 多在 20~30 岁以后逐渐发病,多数患者就诊时尚没有出现其他合并症,需要长期随访观察和基因检测才能排除 Cowden 综合征。目前认为成年期发病的 LDD 患者诊断为 Cowden 综合征的可能性极大,因而建议所有成年 LDD 患者进行全身脏器和 *PTEN* 基因检测,儿童期发病的 LDD 可能是一种独立的疾病,其与 Cowden 综合征的关系尚无定论,仍需病例积累及随访观察。

【诊断】

1. **诊断标准**　1996 年国际 Cowden 协会建立了一套严格的诊断标准,并于 2000 年进行了更新(表 8-1)。

Note:

表 8-1　诊断标准（国际 Cowden 协会，2000 年）

确诊标准	主要标准	次要标准
皮肤黏膜损害：	乳腺癌	其他甲状腺损害（如腺瘤或结节性甲状腺肿）
面部毛根鞘瘤	甲状腺癌（特别是滤泡状腺癌）	智力发育延迟（IQ<75）
乳头状丘疹	巨头畸形（>95 百分位数）	胃肠道错构瘤
黏膜损害	小脑发育不良性神经节细胞瘤	乳腺纤维囊性病
肢端角化	子宫内膜癌	脂肪瘤
		纤维瘤
		泌尿生殖系统肿瘤（特别是肾细胞瘤、子宫纤维瘤或畸形）

根据以上标准作出诊断：

(1) 仅有皮肤黏膜损害，如果出现以下症状:(a)面部丘疹超过 6 个，其中 3 个必须是面部毛根鞘瘤；或(b)面部皮肤丘疹和口腔黏膜乳头状瘤；或(c)口腔黏膜乳头状瘤和肢端角化症；或(d)6 处或更多掌跖角化症；或

(2) 两个主要诊断标准，其中之一必须是巨头畸形或 LDD；或

(3) 一个主要诊断标准和三个次要诊断标准；或

(4) 四个次要诊断标准；或

(5) 家族成员符合上述的 Cowden 综合征诊断标准，并加上确诊标准；或

(6) 家族成员符合上述的 Cowden 综合征诊断标准，并加上一个主要诊断标准；或

(7) 家族成员符合上述的 Cowden 综合征诊断标准，并加上两个次要诊断标准。

2. 鉴别诊断

(1) Birt-Hogg-Dubé 综合征（BHD）:是一种常染色体显性遗传病，1977 年被首次报道，其特征为:最常位于头颈部的良性皮肤错构瘤、肺囊肿和自发性气胸，肾癌风险增加。BHD 综合征是由卵泡素（folliculin，*FLCN*）基因胚系突变导致的，该基因编码蛋白质卵泡素，为一种假定肿瘤抑制基因，其功能仍在研究之中。纤维毛囊瘤是一种良性的毛囊错构瘤，为 1~4mm 的圆形白灰色丘疹，通常是 BHD 综合征最早且最常见的标志性皮肤表现。与 BHD 综合征的纤维毛囊瘤相比，Cowden 综合征的面部毛根鞘瘤在外观上角化程度更高，一般伴有巨头畸形、肢端角化和口腔乳头状瘤，但 BHD 综合征没有这些表现。

(2) 结节性硬化病（tuberous sclerosis complex，TSC）:是一种遗传性神经皮肤疾病，其主要由 *TSC1* 或 *TSC2* 基因突变引起。以累及多器官系统、表现多样为特征，包括脑、眼、心脏、肺、肝脏、肾脏和皮肤的多发性良性错构瘤。典型 TSC 诊断的三联征包括癫痫发作、智力障碍（精神发育迟滞）和面部血管纤维瘤（Vogt 三联征），但该病的表现差异很大。在 TSC 患者中三联征发生率不到 1/3，受累新生儿和婴儿行体格检查时，TSC 患者的前额出现特征性棕色纤维斑块，这可能是最先和最易识别的 TSC 特征，可加以鉴别诊断。

(3) 琥珀酸脱氢酶突变相关疾病:琥珀酸脱氢酶（succinate dehydrogenase，SDH）位于线粒体内膜，由 A、B、C、D4 个亚基组成，当其亚基突变时，可造成不同的疾病。如 Carney-Stratakis 综合征为一种常染色体显性遗传病，与 *SDH* 胚系突变相关，表现为副神经节瘤、胃肠道间质瘤等。与 *SDH* 亚基基因突变相关性肿瘤还包括肾细胞癌、甲状腺乳头状癌、乳腺癌等。

(4) PTEN 错构瘤肿瘤综合征:*PTEN* 基因突变可产生一系列的病征，统称为 PTEN 错构瘤肿瘤综合征（PTEN hamartoma tumor syndromes，PHTS），可分为 4 种临床类型:Cowden 综合征、Bannayan-Riley-Ruvalcaba 综合征、Proteus 综合征和类 Proteus 综合征。

1) Bannayan-Riley-Ruvalcaba 综合征（BRRS）:是一种罕见的胃肠道错构瘤性息肉综合征，为常染色体显性遗传病。BRRS 的临床表现出现于儿童期早期，包括巨头畸形、肌张力过低、精神运动发育迟缓、癫痫发作、腹泻、肠套叠和贫血。其皮肤表现包括生殖器雀斑样痣、面部疣、血管畸形、脂肪瘤、黑棘皮病。累及阴茎头或外阴的色素斑是该综合征最具特异性的表现。Cowden 综合征及 BRRS 可见于同一家族的不同成员中，但 BRRS 的临床表现主要出现在儿童期早期，诊断中位年龄最小为 5 岁，这一方面可能与 Cowden 综合征不同。已报道 Cowden 综合征或 BRRS 家系中均存在 *PTEN* 基因致

Note:

病突变,并且部分临床表现相似,因而 Cowden 综合征及 BRRS 可能是同一综合征的不同表型。

2) Proteus 综合征:主要表现为软组织和骨的不对称、不成比例和进行性过度生长以及广泛的皮肤和内脏混合血管畸形。临床特征包括足跖和 / 或手掌脑回状增生、表皮痣、脂肪瘤、咖啡牛奶斑、巨头畸形、学习困难、肺囊肿和卵巢囊腺瘤。其面部表现为:长头 / 长脸,眼睑下垂,塌鼻梁,宽或前突的鼻孔,静止时口张开等。BRRS 与 Proteus 综合征共有的特征包括巨头畸形、发育迟缓、脂肪瘤和血管畸形。但生殖器雀斑样痣、胃肠道息肉和假性视神经盘水肿是 BRRS 独有的表现。Proteus 综合征的病因可能与 *AKT1* 癌基因的体细胞镶嵌性激活突变有关,其活性受 PHTS 中的突变基因 *PTEN* 的调控。因其为体细胞突变致病,所以通常为散发病例,且不具有遗传性。

3) 类 Proteus 综合征:具有脂肪瘤、错构瘤和组织过度生长特征,但未达到 Cowden 综合征或 BRRS 的诊断标准,亦未达到 Proteus 综合征的诊断标准。

3. **辅助检查**　可结合组织病理学和分子遗传学检测进行确诊。

(1) 组织病理学:毛根鞘瘤典型表现为表浅的向内、外的上皮细胞增生,通常与一个或多个原先存在的毛囊有关。毛囊漏斗部有明显的指状、球状膨大,表面颗粒层增厚、角化过度。主要诊断特征至少有角质形成细胞的局灶性毛根鞘分化,细胞单形性,胞质浅染。中央为漏斗细胞伴有角化,可见鳞状漩涡及小囊。

(2) 分子遗传学检测:如果符合 Cowden 综合征 /PTEN 错构瘤肿瘤综合征的临床表现,家族史阳性者或可疑患病者建议进行遗传咨询,并进行 *PTEN* 基因检测。据报道,胚系 *PTEN* 基因突变在某些 BRRS 家系中出现,而在另外一些家系中没有发现。这些患者阴性突变的原因可能是 *PTEN* 启动子内发生了碱基缺失或突变。因此,对于 *PTEN* 基因内突变 PCR 检测阴性的 BRRS 和 Cowden 综合征患者,应进行启动子突变分析。

【护理评估】

1. **遗传方式及相关致病基因**　Cowden 综合征属常染色体显性遗传病,与 *PTEN* 基因突变相关。*PTEN* 基因定位于人染色体的 10q23.3,主要由 9 个外显子和 8 个内含子组成。磷脂酰肌醇 -3- 激酶 (phosphatidylinositol-3-kinase,PI3K) - 蛋白激酶 B (protein kinase B,PKB/AKT) - 哺乳动物雷帕霉素靶蛋白 (mammalian target of rapamycin,mTOR) 信号通路是一条参与细胞增殖、分化、凋亡以及迁移的重要通路。*PTEN* 基因为 PI3K-AKT-mTOR 信号通路的负调控因子,发挥肿瘤抑制作用。一旦 *PTEN* 基因发生突变或缺失,易致肿瘤的发生。

在 20%~34% 的 Cowden 综合征患者中发现了 *PTEN* 的胚系突变,常为家族性疾病,但也可散发,新发突变的发生率为 10%~30%。已报道的突变类型包括错义突变、无义突变、剪接位点突变、插入和缺失,突变可导致提前产生终止密码子,提示基因功能的丧失或单倍剂量不足。

2. **遗传咨询**

(1) 风险评估:常染色体显性遗传。新发致病突变率为 10%~30%。Cowden 综合征患者后代有同时患 Cowden 综合征和 BRRS 的风险。

(2) 外显率:超过 90% 的突变携带者发现皮肤黏膜损害,2/3 的患者发现有乳腺和 / 或甲状腺疾病。

(3) 预测性检测:要充分了解咨询者的个人病史和家族史,为先证者亲属提供遗传性癌症风险的评估方法和遗传学检测。

3. **产前诊断**　如果发现家族性基因突变,应提供孕 / 产前指导以规避相关肿瘤在下一代发生,指导方法包括第三代辅助生殖技术及相关肿瘤基因产前诊断,同时给予伦理学沟通。

【护理措施】

Cowden 综合征和 PTEN 错构瘤肿瘤综合征对多个器官均有影响,因此需要一个多学科治疗及护理团队。

1. 治疗　按照常规治疗方案进行处理。目前尚无 *PTEN* 基因的靶向抗肿瘤药物。一些肿瘤患者采用 PI3K-AKT-mTOR 抑制剂来治疗 *PTEN* 基因缺失。有限的临床前和临床研究提示,mTOR 抑制剂依维莫司对 *PTEN* 基因突变所致的肿瘤可能有效,但仍需要更多研究证实。

2. 护理监测 / 管理　鉴于其患恶性肿瘤的风险较高,癌症筛查为护理监测 / 管理的重点。对于有生殖细胞 *PTEN* 突变和诊断为 Cowden 综合征的患者,应提供以下方案:

(1) 男性和女性均需做的监测

1) 从 18 岁开始,或从家族中首先发现癌症患者的诊断年龄前 5 年开始进行综合性体格检查,重点在于皮肤和甲状腺检查。

2) 从诊断 PHTS 开始进行年度甲状腺超声检查。

3) 35 岁开始结肠镜检查,如果有症状或者有在 40 岁前诊断结肠癌的亲属,则从家族中最早诊断年龄前 5~10 年开始结肠镜检查。应每 5 年做一次结肠镜检查,如果有症状或发现息肉则需要增加检查频率。

4) 考虑从 40 岁开始进行肾脏超声,然后每 1~2 年一次。

5) 某些患者应该接受皮肤科检查。

6) 对于儿童期诊断的患者考虑精神运动评估,如果有症状行头颅 MRI 检查。

7) 宣教有关癌症的症状和体征。

(2) 女性额外需做的监测

1) 从 18 岁开始了解乳腺健康情况,每月进行乳房自我检查。

2) 从 25 岁开始,或家族中最早诊断乳腺癌年龄前 5~10 年开始,每 6~12 个月一次临床乳腺体检。

3) 从 30~35 岁开始,或家族中最早诊断乳腺癌年龄前 5~10 年开始,每年乳腺钼靶和 MRI 筛查;年龄超过 75 岁个体化处理;对于 *PTEN* 基因突变的乳腺癌患者,应该每年对剩余乳腺组织进行筛查,方法包括乳腺钼靶和 MRI。

4) 子宫内膜癌的筛查,加强患者教育、鼓励立即报告症状(如异常出血)。从 30~35 岁开始考虑每年随机内膜活检和 / 或超声检查。

5) 对于无生育要求的患者讨论切除子宫的利弊,提供有关子宫切除后的保护程度、癌症风险等方面的咨询。

6) 讨论是否进行乳腺切除从而降低癌症风险,提供乳腺切除后的保护程度、癌症风险和乳房再造的方案咨询。

7) 强调进行降低风险的乳腺切除和 / 或子宫切除术后患者社会心理和生活质量相关的护理问题。

学 科 前 沿

WWP1 胚系突变介导 *PTEN* 失活致癌

WWP1 胚系突变与多种肿瘤遗传易感性相关,其在散发癌症患者群中显著富集,包括与 PHTS 相关的癌症类型,特别是结直肠腺癌和甲状腺癌。*WWP1* 基因能够编码一种抑制 *PTEN* 活性的酶(*WWP1* 介导 *PTEN* 的 K27 多聚泛素化),*PTEN* 基因失活,失去抑癌功能,促进肿瘤的发生发展。而 *WWP1* 突变体的表达进一步加剧了这种抑制效应,引起下游 AKT-mTOR 信号通路强烈激活,导致 *PTEN* 对肿瘤的抑制能力减弱。而青花菜等十字花科蔬菜中存在的天然化合物吲哚 -3- 甲醇能够靶向 *WWP1* 基因,并抑制肿瘤生长。

知 识 拓 展

Cowden 综合征相关致病基因

在缺乏 *PTEN* 突变的具有 Cowden 综合征特征的患者中，发现了其他的基因变异：如 *KLLN* 基因，其位于 10q23 号染色体，作为 *P53* 调控的 DNA 合成抑制剂，具有与 *PTEN* 基因相同的转录位点。与 *PTEN* 致病性变异的患者相比，具有 *KLLN* 基因启动子高甲基化的患者患乳腺癌和肾癌的风险更高。另外，*SDH* 基因、*AKT1* 基因、*PIK3CA* 致病性突变均被报道。

（常　颖）

第五节　Gorlin 综合征

　　　　　　　　　　——　导入情景与思考　——

某女童,9 岁,因"乳牙滞留伴左上颌肿胀"门诊就诊。

查体:额部隆起、眶距过宽、下颌前突伴鼻梁低平。手足皮肤可见多发点状凹陷。

辅助检查:颌面 X 线提示多发性囊性病变(一个上颌骨和一个下颌骨);胸部 X 线提示右侧第 6 肋为双裂肋骨。

请思考:

1. 患者目前考虑诊断是什么?

2. 为进一步确诊还可进行哪些相关实验室及影像学检查?

3. 患者后续复查和护理需要关注哪些方面?

戈林综合征(Gorlin syndrome)又称痣样基底细胞癌综合征(nevoid basal cell carcinoma syndrome, NBCCS)。此病首次报道于 1894 年,Gorlin 和 Goltz 于 1960 年更明确地界定了 Gorlin 综合征的临床表现。患者早年表现为多种发育异常及畸形、多发性基底细胞癌(basal cell carcinomas,BCC)或颌部牙源性角化囊肿(odontogenic keratocyst,OKC),且儿童期早期发生髓母细胞瘤的风险增加。Gorlin 综合征是一种罕见的常染色体显性遗传病,多由人类同源 *PATCHED1* 基因(*PTCH1*)胚系突变所致,估计患病率为 1/164 000~1/31 000,由于较难识别临床表现较轻的患者,真实患病率可能更高。

【临床表现】

Gorlin 综合征中已报道超过 100 种临床异常表现或征象,可大致分为主要特征和次要特征。不同人群或族群的主要临床表现发生率可能不同。

1. 主要特征

(1) 多发性基底细胞癌:多为早期、多发性。患者首次诊断 BCC 时平均年龄为 20~21 岁,种族之间的发生率差异很大。BCC 可能是肉色丘疹或者溃疡性斑块等多种形态,数量可以从仅几个到数千个不等,其大小范围为 1~10mm,常发生在暴露于阳光的部位,如头、颈、背、胸和上肢。Gorlin 综合征患者的 BCC 在组织学上难以与散发性 BCC 相鉴别。"痣样"不是指 BCC 与痣相关,而是因为早期病变可能具有痣的外观伴显著的血管成分。部分患者的肿瘤负荷较大,需要多次手术,导致外形损毁明显且生存质量差。Gorlin 综合征患者的 BCC 往往更具侵袭性。尽管如此,只有一小部分会局部侵袭,且仅见于青春期后。

(2) 颌部牙源性角化囊肿:又称为角化囊肿性牙源性肿瘤,是内衬角化上皮的骨囊性病变,目前认为其起源于牙板。囊肿通常在 7 岁以后出现,发病高峰在 10~30 岁,但已有发生于 4 岁儿童的报道。与 BCC 不同,牙源性角化囊肿的发生无种族倾向性。3/4 的 OKC 出现在下颌骨。最常见部位依次是下颌第 3 磨牙区、上颌第 3 磨牙区,以及下颌第 1 和第 2 磨牙区。大约有 1/3 的病例无症状,在常规牙科检查时被发现,而 50% 表现为颌肿胀,25% 有轻度疼痛,15% 有味觉改变。颌骨囊肿平均为 6 个(1~28 个),而散发性病例通常为孤立性。尽管组织学无明显异常,但这些病变具有侵袭性临床行为的特征,包括牙齿受累和高复发率。

(3) 掌跖皮肤点状凹陷:见于大约 80% 的受累个体,点状凹陷通常发生在患者 20 多岁或更晚时,但在更年轻的患者中也有过报道,出现点状凹陷的频率没有种族差异。其为手掌和 / 或足底皮肤的不可触及性无症状浅凹陷(1~3mm),由角质层部分或完全缺失所致。它们也可见于手指和脚趾的侧面、指 / 趾蹼和指 / 趾背。点状凹陷的数量不定,但可达到 500 个以上,特别是年龄较大的患者。点状凹陷为永久性,不会逐渐减轻或加重。将手泡于水中 10~15min,点状凹陷会变得更明显。鉴别诊断应考虑点状角化病、窝状角质松解症和毛囊角化病的掌部皮肤点状凹陷,但在临床上通常容易区分。

(4) 颅内异位钙化:约 65% 的受累个体存在大脑镰钙化,90% 的患者在 20 岁出现该症状。其他异位钙化部位包括:鞍膈 60%~80%(蝶鞍完全或部分钙化桥连)、小脑幕 40% 及岩床突韧带 20%。

2. 次要特征

(1) 特征性面容和先天畸形:①许多 Gorlin 综合征都具有特征性的"粗钝"面容,即额部隆起、大头畸形(80%)、眶距过宽(5%)、高拱眉(40%)和高拱腭、宽鼻梁(60%)和下颌前突(35%),50%~60% 的受累个体面部 BCC 之间散布着粟丘疹;②椎骨 / 肋骨畸形:患者常发生隐匿性骨骼畸形,38%~60% 有肋骨畸形,包括分叉肋、前肋端明显增宽,以及肋骨融合与成型缺陷。隐性脊柱裂可见于 Gorlin 综合征,但并非所有研究均证实有该表现;③唇裂 / 腭裂;④并指(趾)或多指(趾)。

(2) 心脏纤维瘤或卵巢纤维瘤:心脏纤维瘤多为良性,几乎都发生于心室肌内。虽然通常无症状,但可导致左心室功能受损和传导障碍,需要切除。卵巢纤维瘤多为双侧并伴钙化。

(3) 儿童期髓母细胞瘤:2%~5% 的 Gorlin 综合征患者会发生髓母细胞瘤,以男性为主,男女比约为 3∶1。不同于散发性髓母细胞瘤(最常见于 6~10 岁),Gorlin 综合征患者的髓母细胞瘤通常发生于 3 岁前,这或许也有助于患者早期确诊 Gorlin 综合征。对于特别年幼的髓母细胞瘤患儿,以及肿瘤组织学为结节型或促纤维增生型的患者,应考虑此综合征。虽然髓母细胞瘤(典型的促纤维增生亚型)往往发生较早,但 Gorlin 综合征的许多经典特征(即多发 BCC、掌皮肤点状凹陷、大脑镰钙化)可能直到青春期晚期或成年早期才被发现。

(4) 淋巴结肠系膜囊肿:可见单个或多个,往往出现钙化,通常无症状。

(5) 眼部异常:包括先天性白内障、脉络膜和视神经缺损、眼球震颤、斜视、眶距增宽和内眦距过宽。

(6) 其他:约 10% 的患者有嗅觉丧失,可能是低促性腺激素型性腺功能减退症的征象。其他性腺功能减退特征包括隐睾、男性乳房发育以及面部或身体毛发稀少。约 5% 的患者可见轻微肾脏异常,通常为偶然诊断或在尸检时发现。脑膜瘤是 Gorlin 综合征患者中第二常见的脑肿瘤,但远不如髓母细胞瘤常见。零散的病例报告表明,其他肿瘤偶尔与 Gorlin 综合征相关,包括横纹肌肉瘤(rhabdomyosarcoma,RMS)、胎儿型横纹肌瘤、非霍奇金淋巴瘤、霍奇金淋巴瘤、黑素瘤、慢性淋巴细胞白血病、软组织平滑肌肉瘤、乳腺癌和肺癌以及鼻腔鼻窦未分化癌等。其中 RMS 呈局部侵袭性,易远处转移至肺、骨髓和骨。

【诊断】

1. 诊断标准　Gorlin 综合征是一种临床诊断,符合 2 项主要标准,或者 1 项主要标准 +2 项次要标准即可诊断。

Note:

（1）主要标准

1）>2 个 BCC,或者 20 岁前出现 1 个 BCC,或 >10 处的基底细胞痣;

2）经组织学证实的颌骨牙源性角化囊肿;

3）手掌或足底点状凹陷≥3 个;

4）20 岁前出现大脑镰薄层样钙化或有明确的钙化证据;

5）一级亲属有 Gorlin 综合征。

（2）次要标准

1）巨头畸形（根据身高校准）伴突起;

2）先天畸形:额部隆起、粗钝面容、中度或重度眶距过宽、唇裂或腭裂;

3）骨骼异常:肋骨分叉、肋骨融合或肋骨明显外翻,高肩胛畸形、明显的胸部畸形、明显的并指（趾）畸形、椎骨畸形（如半椎体畸形、椎体融合或椎体延长）;

4）儿童期髓母细胞瘤;

5）心肌或卵巢纤维瘤;

6）淋巴结肠系膜囊肿;

7）眼睛异常（白内障、发育缺陷等）。

2. 鉴别诊断　Gorlin 综合征的鉴别诊断包括一系列与 Gorlin 综合征有部分共同临床特征的综合征。

（1）Sotos 综合征:是一种过度生长综合征,其特征是大头畸形、特征性面容（包括前额隆起和眶距过宽）,以及骨骼、脑部和心脏畸形。

（2）Bazex 综合征:是一种 X 连锁显性疾病,以先天性少毛症、毛囊性皮肤萎缩、粟丘疹和多发性BCC 为特征。

（3）Rombo 综合征:是一种遗传综合征,其特征是面部毛囊性萎缩、虫蚀状皮肤萎缩、多发性粟丘疹、少毛症、外周血管扩张伴发绀、毛发上皮瘤并易感 BCC。

（4）Brooke-Spiegler 综合征:是一种罕见的常染色体显性疾病,其特征是多发性良性皮肤附件肿瘤（汗腺腺瘤、圆柱瘤和毛发上皮瘤）。组织病理学检查有助于区分这些肿瘤与 Gorlin 综合征中的痣样皮肤标记样 BCC。

3. 辅助检查　可结合影像学检查、活组织检查和分子遗传学检测进行确诊。

（1）影像学检查:胸骨 X 线检查是否存在肋骨缺失、分叉肋、半椎骨等。颅骨 X 线（前后位及侧位）或 MRI 能显示大脑镰钙化、蝶鞍完全或部分桥连、鼻根增宽。确诊患者中 30% 的手部 X 线和 17% 的足部 X 线存在火焰形透亮区（溶骨性病变）,因而对疑似病例行手或足的 X 线检查或许也有一定辅助诊断的意义。推荐通过全颌曲面断层片来识别 OKC;MRI 能更好地显示囊肿的内部组成和结构。对于有 Gorlin 综合征家族史的婴儿,采用 X 线摄影筛查大脑镰钙化、肋骨畸形或钙化的卵巢纤维瘤可实现早期诊断。但 Gorlin 综合征患者容易受到 X 线照射的影响,应尽量减少影像学检查次数,尤其是儿童。基线心脏超声被认为是排除潜在威胁生命的心脏纤维瘤的首选方式。对青春期之后的女性进行盆腔超声检查也很有必要。

（2）活组织检查:针对疑似 BCC 的病变进行皮肤活检。BCC 的组织病理学特征包括:真皮层内非典型基底样细胞构成结节和 / 或条索,这些细胞表现为细胞核栅栏状排列、细胞凋亡和散在的有丝分裂相。瘤小叶与周围基质间可见伪间隙形成,其间可能有黏液沉积。真皮通常存在日光性弹性组织变性。

（3）分子遗传学检查:临床诊断存在疑问时,若在淋巴细胞 DNA 中检出 *PTCH1*、*SUFU* 或 *PTCH2* 基因胚系致病杂合性变异,则可确诊 Gorlin 综合征。分子学检测方法包括连续单基因、多基因和更全面的基因组检测。

目前已确定的临床标准在建立可疑诊断方面相当出色,因而并非在所有情况下均需进行分子遗

Note:

传学确认。在满足临床诊断标准的患者中,*PTCH1* 序列分析的阳性突变检出率约为 75%,但实际检出率常低至 60%。尽管基因检测被认为是诊断的金标准,但价格昂贵。建议在以下临床情况下需要对患者或疑诊者进行 *PTCH1* 基因检测:①如果已知家族性突变,则进行产前检查;②具有某些临床体征但不符合标准的患者的确诊性诊断;③有患病风险但不符合临床标准的家庭成员进行预测测试。

【护理评估】

1. 遗传方式及相关致病基因　Gorlin 综合征是常染色体显性肿瘤易感性疾病,有较高的外显率(约 97%),但表现度可变。69% 的 Gorlin 综合征由 *PTCH1* 基因的致病性变异所致,偶尔由融合抑制(suppressor of fused,*SUFU*)基因和 *PTCH2* 基因突变导致。但也有部分病例找不到致病性变异。

位于染色体 9q22.3 的 *PTCH1* 基因胚系失活突变会导致 PTCH 蛋白翻译提前终止。PTCH 蛋白和另一种蛋白 Smoothened(SMO,一种穿膜蛋白)组成的蛋白复合体构成了 hedgehog(HH)蛋白受体,而 HH 蛋白属于音猬因子(sonic hedgehog,SHH)信号通路。SHH 通路在胚胎发育过程的细胞分化及组织结构形成中发挥重要作用,这一过程异常被认为是导致先天发育异常及畸形的重要原因之一。同时,Gorlin 综合征中 *PTCH1* 基因的杂合性缺失突变或许可以解释多发性 BCC、髓母细胞瘤和其他肿瘤的发病机制(即肿瘤发生是"两次打击"的结果)。

SUFU 基因是位于染色体 10q24.32 上,编码 SHH/patched 信号通路组分。研究发现,在符合 Gorlin 综合征诊断标准但无 *PTCH1* 突变的家系成员中,*SUFU* 基因存在胚系杂合性功能丧失突变。*SUFU* 基因突变似乎与较轻的临床特征有关,包括 BCC 数量较少和没有 OKC,但此时患者发生儿童期髓母细胞瘤的风险大幅增加。

2. 遗传咨询

(1) 风险评估:70%~80% 的 Gorlin 综合征患者有一名受累父母。作为一种常染色体显性疾病,患者后代遗传 *PTCH1* 或 *SUFU* 变异致病基因的风险为 50%。35%~50% 的患者有新突变的可能。

(2) 外显率:完全外显,但是家族间或家族内存在差异。

(3) 预测性检测:如果突变位点已知,或该家族有已知的遗传连锁标记,则预测性检测是可行的。

(4) 产前诊断:推荐尽早进行遗传咨询。如果突变位点已知,或该家族有已知的遗传连锁标记,则可通过绒毛膜采样进行产前诊断。

【护理措施】

Gorlin 综合征患者需要多学科处理。主要关注的问题包括:监测是否发生癌症和 Gorlin 综合征相关的临床表现,以及针对肿瘤、OKC 及其他并发表现的特定治疗。

1. 治疗

(1) 基底细胞癌的治疗:由于存在多个病变,Gorlin 综合征患者的 BCC 治疗可能极其困难。目前尚无针对 Gorlin 综合征患者多发性病变的循证治疗方法,其治疗选择与散发性 BCC 患者相同。对于数量有限或快速生长的病变,手术切除是一线治疗。但多次外科切除术常常给患者带来不适、疼痛和外形损毁,因此对于有多个较小结节型肿瘤或浅表肿瘤的患者,可选择其他的手术和非手术方法,包括刮除术和电干燥术(curettage and electrodesiccation)、激光治疗、局部治疗和光动力疗法(photodynamic therapy,PDT)。刮除术和电干燥术最适合躯干或四肢的低危浅表或结节型 BCC,但不推荐用于临床和组织学特征提示肿瘤复发风险增高的 BCC。二氧化碳激光治疗可用于肿瘤位于低危区域的部分患者,研究发现该治疗联合显微镜下控制性切除术(Mohs 显微描记手术)效果显著。浅表病变可给予 5% 外用氟尿嘧啶或 5% 咪喹莫特乳膏。一些报道显示,一周 3d 涂 5% 咪喹莫特乳膏对受累患者的浅表性 BCC 相当有效。咪喹莫特对结节型 BCC 的治疗效果欠佳。在 Gorlin 综合征患者中使用 PDT 的经验越来越丰富,1 次治疗可处理多个相邻 BCC,这是 PDT 的优势之一。与散发性 BCC 一样,PDT 似乎对浅表病变最有效。针对局部晚期和转移性 BCC 的药物治疗也在不断研究试验中。放疗不推荐用于治疗 Gorlin 综合征患者的 BCC,因为这些患者对电离辐射敏感,且放疗可能诱发新的 BCC。

(2) 牙源性角化囊肿:首选手术治疗。行广泛手术切除和刮除术,并拔掉有关牙齿,某些情况下可能需要进行骨及牙槽神经移植术。切除不完全、颌骨内残余牙板或存在卫星囊肿可导致复发。术后的组织病理学检查很重要,因为已有数例恶变为鳞状细胞癌的报道。也有报道显示,部分患者接受维莫德吉治疗后 OKC 体积减小或消退。

(3) 髓母细胞瘤:可遵循髓母细胞瘤治疗原则,治疗方式包括手术、放疗及化疗。但要注意对于 Gorlin 综合征患者,针对髓母细胞瘤的放疗可能会诱导难治性 BCC 的出现,因此应尽量避免放疗。

2. 护理监测 / 管理

(1) *PTCH1* 基因突变携带者:发生髓母细胞瘤的风险较低。

1) 在 10 岁前,定期皮肤科就诊,每年 1 次,首次诊断出 BCC 后增加就诊频率。基底细胞癌更多地出现在阳光照射的皮肤部位,而较少出现在皮肤颜色较浅的部位。建议尽量使用物理防晒方式(如遮阳伞、帽子等)避免阳光直射。对于采取严格防晒措施的 Gorlin 综合征患者,维生素 D 缺乏的风险增加,可能需要予以补充。尽量避免(但不是禁止)放射治疗,因为多数患者在治疗过程中会出现更多的皮肤损害。

2) 7 岁起要检测是否有上下颌的牙源性角化囊肿;自 8 岁起,每 12~18 个月进行 1 次口腔检查(必要时同时行颌部 X 线检查);在 18 岁前进行卵巢超声检查。

3) 若有异常的神经系统检查结果、头围改变或其他异常体征或症状,则进行髓母细胞瘤的影像学筛查。

(2) *SUFU* 基因突变携带者:发生髓母细胞瘤的风险较高。

1) 与 *PTCH1* 基因突变携带者一样,但不进行颌部 X 线片检查,因为尚无角化囊肿的报道。

2) 加强髓母细胞瘤筛查。考虑每 4 个月 1 次脑部 MRI 检查,直至 3 岁,然后每 6 个月 1 次脑部 MRI,直至 5 岁(避免 CT 检查,因其可能增加患基底细胞癌的风险)。

3) 儿童患者也应常规进行发育筛查,包括视力、听力和语言能力等方面。对于未通过常规筛查的患者,应进行进一步评估。

知 识 拓 展

基底细胞癌的危险因素

日光暴露是一般人群最重要的 BCC 环境因素,但日光暴露与 Gorlin 综合征患者发生 BCC 之间的关系尚不清楚。族群也是影响 Gorlin 综合征患者 BCC 数量的公认因素,肤色较深者的 BCC 数量更少,但造成 BCC 数量差异的原因仍未知。

BCC 广泛分布于各部位,这提示日晒可能不是患者发生 BCC 的关键因素。然而,观察发现频繁日晒区域存在更多的肿瘤,这提示日晒能促使 Gorlin 综合征患者发生 BCC。研究发现,与 BCC 数量较多者的肿瘤相比,BCC 数量较少者的肿瘤更少发生体细胞紫外标签突变(ultraviolet-signature mutation),该结果支持 Gorlin 综合征患者的 BCC 发病涉及日晒因素。

Gorlin 综合征患者对电离辐射的作用特别敏感,受累患者的照射野内发生多个 BCC 已有较明确的报道。经照射过的 Gorlin 综合征患者细胞内 DNA 合成被异常诱导,这种异常可能为有过电离辐射暴露的 Gorlin 综合征患者发生肿瘤提供必要的后续突变。因此,Gorlin 综合征患者通常需要避免放疗。

Note:

学科前沿

局部晚期和转移性 BCC 的药物治疗

维莫德吉（vismodegib）是一种口服小分子 SMO 抑制剂，可阻断 SHH 通路的激活，这种新疗法适合转移性病变或局部治疗不再有效的患者。一项纳入 41 例 Gorlin 综合征患者的随机试验发现，在减缓 BCC 生长速度和减少肿瘤负荷方面，维莫德吉比安慰剂更有效。与接受安慰剂的患者相比，接受维莫德吉的患者肿瘤体积缩小更多，部分患者达到完全缓解。维莫德吉的不良反应包括味觉丧失、肌肉痛性痉挛、脱毛发和体重减轻。此外，部分患者出现停药后肿瘤继续生长，发生原因尚不清楚。

索尼德吉（sonidegib）是 HH 通路的抑制剂，一项随机试验对外用索尼德吉进行了评估，试验证明该药在 Gorlin 综合征的 BBC 中也存在一定缓解作用。

目前，需要更多研究确定维莫德吉或索尼德吉等药物是否有可能真正治愈 Gorlin 综合征患者的 BCC，并确定最佳的药物治疗方案。

（常 颖）

第六节　多发性内分泌肿瘤

 ———————————————— 导入情景与思考 ————————————————

患者男性，34 岁，因"体检发现甲状腺结节 10d"入院。既往体健，家族史：父母体健，无类似病史。查体：身高 170cm，体重 51kg，形体消瘦，四肢细长。双唇肥大外翻，舌尖可见大小不等粟粒状结节，无触痛，下眼睑肥厚。可触及双侧甲状腺肿块：右侧 4.5cm×2.0cm，左侧 2.0cm×1.5cm，质地中等，无触痛，边界尚清楚，随吞咽活动。肠鸣音正常。追问病史，患者自幼眼睛干涩，哭时无泪；近几年逐渐出现双唇肥厚和类马方综合征体型；无多汗、心悸，二便次数正常。入院后，检测血清基础降钙素 >2 000ng/L（正常参考值：男 <8.4ng/L）；血清甲状腺功能、甲状旁腺激素、血 / 尿儿茶酚胺、血钙和血磷检测均无异常。甲状腺彩超：双侧甲状腺多发性结节，左侧较大为 2.1cm×2.0cm×1.5cm，右侧较大为 4.5cm×2.5cm×2.5cm，内均可见沙砾样强回声光斑，左下颈、右中下颈部淋巴结肿大。CT 扫描检查示：双侧甲状腺见多发低密度结节灶，大者位于右侧，两侧颈鞘旁、右侧咽旁间隙及下颈部气管前见多枚肿大淋巴结影，未见甲状旁腺增生或肿大。肾上腺彩超未见明显占位病变。临床诊断：恶性甲状腺肿瘤伴双侧颈部淋巴结转移。入院后 7d 于全麻下行甲状腺手术，术中发现甲状腺肿瘤与右侧喉返神经粘连，遂先行右甲状腺全切 + 右侧颈淋巴结清扫术；于 2 个月后再次于全麻下行左甲状腺癌根治术 + 左颈部淋巴结清扫，术后病理诊断：双侧甲状腺髓样癌伴双侧颈部淋巴结转移 [T4 aN1bM0（IVA）]。

请思考：

1. 该患者最可能的护理诊断是什么？

2. 如何进行后续护理？

3. 针对该患者，下一步对其家庭成员的护理目标是什么？

多发性内分泌肿瘤（multiple endocrine neoplasia，MEN）是一组导致内分泌激素紊乱的疾病，临床表现多样，主要分型包括 1 型（MEN1）、2 型（MEN2）和 4 型（MEN4），以 MEN1 和 MEN2 常见。这些分型间的区别在于所涉及的基因、激素及症状等，现 MEN2 多特指 MEN2A 型，MEN2B 型被称为 MEN3。MEN1 是由于生殖细胞 *MEN1* 基因失活突变引起的，典型特征为甲状旁腺、垂体及胰岛细胞易发生肿瘤。MEN2 是由于生殖细胞原癌基因 *RET* 激活突变而导致的病变,典型特征为甲状腺髓样癌、嗜铬细胞瘤及甲状旁腺增生。MEN4 是近年来新发现的分型,是由于胚系 *CDKN1B* 突变引起的 MEN1 样疾病。虽然多发性内分泌肿瘤比较罕见,但识别出该病是治疗患者及评估其家庭成员的关键。

【临床表现】

1. **多发性内分泌肿瘤 1 型**　MEN1 比较罕见,是由于生殖细胞 *MEN1* 基因失活突变引起的一种常染色体显性遗传病。*MEN1* 是肿瘤抑制基因,编码 Menin 核蛋白。MEN1 典型特征为甲状旁腺、垂体前叶及胃 - 肠 - 胰腺的肿瘤。患病率约为 1/30 000,在某些特定疾病的人群中有所增加,如甲状旁腺腺瘤、胃泌素瘤和垂体腺瘤的患者中,MEN1 的比例分别为 1%~18%、16%~38% 和小于 3%。其他相关的肿瘤包括胸腺或支气管类癌肿瘤、肾上腺皮质腺瘤、脂肪瘤、血管纤维瘤、胶原瘤等。MEN1 导致死亡的主要原因是胰岛细胞肿瘤和恶性胸腺类癌。

(1) 甲状旁腺肿瘤:常为多发性,病理上表现为多个甲状旁腺增生,引起原发性甲状旁腺功能亢进症,为 MEN1 最常见且最早出现的症状。起病较早,到 40~50 岁时的外显率几乎为 100%。但大多数患者无症状,可根据高钙血症及血清甲状旁腺激素(parathyroid hormone,PTH)浓度升高做出甲状旁腺功能亢进症的生化诊断。临床表现包括骨痛、骨折、肾结石和高钙血症的症状(如多尿、烦渴、便秘等)。

与普通散发性患者相比,家族性 MEN1 甲状旁腺功能亢进存在许多不同的特征:

1) 男女患者比例均等,而散发性以女性居多。

2) 常在 10~39 岁发生,较散发性发病早约 20 年。

3) 多发性腺疾病是 MEN1 的典型特征,只要时间足够,可能所有腺体都会发生病变。相比之下,80%~85% 的散发性患者不合并其他内分泌腺肿瘤。

4) 行甲状旁腺次全切除术后,典型 MEN1 患者复发甲状旁腺功能亢进症的风险较高。

(2) 垂体肿瘤:30% 的 MEN1 患者会发生垂体腺瘤,最常见类型为催乳素瘤,其他类型包括:生长激素腺瘤、促肾上腺皮质激素腺瘤和无功能瘤等。垂体腺瘤的表型多变,催乳素瘤可引起高催乳素血症,导致性腺功能减退;生长激素腺瘤引起肢端肥大症;促肾上腺皮质激素腺瘤通常引起库欣综合征等。临床上也可出现同时分泌催乳素和生长激素的混合腺瘤,导致与两种激素相关的临床综合征。其他混合细胞腺瘤,涉及多种激素细胞的组合,但并不常见。

(3) 胃 - 肠 - 胰腺瘤:约 1/3 的 MEN1 患者存在胃 - 肠 - 胰腺内分泌细胞肿瘤,以胃泌素瘤和胰岛素瘤多见,也可见舒血管肠肽瘤和胰高血糖素瘤。

1) 胃泌素瘤:以十二指肠胃泌素瘤多见,腹痛和慢性腹泻是最常见的症状。诊断依据为同时存在高胃泌素血症及高胃酸分泌。消化内镜检查可见多发性消化性溃疡。如同时存在甲状旁腺功能亢进引起的高钙血症,可显著加重胃泌素瘤的症状,甲状旁腺切除术可以降低胃泌素水平。

2) 胰岛素瘤:通常较小、可能为多发,并且同时伴有其他胃 - 肠 - 胰腺瘤。通常在 10~39 岁发病,比散发性胰岛素瘤的发病年龄更早,后者通常发生在 40 岁以上。典型特征为发作性低血糖、发作时血糖 <2.8mmol/L 及供糖后症状缓解,即 Whipple 三联征。

3) 舒血管肠肽瘤:为分泌血管活性肠肽(vasoactive intestinal polypeptide,VIP)的功能性神经内分泌肿瘤,也称为 VIP 瘤。典型特征为严重水样腹泻、低钾血症和胃酸过少或胃酸缺乏。

4) 胰高血糖素瘤:十分罕见,临床特征不具有特异性,可表现为坏死松解性游走性红斑、体重减轻、糖尿病、慢性腹泻和静脉血栓形成等。

2. **多发性内分泌肿瘤 2 型**　MEN2 的患病率约为 1/30 000,可分为 2 种独立的综合征:2A 型(MEN2A)和 2B 型(MEN2B,现也称为 3 型,MEN3)。MEN2A 较常见,典型特征为嗜铬细胞瘤(pheochromocytoma,PC)、甲状腺髓样癌(medullary carcinoma of thyroid,MTC)和甲状旁腺功能亢进症。MEN2B 除甲状腺髓样癌及嗜铬细胞瘤外,还可表现为黏膜神经瘤、类马方综合征体型等,而甲状旁腺功能亢进症较为少见。

Note:

随着人们对此疾病的认识,对 MEN2A 进行了新的分类:①经典型 MEN2A,即以嗜铬细胞瘤、甲状腺髓样癌和 / 或合并甲状旁腺功能亢进症为特征;②伴皮肤苔藓淀粉样变(cutaneous lichen amyloidosis, CLA)的 MEN2A;③伴先天性无神经节性巨结肠的 MEN2A;④家族性甲状腺髓样癌(familial medullary thyroid carcinoma,FMTC),即指家族中除甲状腺髓样癌外无嗜铬细胞瘤及甲状旁腺功能亢进症的表现。

(1) 多发性内分泌肿瘤 2A 型

1) 甲状腺髓样癌:起源于甲状腺 C 细胞,最常见的表现是单发性甲状腺结节或头颈部淋巴结肿大。在所有 MTC 中,家族性 MTC 高达 25%。几乎所有 MEN2A 患者均可出现临床显著的 MTC,常在成年早期发病,临床上除符合癌症特点的甲状腺肿大外,还可出现多种临床症候群,如消化道溃疡、腹泻、皮肤潮红、高血压、血降钙素升高等。

2) 嗜铬细胞瘤:约 50% 的 MEN2 患者可发生嗜铬细胞瘤,典型三联征包括:阵发性头痛、发汗和心动过速。平均发病年龄为 25~32 岁,也有患者在 8~12 岁时发病。多发生于双侧肾上腺髓质,转移概率低。嗜铬细胞瘤可引起难治性高血压或者麻醉导致高血压危象,临床应予以重视。

3) 甲状旁腺功能亢进症:发生于 10%~25% 的 MEN2A 患者中,经常无症状或血钙轻度升高。患者切除部分甲状旁腺后,甲状旁腺功能亢进症复发率低于 MEN1,远期结果较好。

4) 其他相关疾病:①皮肤苔藓淀粉样变:在一些家系中证实 CLA 与 MEN2A 相关,表现为鳞状、丘疹性及色素性的皮肤病变,伴瘙痒,位于肩胛间区或四肢伸肌表面,组织学证实存在淀粉样沉积物;②先天性无神经节性巨结肠:也称赫什朋病(Hirschsprung disease,HD),由于远端结肠副交感神经丛缺乏自主神经节细胞,从而导致慢性梗阻和巨结肠。多数 HD 病例是由基因功能缺失性突变、*RET* 单倍剂量不足、多态性和启动子区单倍型引起。

(2) 多发性内分泌肿瘤 2B 型:MEN2B 的典型特征为 MTC 和嗜铬细胞瘤,但无甲状旁腺功能亢进症。几乎所有患者均可出现 MTC,于儿童早期发病且侵袭性更强,手术效果较差。约 50% 的 MEN2B 患者可发生嗜铬细胞瘤。其他临床表现包括常累及唇和舌的黏膜神经瘤、小肠神经节细胞瘤及结肠功能紊乱(包括慢性便秘和巨结肠)。MEN2B 患者也存在发育异常,例如上 / 下身比例减小、骨骼变形(脊柱前凸、侧凸或后凸)、关节松弛、类马方综合征体型及角膜神经髓鞘化。与马方综合征患者不同,MEN2B 患者无晶状体异位或主动脉异常。

【诊断】

1. 临床诊断　根据不同内分泌腺肿瘤的发生,结合相应的肿瘤基因检测进行诊断。

(1) MEN1 诊断标准:符合以下任一标准即可诊断 MEN1。

1) 存在 2 种或 2 种以上主要的 MEN1 肿瘤类型(甲状旁腺肿瘤、垂体肿瘤和胰岛细胞肿瘤)。

2) 存在一级亲属诊断为 MEN,且发生一种 MEN1 相关性肿瘤。

3) 尚未出现肿瘤相关的血清生化异常或放射学异常的无症状家族成员,分子遗传学检测出 *MEN1* 基因胚系突变。

(2) MEN2 诊断标准:对于任何存在 MTC 或嗜铬细胞瘤的患者,应怀疑 MEN2,尤其是当肿瘤在较年轻时发生、为多中心性或多名家族成员受累时。根据典型临床表现、家族史和基因检测可诊断 MEN2。

1) 对于存在 1 个或 2 个典型临床表现的先证者,得出 MEN2 的诊断需发现 *RET* 胚系突变或在其他一级亲属中发现存在 MEN2 的临床表现。

2) 对于无常染色体显性家族性遗传模式或 *RET* 突变的患者:①临床诊断为 MEN2A 需至少满足如下 3 项典型临床表现中的 2 项:MTC、嗜铬细胞瘤、甲状旁腺功能亢进症;②临床诊断为 MEN2B 需满足 MEN2B 的大部分典型临床表现:MTC、嗜铬细胞瘤、黏膜神经瘤、类马方综合征体型、小肠神经节细胞瘤、角膜神经髓鞘化等。

3) 针对 MEN2A 中 FMTC 亚型的诊断:在无嗜铬细胞瘤或甲状旁腺功能亢进症的 MTC 家族或单个 MTC 个体中存在 *RET* 胚系突变。在较小的家系中,可能很难区分 FMTC 型 MEN2A 和经典型

MEN2A,因而为避免漏诊嗜铬细胞瘤,确诊 FMTC 需满足如下严格标准:①家族中有 10 个以上基因突变携带者;②家族中多个携带者或患者大于 50 岁;③有充分的病史(尤其对于年龄较大的家族成员)。

2. 辅助检查

(1) 基因检测:推荐对以下人群进行 MEN1 基因突变分析:临床 MEN1 先证者、MEN1 基因突变携带者的所有一级亲属以及有疑似或非典型 MEN1 的个体(如多发性甲状旁腺腺瘤、胃泌素瘤或多发性胰腺神经内分泌肿瘤)。对于根据典型的临床症状和家族史而诊断为 MEN2 的患者,评估应包括 RET 突变分析,以识别特定 RET 突变,从而有助于家族筛查。一旦在先证者中发现 RET 胚系突变,应对其一级和二级家族成员进行 RET 突变分析以确定该家族中特定的 RET 突变。之后,该家族中所有其他遗传学状态不明的成员应进行确定性基因型分型。

(2) 其他辅助检查:血液中各种激素浓度测定、血糖水平、血去甲肾上腺素、肾上腺素、降钙素、尿香草扁桃酸等测定,激发试验,影像学检查如 X 线、超声、CT 扫描等。

3. 鉴别诊断

(1) 甲状旁腺功能亢进—颌骨肿瘤综合征(hyperparathyroidism-jaw tumor syndrome,HPT-JT):由 HRPT2 基因突变引起的常染色体显性遗传性疾病。表现为甲状旁腺肿瘤和颌骨纤维骨瘤。HPT-JT 综合征患者的多个甲状旁腺肿瘤是非同步发生的,尽管大部分是良性瘤,但这些患者发生甲状旁腺癌的风险增加。

(2) 散发性甲状旁腺癌:通常有 HRPT2 基因突变,多数为体细胞突变,但也有相当一部分患者检测到了 HRPT2 基因的胚系突变,表明其中部分患者可能存在 HPT-JT 综合征或是表型变异者。

(3) Carney 综合征:是一种罕见的多发性肿瘤综合征,包括内分泌瘤(甲状腺、垂体、肾上腺皮质和性腺)、非内分泌瘤(黏液瘤,特别是心房黏液瘤)和神经瘤。典型表现是皮肤色素性病损(多发性蓝痣)。与 PRKRA1 基因突变相关,呈常染色体显性遗传。约 25% 散发病例由新生突变引起。

(4) 甲状腺癌:甲状腺癌约占所有新发恶性肿瘤的 1%,其中 95% 是分化良好的甲状腺癌(偶尔会成为 Cowden 综合征和结直肠家族性腺瘤性息肉病症状的一部分),另有 5% 是甲状腺髓样癌,典型发病年龄为 30~60 岁。

所有 MTC 患者中约 75% 的患者为散发性,散发性患者中约 65% 的患者可检测到 RET 基因突变。这种突变仅存在于患者的肿瘤细胞中,不具有遗传性。

【护理评估】

1. MEN1

(1) 遗传方式及相关致病基因:MEN1 属常染色体显性遗传病,与 MEN1 基因突变相关。MEN1 基因定位于人染色体的 11q13,主要由 10 个外显子组成,其编码蛋白为 menin,在转录调节、基因组稳定、细胞分裂增殖及细胞周期调控中扮演着重要角色。目前 menin 蛋白的生化和细胞功能在肿瘤发生中的作用途径仍不明确。然而,MEN1 患者中发现的大多数致病性 MEN1 基因突变可能都会破坏 menin 蛋白功能或使其失活,导致细胞失去肿瘤抑制功能。

超过 75% 的无血缘关系 MEN1 家族中检测到 MEN1 基因突变。生殖细胞 MEN1 基因突变后,使个体易发生体细胞突变,发生二次打击,最终 menin 蛋白缺失导致肿瘤的发生。MEN1 胚系突变可发生于整个基因,且不产生紧密的基因型 - 表型关系,甚至在同一家族中,携带相同突变也不一定会有相同的临床表型。自从 1997 年 MEN1 基因被发现以来,已报道 1 000 余种 MEN1 胚系突变和 200 余种 MEN1 体细胞突变,其中大部分为移码突变或无义突变。值得注意的是,5%~25% 的 MEN1 患者可能不存在 MEN1 基因编码区的胚系突变,这些个体可能存在全基因或部分基因缺失及位于启动子等非编码区的突变。

(2) 遗传咨询

1) 风险评估:常染色体显性遗传,后代有 50% 的风险患病或成为携带者。基因型和表型之间的

Note:

关系不明显,携带相同突变的家庭不一定会有相同的临床表型。

2) 外显率:MEN1 有较高的外显率,超过 50% 的患者到 20 岁时即出现症状,到 40 岁时超过 95%。MEN1 患者内分泌肿瘤的发生率较高,外显率超过 90%。

3) 预测性检测:对 MEN1 先证者进行基因检测可为临床诊断提供有用的信息,对于高风险家族成员的预防很有帮助,它能决定哪些家族成员需要进行每年一次的血生化检测,但是并不能改变治疗方案。

(3) 产前诊断:如果已知家族突变,应提供孕 / 产前指导以规避下一代发生相关肿瘤的风险。指导方法包括第三代辅助生殖技术及相关肿瘤基因产前诊断,同时给予伦理学沟通。

2. MEN2

(1) 遗传方式及相关致病基因:常染色体显性遗传,与 *RET* 基因突变相关。*RET* 基因定位于人染色体的 10q11.2,有 21 个外显子,编码酪氨酸激酶受体超家族的跨膜蛋白。*RET* 基因在甲状腺滤泡旁细胞、肾上腺髓质、神经元和其他组织中表达。甲状腺髓样癌诊断与治疗中国专家共识(2020 版):95% 的经典型 MEN2A 患者 *RET* 基因突变在 10 号外显子的第 609、611、618、620 以及 11 号外显子的第 634 密码子;几乎所有 MEN2A 伴 CLA 的患者均携带 *RET* 基因第 634 密码子突变;MEN2A 伴 HD 一般由于 *RET* 基因 10 号外显子突变所致。95% 的 MEN2B 患者携带 *RET* 基因第 16 号外显子 M918T 突变,不足 5% 的患者携带 15 号外显子 A883F 突变。

(2) 遗传咨询

1) 风险评估:常染色体显性遗传,后代有 50% 的风险患病或成为携带者。基因型和表型之间有明显的相关性。MEN2 先证者中新生突变约占 5%,而 MEN2B 先证者中新生突变占 50%。

2) 外显率:MEN2 有较高的外显率,患者到 70 岁时的外显率为 70%。

3) 预测性检测:MEN2 家族中通过筛查进行早期诊断非常重要,识别特定的 *RET* 突变可预测特定表型(发病年龄、MTC 的侵袭性及是否存在其他内分泌肿瘤),对 MEN2 相关肿瘤的监测和管理有指导意义。

(3) 产前诊断:如果家族突变已知,应提供孕 / 产前指导以规避下一代发生相关肿瘤的风险,指导方法包括第三代辅助生殖技术及相关肿瘤基因产前诊断,同时给予伦理学沟通。

【护理措施】

鉴于多发性内分泌肿瘤对多个器官均有影响,因此需要一个多学科医疗团队,手术常为首选的治疗方案。

1. MEN1

(1) 治疗:按照常规治疗方案进行处理,外科手术包括甲状旁腺切除术。质子泵抑制剂或生长激素抑制素类似物可用于除胰岛素瘤外的大多数肠道胰腺内分泌瘤功能亢进症的治疗。胃泌素瘤的外科治疗通常无指征,其他神经内分泌瘤的外科治疗还有争议。

(2) 护理监测 / 管理:对于 MEN1 患者、已知 *MEN1* 基因携带者以及未经基因检测排除风险的家族成员,应筛查其是否存在 MEN1 相关肿瘤,具体如下:

1) 对可由 MEN1 相关肿瘤引起的症状或体征保持临床警觉:包括高钙血症、肾结石、女性闭经和溢乳、肢端肥大症、库欣综合征、消化性溃疡、腹泻及低血糖症状。

2) 关于使用生化和 / 或放射学方法对内分泌性肿瘤进行额外监测方面尚存争议,因为尚无强有力的证据表明它在改善结局方面具有效力。尽管如此,一些已发表的指南建议使用更为积极的筛查策略来筛查 MEN1 相关风险,如:从 5 岁开始,每年常规检测 1 次血清钙、PTH、胃泌素、空腹血糖、胰岛素、胰岛素样生长因子 1、催乳素和嗜铬粒蛋白 A,并持续终身;建议每 1~3 年进行 1 次影像学检查评估肿瘤发生。

2. MEN2

(1) 治疗

1) 甲状腺髓样癌:对于遗传性 MTC 患者,至少实施甲状腺全切除术。对于已知携带 *RET* 突变但无明显临床疾病的患者,应该在 MTC 尚未发生或局限于甲状腺时,实施预防性甲状腺切除术。术前需先排除是否已伴发嗜铬细胞瘤,若同时存在甲状腺髓样癌和嗜铬细胞瘤,则需优先行嗜铬细胞瘤切除术。

2) 嗜铬细胞瘤:双侧嗜铬细胞瘤患者需要接受双侧肾上腺切除术。若为单侧,但家族成员中出现侵袭性非常强的双侧肾上腺髓质病灶,也应考虑双侧肾上腺切除术。其他单侧嗜铬细胞瘤患者大多首选单侧肾上腺切除术。

3) 甲状旁腺功能亢进症:无症状患者可以推迟手术,但需要长期监测有无高钙血症进展、肾损害和骨丢失。上述任意表现均提示病情进展,需要手术干预。有症状的原发性甲状旁腺功能亢进症应行甲状旁腺手术。

(2) 护理监测 / 管理

1) 当已知 *RET* 基因突变时:可根据特定突变及其导致 MTC、嗜铬细胞瘤及甲状旁腺功能亢进症风险的程度,对 MEN2 相关肿瘤进行监测。美国甲状腺学会将突变分为极高危、高危和中危几个等级,对应携带者早年发生局部和远处转移的潜在风险,如下:

① 极高危患 MEN2B 的患者及 *RET* 基因 M918T 密码子突变患者,建议在 1 岁以内行甲状腺切除术;

② 高危 C634 密码子突变患者,建议在 5 岁内实施甲状腺切除术;

③ 中危除 M918T 及 C634 密码子突变之外的其他 *RET* 基因突变患者,满 5 岁后开始接受每半年或一年的体格检查、血清降钙素及颈部超声的筛查,如果出现降钙素升高,则建议手术切除甲状腺。如果患儿家长担心难以做到定期随访,建议患儿 5 岁手术。

对于"极高危""高危"及"中危"患者应分别于 11 岁及 16 岁开始进行每年一次的嗜铬细胞瘤、甲状旁腺功能亢进症的筛查。嗜铬细胞瘤筛查包括:血浆游离型和 24h 尿分馏甲氧基肾上腺素类物质,如果生化检查的结果为阳性,下一步应进行肾上腺 CT 或 MRI 等影像学检查。甲状旁腺功能亢进症筛查包括:血清钙和 PTH 的浓度测定。

2) 当 *RET* 突变的情况未知时:对于拒绝其本人或孩子进行 DNA 分析的亲源关系较近的 MEN2 家族成员,以及符合 MEN2 临床诊断标准,但全 *RETt* 编码区测序结果呈阴性的家族成员,可进行生化检测以检出 MEN2 相关肿瘤。MEN2A 从 5 岁起甚至更早就开始监测,而 MEN2B 从生后 6 个月即开始监测。监测内容包括:

①每 6 个月进行一次临床检查,有无甲状腺髓样癌(颈部包块、腹泻及吞咽困难),嗜铬细胞瘤(高血压、头痛、心悸及发汗)和高钙血症(多尿、烦渴、便秘);②每 6 个月进行一次基础和五肽胃泌素刺激后血清降钙素的浓度测定;③每 6 个月进行一次血浆游离型和 24h 尿分馏甲氧基肾上腺素类物质的浓度测定;④每 6 个月进行一次血清钙和 PTH 的水平测定。

学 科 前 沿

多发性内分泌肿瘤 4 型

胚系 *CDKN1B* 突变引起的 MEN1 样疾病称为 MEN4。于 2006 年首次报道,发现在一个家族中 p27 周期素依赖性激酶(cyclin-dependent kinase, CDK)抑制基因(即 *CDKN1B*)遗传性突变。该家族的先证者因为垂体肿瘤而发生甲状旁腺功能亢进症和肢端肥大症,其父亲患有肢端肥大症,其姐姐患有肾血管平滑肌脂肪瘤。也报道过另外几例 MEN1 的胚系 *CDKN1B* 突变,这些患者的共同特征包括甲状旁腺功能亢进症、库欣综合征、颈部类癌肿瘤、双侧无功能性肾上腺肿瘤及胃泌素瘤。在未检出 MEN1 基因突变的 MEN1 样无血缘关系病例中, MEN4 可能占 1%~2%。这种表型很可能是由 MEN1 以外的基因突变引起,或可能是无重要遗传易感性的散发性肿瘤。无 MEN1 基因突变情况下, *CDKN1B* 或其他 *CDK* 抑制基因突变并仅引起 MEN1 样表型的病例较少,包括散发性或家族性。

Note:

知识拓展

多发性内分泌肿瘤 1 型相关致病基因

存在 MEN1 表型的个体甚至是家族并非都是 *MEN1* 基因突变所致。据报道，至少有 1 个家族有 *MEN1* 的罕见表达，例如甲状旁腺亢进症的发病率低于预期、垂体肿瘤的发病率高于预期，但并不携带位于染色体 11q13 的 *MEN1* 突变而携带其他易感突变。在某些垂体肿瘤合并甲状旁腺肿瘤的病例中，存在胚系 *AIP* 突变、但无 *MEN1* 基因突变。有报道过罕见的拟表型，即 MEN1 家族中的个体最初在发生典型肿瘤（如催乳素瘤）时视为有 MEN1 综合征，但随后的 DNA 检测证实其未遗传到致病突变。

研究发现 MEN1 基因的体细胞突变在经典型非家族性甲状旁腺腺瘤中的比例为 12%~17%，也发生于其他肿瘤中，包括某些散发性胃泌素瘤和胰岛素瘤、散发性肺类癌肿瘤、散发性垂体瘤，进一步支持突变和肿瘤发生的关系。但无论是散发性还是家族性非 MEN1 相关性垂体瘤，大多都无 *MEN1* 突变。

（常　颖）

思 考 题

1. 简述 Cowden 综合征的概念、遗传方式和相关致病基因。
2. 对于年幼 Gorlin 患者（如年龄 <10 岁），如何制订合适的监测方案？
3. 简述多发性内分泌肿瘤的分型、遗传方式和相关致病基因。

URSING

第九章

遗传与优生的发展及应用前景

09章 数字内容

学 习 目 标

知识目标：

1. 掌握常见的临床遗传检测技术及其应用。

2. 熟悉辅助生殖过程中的遗传学筛查；基于遗传因素指导个体化用药。

3. 了解遗传学筛查及诊断技术的发展史及应用前景。

能力目标：

运用遗传学相关知识提供遗传学筛查、产前诊断和辅助生殖等咨询及指导。

素质目标：

尊重孕产妇，利用专业知识解答关于遗传与优生的相关问题，促进优生优育。

遗传与优生的发展伴随着技术的进步。利用遗传学的知识以达到优生的目的是促使技术不断进步的动力。人类在发生、发育和发展过程中,不可避免地受到遗传因素、环境因素和社会因素的影响。遗传基因是决定所有生物一切遗传性状和体型、体质、生物功能等的物质基础。良好的遗传物质是优生的首要条件。为了提高人类的整体素质,达到优生的目的,科学家和医务工作者不断寻求技术进步和创新。

第一节 遗传检测技术的临床应用

遗传病通常可分为单基因病、多基因病、染色体病等。临床遗传检测是指通过血液、体液或其他组织识别染色体、基因或蛋白质变化,检测患者及其家庭成员的遗传性疾病,确认或排除可疑致病基因的一种诊断方法,从而帮助医生、患者及其家庭做出关于医疗保健或生殖问题的决定。通常情况下,进行遗传检测的原因可能是:①在出现症状之前了解是否患有家族遗传病;②了解当前或将来的妊娠潜在的遗传病风险;③对有症状的亲代或子代进行遗传病诊断;④了解并指导求咨者相关疾病的预防或治疗计划。

1953 年,DNA 双螺旋结构的发现使遗传密码得以解开,并开启了分子生物学研究的新时代。紧接着,人类基因组计划的实施与完成加快了这一步伐,人们对基因的挖掘为了解疾病的发生机制提供了有效的研究途径。与此同时,传统意义上,局限于基础科学研究领域的遗传技术也迅速进入临床应用,并帮助临床疾病得以诊断。此后,技术的发展使得临床分子遗传学实践领域更加广泛,从只对高风险患病家庭进行遗传学研究的科学实验,转变为对整个存在遗传风险的人群进行检测。后来,测序技术的发展使得临床遗传检测进入快速发展阶段,而测序技术目前已经应用于多个领域、多种遗传病的检测。

临床遗传检测根据检测方法不同可以分为临床分子遗传学检测、临床细胞遗传学检测和临床生化遗传学检测等。临床分子遗传学检测主要运用聚合酶链式反应(PCR)、染色体微阵列分析、Sanger 测序、二代测序(NGS)等技术手段,研究单个基因或短链 DNA 来确定导致遗传病的变异或突变;临床细胞遗传学检测主要利用染色体核型分析、荧光原位杂交(FISH)、比较基因组杂交(CGH)等技术,分析整条染色体或长链 DNA 是否有较大的遗传变化,如染色体片段的缺失重复等;生化遗传检测主要通过生化指标的检测、代谢组学和蛋白质组学等方法,研究蛋白质的数量或活性水平。目前,各种临床遗传检测技术已经有了良好的检测体系,并广泛应用于新生儿筛查、携带者筛查、疾病诊断等各个临床医学检测领域。

1. 新生儿筛查 在婴儿出生后不久,采取脐血或足跟血,以确定可以在新生儿阶段治疗的遗传病。新生儿遗传性疾病的发生率占出生人口的 1%~2%。目前,已注册的遗传病超过 16 380 种。中国在 1999 年成立了中华预防医学会儿童保健分会新生儿筛查学组,并召开第一届全国新生儿筛查学术交流会,于 2009 年发布了全国新生儿疾病筛查工作规划,目前已建立了一套完整的新生儿筛查技术规范与流程。20 世纪 90 年代,串联质谱(tandem mass spectrometry,MS)检测方法被开发,并应用于新生儿筛查,为遗传代谢类疾病检测提供了有力的技术支持。全国各地区新生儿疾病筛查率从 2008 年的 52% 发展至 2016 年的 98%。

2. 临床疾病诊断 诊断性检测用于识别或排除特定的基因或染色体变化。在许多情况下,当人们身体出现某些体征和症状,从而怀疑患某种疾病时,遗传检测作为一种辅助性技术可以被用来确诊疾病。传统上,临床诊断主要是对单基因病疾病的诊断。随着人类基因组计划的完成和基因组学的不断发展,遗传检测的应用无论在发达国家还是发展中国家都越来越广泛,并很快被应用到各种类型的疾病检测中,如癌症、高血压和其他常见疾病。

3. 携带者检测 始于 1966 年,在希腊地区人群中筛选镰状细胞贫血的致病突变,为后续的筛查行动提供了必要的原则依据,包括针对地中海地区的地中海贫血、德系犹太人群 Tay-Sach 疾病,以及欧洲血统人群囊性纤维化携带者筛查等。

20 世纪 80~90 年代进入了基因和突变快速发现的时代,携带者检测的发展与致病基因的发现及

Note:

遗传检测技术的进步密切相关。在确定致病基因和相关突变之前,携带者检测依赖于生化技术,利用酶活性或底物水平进行测量。随着致病基因和突变的确定,基于分子水平的筛选成为标准。聚合酶链式反应在基因突变的发现,以及当前分子检测方法的发展中发挥了重要作用。全外显子组和全基因组测序技术快速、低成本的发展,大大拓宽了这一领域,使得数千种常染色体和 X 连锁隐性相关的孟德尔遗传病被发现。结合最近在评估人类基因组个体变异方面的进展,这些技术为检测所有已知严重隐性遗传病的人群提供了可能,并已开始广泛用于孕前携带者筛查。

4. 伴随诊断　一种体外诊断技术,它可以确定最有可能从特定治疗产品中获益的患者,或确定因使用特定治疗产品而可能增加严重副作用风险的患者,或监测对特定治疗产品的治疗反应,调整治疗方式,以提高安全性或有效性。伴随诊断是个性化医疗不可缺少的一部分,在疾病领域的应用数量和范围正在迅速增加和拓展。目前,伴随诊断的研究主要集中在肿瘤学和风湿病学等方面。市场上已有的几种伴随诊断方法主要应用于部分恶性肿瘤药物反应检测。

第二节　临床遗传检测技术的发展

一、细胞遗传学技术

临床细胞遗传学是研究染色体及其结构和遗传的学科,被广泛应用于医学实践。显微镜下可见的染色体数目或结构异常(染色体畸变)可导致许多人类疾病,具体见附表四,这类疾病被称为染色体病,如唐氏综合征(DS)、脆性 X 染色体综合征(FXS)、特纳综合征(TS)等。在遗传实验室中评估和检测染色体异常的最常见测试之一是染色体分析,也称为核型分析。分析测试主要用于染色体数目异常(染色体的获得或丢失)和结构异常,例如 DNA 的部分缺失和 / 或重复、平衡易位、罗氏易位、臂内或臂间倒位、平衡或不平衡的插入、等臂染色体和环状染色体。根据检测目的的不同,测试收集的样本可能包括外周血、皮肤成纤维细胞、受孕产物、羊水和绒毛膜绒毛等。目前,无论细胞水平还是基因组水平的染色体分析,在分辨率和精确性上都有了大幅提高,对临床各科染色体病的检测与诊断产生重要影响。G 显带核型分析技术是最常用的临床细胞遗传学分析手段。然而传统的核型分析技术在应用时存在诸多限制,其有限的分辨率、染色体获取的难度,以及依赖于人工判读的特点,使其只能用于识别胎儿染色体非整倍体、多倍体、大片段缺失、重复或染色体结构重排(变异规模≥5~10Mb)等变异。然而,可能会遗漏亚显微缺失或重复、隐秘的重排、整个染色体或细微结构染色体异常的染色体镶嵌现象。由分子遗传突变或环境因素引起的异常将无法通过此方法检测到。尽管有这些限制,染色体分析的主要优势在于它可以在一次测试中对数目和结构异常进行全基因组评估。

二、分子细胞遗传学分析技术

传统的 G 显带技术能够准确地诊断染色体数目异常,但往往不能检出低于 5Mb 的染色体结构畸变。因此,利用克隆的 DNA 探针检测染色体的分子细胞遗传学(molecular cytogenetics)分析技术应运而生,大大提高了染色体病检测的分辨率和准确性。

(一) 荧光原位杂交

20 世纪 80 年代在放射性原位杂交技术基础上发展起来的一种非放射性分子生物学和细胞遗传学结合的新技术,为在细胞遗传学领域引入现代技术铺平了道路。基本原理是如果被检测的染色体或 DNA 纤维切片上的靶 DNA 与所用的核酸探针是同源互补的,两者经变性—退火—复性,即可形成靶 DNA 与核酸探针的杂交体。将核酸探针的某一种核苷酸标记上报告分子如生物素、地高辛,可利用该报告分子与荧光素标记的特异亲和素之间的免疫化学反应,经荧光检测体系在镜下对待测 DNA 进行定性、定量或相对定位分析。具有敏感度高、信号强、背景低、检测快速、可多色标记等优势,并且不用培养细胞,待检材料的选择范围更广,分析周期短,能够快速诊断 13、18、21、X、Y 等染色体的非整倍性异常,有助于解决以核型分析为主的产前诊断服务能力不足、诊断周期长等问题。

目前,FISH技术已经是一个比较成熟的细胞遗传学检测技术,有着广泛的临床应用,包括产前诊断、检测实体瘤,以及基因异常扩增、缺失等。在产前诊断中,FISH技术可用于筛查早期胚胎的染色体核型。目前,FISH探针和应用分为两大类,着丝粒特异性探针(centromere-specific probes)和基因座特异性探针(locus-specific probes)。例如,着丝粒特异性探针用于确定环或标记染色体的起源,基因座特异性探针靶向已知与某些疾病相关的基因组区域。在产前诊断间期或非分裂细胞时,FISH检测可用于快速检测染色体异常。此外,还有端粒探针(telomeric probes)、全染色体涂染探针(whole chromosome painting probes)、交叉核素色带分析(cross-species color banding,RxFISH)、光谱核型分析技术(spectral karyotyping)和多重FISH(multiplex FISH)。

细胞遗传学技术在人类染色体和基因组检测的分辨率,从单倍体组(30亿碱基对)到50~250 000bp的亚显微结构,跨度巨大,在临床上的应用也十分广泛。但FISH检测的信息非常特殊,仅限于与所用探针杂交的基因组区域。根据探针设计的不同,会遗漏单基因点突变、小的插入/缺失,以及基因内串联重复和片段小于30kb的获得或丢失。

(二)染色体拷贝数变异

个体基因组中DNA特定区域的获得或丢失,是遗传变异的重要来源之一。CNV是基因组结构变异的重要组成部分,主要表现为亚显微水平基因组上的微缺失或微重复。与单核苷酸位点变异(SNV)不同,CNV在大小和结构上具有很大差异,其长度从数百万到数千万个核苷酸不等,常常涉及复杂的DNA重排。常见的和罕见的遗传性CNV都与人类的遗传性疾病有关,它们通过改变基因剂量、新的等位基因形成导致的功能获得或功能丧失,以及遗传性抑癌基因的缺失等各种不同机制,从而导致各种疾病的产生,常见染色体微缺失/微重复综合征疾病见附表五。目前,在全基因组范围检测CNV和致病位点的独立筛查,应用于医学遗传学和肿瘤学等各个领域,其检测技术也随着科学技术的发展不断更新。

1. **染色体微阵列分析** 虽然G显带和FISH技术是临床细胞生物学检测的"经典"技术,但由于分辨率有限,还无法在全基因组水平检测基因拷贝数变异,而新技术的出现弥补了这一问题。染色体微阵列分析(CMA)又称为"分子核型分析"能够在全基因组水平进行扫描,可以检测出长度达数十至数百千碱基的CNV,尤其在检测染色体微缺失、微重复上具有突出优势。CMA分析已将诊断率从3%~5%提高到了15%~20%,为许多先前被称为"原因不明"的遗传病提供了答案,从而减少了患者的大量检查工作。迄今为止,与过去已知的少数几个疾病相比,至少有100个因拷贝数变化导致了独特的表型已被鉴定出来。目前有两种CMA技术用于确定基因组亚显微结构的不平衡,包括比较基因组杂交和单核苷酸多态性(SNP)检测,并应用于胚系突变的临床筛查和癌症中的体细胞CNV检测。之后,研究人员又开发了微阵列芯片比较基因组杂交技术(array comparative genome hybridization,aCGH/arrayCGH),将CGH的原理与微阵列的使用相结合,提高分析通量。SNP-array是基于全基因组DNA SNP芯片的CGH。其不仅可以检出CNV,还可用于检测单亲二体(uniparental disomy,UPD)、嵌合体、母源细胞污染等,对于aCGH无法检出的三倍体也可精确反映(表9-1)。

表9-1 array CGH 与 SNP-Array 的比较

array CGH	SNP-array
单次测序约60bp寡核苷酸链	两段20~60bp序列不同的寡核苷酸链
每次杂交需要两种标记的DNA(患者与对照)	只有患者DNA被标记并杂交
分辨率可达寡核苷酸链的长度,覆盖每个外显子	分辨率受SNP的分布限制
无法检测单亲二体和亲缘关系	可以检测亲缘关系和大部分单亲二体

2. **外显子微阵列技术(exon-level microarray)** 微阵列技术可以检测从基因水平到基因组水平的各种变异,外显子微阵列技术就是在外显子水平检测基因突变的一种微阵列检测方法,它填补了

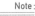
Note:

染色体微阵列和二代测序间过大的分辨率鸿沟。

外显子微阵列分析中需要用到沿整个基因分布的探针,靶向外显子。使用这些探针可以在同一实验中进行基因水平和外显子水平分析。从成熟的转录本(mRNA)回溯至完整基因的各个外显子区段,再对每个区段最特异性的 DNA 片段设计探针。目前,外显子微阵列分析可以用于检测基因可变剪接、单核苷酸多态性、基因突变等,在肿瘤、遗传病诊断上发挥重要作用。

3. 基于二代测序的 CNV 检测　传统的 CNV 检测技术存在许多固有的局限性,二代测序作为一种临床诊断工具的出现,为突变的全面筛查提供了可能,因此,新的基于 NGS 测序的 CNV-Seq 技术得以产生。CNV-Seq 技术可以覆盖到整个基因组,同时可以检测出大于 100kb 的 CNV。同时,CNV-Seq 在建库时操作简单,并能够检测出较低比例(10%)的嵌合体等。虽然有如此多的优点,但是在临床检测发展上,CNV-Seq 技术仍有很多不足。同时,从全基因组的短读长序列数据和靶向 NGS 方法中识别 CNV 也存在高度的技术性与复杂性。有科学家专门将 CNV-Seq 和传统的 aCGH 在技术和原理上做了比较。CNV-Seq 在扩大检测范围的同时,也会产生更多临床意义不明的突变,这为临床医生或遗传咨询行业工作者解读突变的致病性带来了更大的挑战。同时,测序深度、测序质量等因素也会直接影响 CNV 的检出结果。此外,临床上还提出将 SNV 和 CNV 检测同时进行,即整合 WES 和 CNV-Seq 两种技术,为患者提供更大的检测平台。

无论是传统的 CMA 分析,还是新兴的 CNV-Seq 技术,在 CNV 检测上都各有千秋。而对于具体采用哪种检测手段,应根据具体情况具体分析,必要时应同时使用多种技术互相验证,以获得最精准的检测信息,更好地服务于患者乃至整个家庭。基因组微阵列只能检测染色体失衡。这种方法的局限性是无法检测到平衡的重排,包括臂间或臂内倒位、平衡插入、平衡易位和罗伯逊易位。此外,低水平的不平衡重排或非整倍体嵌合体(在细胞群体中少于 10%~20%)、单基因点突变(在群体中导致异常表型的发生率相对较低,少于 1%)、表观遗传修饰以及环境因素对临床表型的贡献无法通过微阵列检测到。因此,该检测方法只是基于个体基因组中拷贝数不存在变化就排除了对疾病的诊断,并且相对昂贵。然而,微阵列由于可及时提供有效的结果,并且其总诊断率估计为 10%~20%,而核型分析或 FISH 为 3%~5%,因此收益大于成本。

三、生化遗传学检测技术

遗传代谢性疾病是一类由代谢相关基因发生突变,导致代谢功能缺陷的疾病,多为单基因遗传病。突变基因编码的多肽或蛋白质都属于维持机体正常代谢所需的酶、受体或载体,这些在代谢通路上发挥功能的蛋白质一旦功能失调,将会导致不同程度的代谢病。目前已命名的遗传代谢性疾病已有 600 余种,其分类包括代谢大分子类疾病(法布里病、戈谢病、庞贝氏病、黏多糖贮积症 I 型等)和代谢小分子类疾病(有机酸、氨基酸、脂肪酸代谢病等)。现代生化分析技术的发展推动了遗传代谢性疾病的筛查、诊断与治疗学的研究(表 9-2)。

表 9-2　常见小分子类代谢病的生化分析

疾病	特殊生化分析诊断
苯丙酮尿症	血苯丙氨酸、尿蝶呤、基因
同型半胱氨酸血症	1 型 - 血蛋氨酸、总同型半胱氨酸 2、3 型 - 血/尿总同型半胱氨酸基因
枫糖尿病	血液氨基酸,尿液有机酸,基因
有机酸尿症	尿有机酸,血液酯酰肉碱,基因
脂肪酸 β 氧化异常	血液酯酰肉碱,脂肪酸,基因
肝豆状核变性、Menkes 病	铜,铜蓝蛋白,基因

Note:

（一）酶学活性检测

可有效检测大分子类遗传代谢病和小分子类遗传代谢病,但是该方法检测的难度系数比较大,并且检测成本也比较高,需要结合遗传学检测结果进行诊断。溶酶体酶、线粒体酶活性检测技术逐步发展,酶替代治疗和分子伴侣治疗亦在不断进步。目前包括线粒体呼吸链酶复合物活性分析、溶酶体相关酶活性分析以及生物素酶活性分析等。

（二）质谱与色谱检测

难度比较低,且检测费用也相对较低。20 世纪 70 年代初期,国际上开始采用气相色谱 - 质谱联用（gas chromatography-mass spectrometry,GC-MS）技术对患者的尿液和血液进行分析,对先天性代谢疾病的诊断进行研究,目前已成为生物质谱分析的典型应用。除 GC-MS 外,液相色谱 - 质谱联用（liquid chromatography-mass spectrometry,LC-MS）技术也是分离分析复杂有机混合物的有效手段,目前广泛应用于新生儿筛查。高效液相色谱（high-pressure liquid chromatography,HPLC）是一种色谱分析技术,常被用于在生理层面诊断血红蛋白病和地中海贫血,因为它可以高效分辨正常和异常的血红蛋白形态。

四、分子遗传学技术

分子遗传学是一门在分子水平上研究生物遗传和变异的遗传学分支学科,主要研究基因的化学本质、功能及变化等,可以深入了解遗传、遗传变异和突变的机制,有助于人们理解和治疗遗传病。常用的基础分子遗传学技术,如 PCR、Southern 杂交等,使科学家们可以更直接、方便、高通量地检测基因结构及变化,大大提高了遗传检测的效率和准确性。本节将主要介绍基于 PCR 和基因组杂交的临床遗传检测技术及应用。

（一）基于 PCR 的诊断技术

一种扩增特定 DNA 片段的分子生物学技术。基本原理类似于 DNA 的天然复制过程。在临床诊断上,可以设计针对致病基因上特定突变的引物,对待诊断的 DNA 样本进行检测,判断患者是否携带某种突变。位点特异性 PCR 技术可以很好地检测目的基因发生的碱基位点突变、插入或缺失。随着高通量测序技术的进步,该技术常用于验证高通量测序发现的致病基因突变;或在临床实验室中快速检测某些已知遗传病的已知基因突变,通过 PCR 扩增,结合 DNA 电泳将 PCR 结果可视化,就可以清楚地检测到是否有缺失的发生。PCR 技术发展至今衍生出许多变体,它们的基本原理相同,仅对引物、酶等的数量或质量进行变化就可以完成多种不同的检测目的,如反转录 PCR（reverse transcription PCR,RT-PCR）、实时定量 PCR（quantitative real-time PCR,qRT-PCR）、多重 PCR（multiplex PCR）等。

反转录 PCR 可以扩增出低拷贝数的 RNA,灵敏度很高,可用于定量监测某个基因的表达量。实时定量 PCR 在临床遗传检测上的应用主要有新生儿筛查、遗传病诊断、肿瘤标志物及肿瘤基因诊断等。三联重复引物 PCR（triplet repeat-primed PCR,TP-PCR）技术是用以诊断超大片段动态突变疾病的一项技术。除重复引物 PCR 技术外,Southern blot 杂交、实时荧光定量 PCR（quantitative fluorescent PCR,QF-PCR）联合微卫星标记连锁分析法等也可用于超大片段动态突变基因检测。多重 PCR 是一种更高效、经济的 PCR 检测方法,还可以提供普通 PCR 无法做到的内部控制,每个扩增子都可以作为其他扩增片段的内部对照。目前,多重 PCR 主要用于多种病原微生物的同时检测,或对某些病原微生物、遗传病及癌基因的分型鉴定。已有文献报道,多重 PCR 系统快速检测儿童血液 7 种常见病原菌感染的应用,通过 16SrDNA 聚合酶链式反应得到儿童血液病原菌感染菌谱,在此基础上筛选出了 7 种常见病原菌,并针对这 7 种常见病原菌建立了一个多重 PCR 系统。

cDNA 探针杂交技术是基于 PCR 反应和核酸分子杂交技术的一项分子生物学检测技术,以 cDNA 作为探针,设计针对某个基因转录区域不同外显子的不同 cDNA 片段,就可以检测整个基因的突变情况,包括插入或缺失等。其操作简便快捷,在临床上常用于携带者筛查以及基因剂量检测。例如,对进行性假肥大性肌营养不良（DMD）致病基因 *DMD* 的突变筛查,*DMD* 基因编码一种抗肌萎缩蛋白(dystrophin),该基因有 79 个外显子,通过 DNA 检测可以发现其中是否有外显子发生重复或缺失。

多重连接探针扩增(MLPA)技术在临床上的应用主要是对遗传病致病基因突变及拷贝数变异的检测,如 *DMD* 基因重复 / 缺失携带者测试,通过毛细管电泳结果峰图显示 DMD 患者或变异携带者在该基因外显子区域的片段缺失情况。

DNA 甲基化(DNA methylation)是一种翻译后修饰,属于表观遗传学的研究内容,在遗传病和肿瘤发生中比较常见。DNA 甲基化分析的方法多种多样,有色谱、质谱、ELISA 及生物信息学分析等。利用这种甲基化分析可以检测由于致病基因启动子区域甲基化变化引起的遗传病,如 Prader-Willi 综合征和 Angelman 综合征。

（二）Southern blot 技术

Southern blot 技术又称 DNA 印迹杂交技术,是一种十分经典的分子生物学检测手段,这一方法结合了 DNA 片段酶切与分子探针杂交技术,被广泛应用于检测基因突变,如缺失、插入、易位等,以及与限制性片段长度多态性(RFLP)结合的检测鉴定中。在临床应用上,Southern blot 是许多单基因遗传病检测的金标准,如脆性 X 染色体综合征、进行性假肥大性肌营养不良等。

（三）限制性酶切片段长度多态性

限制性内切核酸酶是一类来源于细菌的 DNA 酶,可以特异性识别某段 DNA 序列,并在该序列处切断 DNA 双链,它们是分子克隆实验中重要的工具酶,担任“分子剪刀”的角色。由于一种限制性内切核酸酶只能识别一种特定的 DNA 序列作为切割位点,而识别位点上任意一个碱基发生突变都会导致限制性内切核酸酶不能对该处切割,据此原理就可以进行限制性内切核酸酶切割多态性实验。单基因遗传病有一部分是由于基因内部或者调控序列发生了点突变、插入或缺失,可能导致某个限制性内切核酸酶的切割位点发生突变,从而无法切割;用该限制性内切核酸酶同时切割健康人、致病基因携带者和患者的 DNA 样本,在凝胶电泳图上比较三者不同切割片段的长度,以此可以判断未知的 DNA 样本是否含有该突变。

（四）寡核苷酸连接分析技术

寡核苷酸连接分析技术(oligo ligation assay,OLA)是一种用于检测单个核苷酸变化的分子生物学技术,通过设计两种能与靶 DNA 序列精确杂交的寡核苷酸而完成。目前,OLA 技术在检测疟疾、艾滋病患者用药后体内病原体等临床应用上发挥重要作用。

（五）高分辨熔解曲线分析

高分辨熔解曲线分析(high resolution melting curve analysis,HR-MCA)是一种检测 SNP 及基因突变的新技术,以单核苷酸熔解温度不同会形成不同形态熔解曲线为原理,检测敏感性极高,可以检测出单个碱基的差异,具有成本低、通量高、速度快、结果准确、不受检测位点局限等许多优点,真正实现了“闭管操作”。HR-MCA 以其简单、方便、准确等特性被广泛应用于临床检测,包括突变扫描、单核苷酸多态性分析、甲基化研究、遗传病检测、肿瘤易感基因筛查等方面。

（六）可变串联重复序列检测

可变串联重复序列检测(variable number of tandem repeats,VNTR)是在一个染色体位点,一个特定的重复序列在不同的个体中以不同的数量出现,或者在一个二倍体中以不同的数量出现在两个同源染色体中。VNTR 检测包括小卫星 DNA 检测和微卫星 DNA 检测。串联重复序列散布在整个人类基因组中,有些序列只在人类基因组的一个位点发现,对于许多串联重复,重复的数量在个体之间存在差异。VNTR 检测应用于癌症诊断、亲属关系分析(特别是亲子鉴定)和法医鉴定中的 DNA 图谱分析,也被用于基因连锁分析,以定位某种疾病的特定基因或突变。近年来,MSI 被重新认识可作为免疫治疗反应的生物标志物,使 MSI 在遗传和免疫肿瘤学中成为越来越重要的工具。

（七）构象敏感凝胶电泳

构象敏感凝胶电泳(conformation sensitive gel electrophoresis,CSGE)最早由 GangulyA 等人于 1993 年提出,该技术是在一项快速、非放射性、异型双链检测突变筛选方法的研究中发展起来的。该方法依赖于在温和变性条件下,聚丙烯酰胺凝胶电泳过程中,DNA异型双链与同型双链的差异迁移。通过溴化乙啶染色和紫外线照射下的显色,确定异型双链产生异常条带的样本。这些样本随后进行DNA测序,以确定核苷酸变化的性质。

构象敏感凝胶电泳是一种快速筛选方法,最初被用于与胶原蛋白疾病相关的多个基因的分析,并已被证明是分析大范围遗传病的一个高度敏感的工具,目前广泛应用于基因病的突变筛查和单核苷酸多态性的检测,例如,癌症易感基因 *BRCA1* 和 *BRCA2* 的序列变异,以及研究多发性内分泌肿瘤I型中的 *MEN1* 基因等。

(八) 基于DNA测序技术的临床遗传检测

1. Sanger测序及应用 DNA序列测定是诊断已知和未知基因突变最直接、可靠的方法。经典的DNA测序技术称为Sanger测序法,是基因诊断的"金标准"。可用于点突变、小缺失和小插入等的检测,常用于鉴定已知疾病致病基因的定点突变。

2. 二代测序技术及其应用 因一代测序具有一定的局限性,经过不断的技术开发与改进,二代测序技术得以开发。NGS在临床遗传检测上也具有广泛应用,如针对特定类型疾病的多个靶向基因的靶向测序(target sequencing),以疾病为目标的基因组可研究已知的疾病相关基因,具有更大的测序深度(>500倍),可以定制,识别SNP以及在感兴趣的基因中插入/缺失的优势,具有较高的成本效益以及更好的分析灵敏度和特异性;全外显子组测序(WES),包括基因组的所有蛋白质编码区,尽管外显子组仅占整个基因组的1%~2%,但此部分DNA约占迄今已知的致病突变的85%。最近的研究表明,通过WES诊断先前未诊断的罕见疾病的诊断率为20%~25%。当测序深度大于 $50 \times \sim 100 \times$ 时可以用于检测SNP,插入/缺失和结构变异。WES的产前诊断率为20%~30%,这意味着将在大约25%以前未诊断的病例中识别出致病变异。全基因组测序(WGS),覆盖基因组DNA的编码区和非编码区,包括核和线粒体DNA。添加基因组DNA的非编码区可提供有关SNP,插入/缺失和结构变异的信息,这些信息涉及非编码调控RNA,基因表达的调控区(启动子、增强子和沉默子),参与剪接的深度内含子区域等,此测定的测序深度覆盖率大于30倍。NGS还可用于染色体拷贝数变异分析(CNV-Seq)等。随着NGS测序技术的多样化,WES和RNA-Seq结合的技术被越来越多地应用于基因组学,解释疾病的分子机制,并探索个人基因型和表型的相关性。2016年发表在Nature Method上的文章描述了将这种WES和RNA-Seq结合的技术应用于激光捕获食管腺癌组织的现况,并发现了一个高度非整倍体的肿瘤基因组,等位基因特异性表达也相应增加,基于此发现了癌症治疗相关的种系多态性。因此,这种WES和RNA-Seq结合应用于临床诊断与研究的技术,有利于我们更好地对样本数据进一步分析。出生缺陷和主要结构异常的影响占所有妊娠的大约3%。对于许多患有罕见和令人困惑的疾病的新生儿而言,快速诊断至关重要。最近,一项研究开发了一种快速WGS平台,该平台可通过使用能够执行自动表型分析和数据解释的计算机系统在平均约20h的时间内获得完整的基因组测试结果。这不仅用于诊断目的,还可使临床医生能够在胎儿出生后尽快采取挽救生命的干预措施。

这些技术可以帮助临床遗传诊断并解析其致病机制,如检测出基因的单核苷酸位点变异、插入和缺失、拷贝数变异和染色体结构变异,并应用于遗传性疾病检测及癌症诊断中。目前,基因测序可用于超过2 000种疾病的诊断。随着科学技术的进一步发展,测序技术必将为临床遗传检测行业带来巨大便利与帮助。尽管NGS测序是医学遗传实验室中最先进的技术,但它仍然不是一种全面的方法,并且存在很大的局限性。基因组中的多个区域(例如长的重复序列)很难测序或分析。其他局限性包括由于缺乏知识或缺乏相关的功能测试而难以解释新的或罕见的变异体,导致将其报告为临床意义不明确的变异体。许多检测到的变异,包括结构基因和拷贝数变异,都需要通过额外的测试来确认,从而增加了成本,并因此增加了患者和家庭的焦虑感。

3. 第三代测序技术及应用 虽然一代测序和二代测序技术上的某些细节不同,但都包括PCR扩增步骤。随着技术的不断发展,第三代测序技术顺势出现,它可以在不需要模板扩增步骤的情况下对单个DNA分子进行测序,包括单分子实时测序(single-molecule real-time sequencing,SMRT)、

Note:

Heliscope 遗传分析系统,以及 MinION 纳米孔测序平台。目前,第三代测序已应用至多种类型的临床检测中。

(1) 串联重复扩张性疾病检测:目前,串联重复突变可引起超过 40 种神经肌肉性疾病。而采取短读长的测序技术可能不能跨越大多数的串联重复序列,因此,对这些 DNA 元件测序十分困难。鉴于此,长读长的单分子测序技术的产生至关重要。SMRT 测序可进行串联重复扩张性疾病检测,这将会更好地帮助临床诊断串联重复扩张性疾病。

(2) 基于 SMRT 测序的癌症检测:在癌症患者的治疗期间,对可能导致恶性细胞增殖低频突变的监控是非常重要的。SMRT 测序可用于许多其他癌症的检测,例如,癌症患者中 *TP*53 的肿瘤异质性研究等。SMRT 作为第三代测序技术,已逐渐成为目前临床分子诊断中常用的技术手段。除了对串联重复性扩张性疾病和癌症等的检测,SMRT 还广泛应用于甲基化研究、多态性区域位点检测和生殖基因组学等各个方面。

(3) 第四代测序技术及应用:近年来,纳米孔测序技术(nanopore sequencing)正在被市场广泛接受,在病毒病原体快速鉴定、埃博拉病毒检测、食品安全监测、人类基因组测序、植物基因组测序、抗生素耐药性监测、单倍型、分析胎儿 DNA 及临床疾病诊断等方面已经有了广泛的应用。

随着多学科交叉的发展,科学家又结合物理、化学等其他学科知识,研发出新的 DNA 测序技术,如原位 DNA 测序技术。这种技术主要应用于载玻片上组织切片的 mRNA 测序,这种方法需要设计特定的探针,将其与组织切片内的靶 mRNA 分子杂交,然后,扩增产生出 cDNA 用于后续的化学合成测序。目前,这种方法产生的序列读长只有 30~40bp,因此,其发展具有一定的限制。虽然这些新兴的技术还需要更多的时间才能真正服务于科研及临床诊断,但这些技术扩展了人们的思维空间,开拓了将合成材料与生物学实验结合的新思路,这些方法也将继续推动测序技术向着更高效、成本更低、更精准的方向改进与发展。

4. 线粒体疾病临床诊断　线粒体疾病是最常见的遗传代谢性疾病,其病理生理学相对较复杂。在线粒体 DNA(mtDNA)突变的患者中,单个细胞中多个 mtDNA 基因组的存在使遗传和临床表现进一步复杂化,这通常会导致突变型和野生型基因组的混合,称为异质性。目前,人们已发现 200 多种 mtDNA 突变和至少 100 种核基因突变引起的线粒体疾病。线粒体疾病的诊断基于临床检查、生化和组织病理学检查、功能研究和分子遗传学检测。

5. 单细胞测序技术(single cell sequencing,SCS)　SCS 及基于 SCS 的新一代分子诊断技术直到最近才可供临床医生使用。SCS 结合了整个基因组、外显子组、转录组或甲基化组扩增或其他表观基因组特征,以及下一代测序(分别为 scWGS、scWES、scRNA-seq 和 scM-seq)。SCS 可以测量单个细胞中的全基因组信息或任何特定的靶标。SCS 具有高灵敏度,高分辨率,以及对异类、稀有因而有价值的活组织检查的综合分析的独特能力。

单细胞的全基因组测序(scWGS)和单细胞的全外显子组测序(scWES)已经在临床成功地应用于胚胎植入前的遗传评估(通过体外受精产生的)、指导胎儿和癌症患者精确或个性化治疗。scRNA-seq 最近也已在临床中应用,循环肿瘤细胞的 scRNA-seq 用于分析具有化学耐药性的前列腺癌患者。将来,这种策略将对临床实践产生诸多益处。单细胞甲基化测序(scM-seq)仍处于开发阶段,尚无直接临床应用的报道。然而,大量细胞样品中 CpG 甲基化的临床评估正在兴起。鉴于表观遗传学在胚胎发育和许多疾病中巨大而复杂的作用,一旦这项技术得到充分发展,scM-seq 的快速临床应用将随之而来。循环胎儿滋养层细胞(circulating fetal trophoblast cell,CFTC)已经在 NIPT 中使用了一段时间,但近期才出现应用 SCS 或 NGS 技术进行 CFTCs 综合分析的报道,如使用低覆盖率测序分析了单个 CFTC 样品的 CNV。基于全基因组扩增(WGA)的 SCS 方法具有在单个测试中诊断多种遗传缺陷的优势。将 WGA 和 NGS 相结合,从绒毛膜绒毛活检分离的单个细胞中准确诊断出 2 例 21 三体、2 例 18 三体和 1 例 15 三体。基于 PCR 的靶向 SCS 也已应用于 NIPT 中,以分析靶向区域中的已知突变。值得注意的是,目前的一个关键障碍是缺乏一种可靠的方法来分离 NIPT 中具有高质量完整基因

Note:

组的完整单个细胞。最近开发的一种基于子宫颈细胞刷的技术可以完全无创的获取滋养层细胞,并通过单细胞激光辅助显微切割术收集细胞。WGA 后,通过 STR 基因分型确定了细胞起源,并正确鉴定了单基因突变。总体而言,SCS(用于胎儿有核红细胞或胚胎/胎儿细胞)和基于扩增的 NGS(用于 cffDNA 和 cmiRNA)具有高灵敏度,特异性和准确性的优势,优于传统技术。因此,这些强大的技术已开始改变 NIPT 的整体策略,并引发了该领域的快速发展。

【小结】

近十多年来,遗传检测在临床中的应用迅速发展。在细胞学诊断方面,自 1956 年确定人类染色体数目为 46 条以后相当长的一段时间内,遗传检测主要局限于细胞的核型分析。此后,以荧光原位杂交为基础的一些新技术被应用到临床上,但检测通量和范围都具有较大的局限性。21 世纪初,人类基因组测序项目的完成,给以芯片为基础的遗传检测技术带来了革命性的变化,检测芯片技术经过数代改良之后,对基因的缺失和重复在检测分辨力方面有突破性的提高。

在分子诊断方面,早期以靶点检测和单基因检测为主。在人类基因组完成的基础之上,二代测序对多基因乃至整个基因组外显子的检测,极大地提高了临床上对基因突变相关疾病的诊断。在高通量检测方面,趋于全基因组检查,但是由于我们对非编码区序列功能知之甚少,因此,对全基因组检测结果的解读仍然受限于芯片技术和外显子测序所能诊断的疾病。尽管其他的技术,包括甲基化、转录组和蛋白质组的检测起了一些辅助的作用,但这些技术都有各自的局限性。例如,转录组测序局限于基因表达的特定组织,这些组织在临床上往往很难获得,因此,很多罕见疾病的诊断率仍然受到限制。在家族性癌症检查方面,肿瘤组织基因检测已经广泛应用,并用于指导临床用药。新兴的血浆游离 DNA 分析技术将进一步完善,并应用于癌症相关疾病的早期诊断和预后监测。

在生化遗传方面,串联质谱的应用对代谢病的筛查和诊断起了很关键的作用,尤其是在新生儿筛查方面取得了非常大的成功。尽管测序技术的不断改进有取代生化遗传检测的趋势,然而,生化手段作为功能性检测,在相当长的时间内仍然是非常重要的,至少能够弥补基因检测方面的不足。随着新技术的不断应用,孕前携带者筛查可以得到广泛推广,有望降低代谢性疾病的发生率。其中成功的典型例子是地中海贫血携带者筛查的广泛应用,大大减少了地中海贫血患儿的出生。

以长片段和单分子测试为基础的三代测序,对新物种的基因组序列分析起了很重要的作用,而且开始用于一些由于基因结构异常导致的复杂疾病的临床诊断。例如,三代测序已经用于与三核苷酸重复相关的疾病。随着三代测序技术的不断改进,尤其是准确度的提高和成本的降低,在不久的将来,三代测序有望取代二代测序。然而,无论技术如何改进,由于我们人类对基因组的认识还很有限,尤其是对非编码区的功能和三维结构方面。因此,明确基因和疾病之间的关系,无论是单基因或者多基因疾病,在将来相当长的时间内,仍是一个非常重要并需要突破的瓶颈。此外,人类基因组相当一部分的疾病,并不一定是由于 DNA 水平的变化导致的。在人的生长和胚胎发育过程中,很多基因功能可能受到环境因素的影响。例如,在某一个特定时期,基因表达有异常,因而造成和 DNA 水平基因突变相似的临床表现(表型模拟);或者甲基化的修饰影响了基因的表达。然而,在这个特定阶段中,这种基因表达的暂时性和可逆性变化对疾病发展都是至关重要的,在 DNA 水平可能检测不到致病性变化,但是,临床表型可能很相似。这些现象发生的可能作用机制尚需相当长时间加以认识。

从核型分析到染色体微阵列分析,从 Sanger 测序到如今的二代、三代甚至四代测序,临床遗传诊断相关的检测技术层出不穷。临床遗传检测范围也从最开始的单个基因单个位点的检测,发展到如今的整个基因组范围的检测,在突变的检出率上有了显著的提高。然而,遗传性疾病目前的诊断率并没有超过 50%。基于测序的诊断技术虽然可以在整个基因组范围进行检测,但是有的突变位于内含子区域和基因间区,目前,并没有强大的数据库支持分析这部分区域,这为后期的数据解读带来了困难。同时,由于基因在生物体内存在各种各样的修饰,如甲基化修饰等,为诊断带来了显著的挑战。此外,由于某些疾病高度的表型异质性,使得临床遗传病的诊断与分类变得更加复杂。这一切的一切都是因为我们对基因本身、对基因组、对整个生命的了解还不完全。但是,科学技术总会推动着知识的车轮,带我们逐步去探索更多的遗传性疾病,开启临床遗传检测的新篇章。

第三节　产前遗传学筛查及诊断技术的发展和应用

20世纪80年代初期,我国制定了针对35岁以上孕妇开展产前诊断的卫生策略。在血清学与超声筛查方法得到发展后,我国陆续经历了以孕中期血清学筛查、孕早期超声与血清学联合筛查、早中孕期联合筛查为主的产前遗传学筛查模式,并对高危孕妇通过羊膜腔穿刺、羊水细胞培养和染色体核型分析进行产前诊断。在"人类基因组计划"的驱动下,遗传学检测技术尤其是DNA测序技术飞速发展,产前筛查与诊断技术从细胞遗传学领域向分子遗传学领域发生转变,以高通量测序技术为代表的分子遗传学诊断技术大踏步进入今天的产前遗传诊断领域,基于cffDNA的NIPT技术在国际上迅速成为新的产前遗传检测前沿技术。

出生缺陷(birth defect,BD)已逐渐成为我国婴幼儿死亡的首要原因,也是儿童和成人残疾的主要原因。目前认为,35%的出生缺陷由染色体不平衡或基因组拷贝数变异导致,20%由单基因遗传缺陷导致,多因素作用的复杂遗传病导致的出生缺陷占40%,其余5%为特定的环境因素暴露,如药物、感染、酒精、放射线等。遗传学筛查是指在群体中找出高风险个体,筛查报告是患病风险预测,以阳性或阴性表述。遗传学诊断则是确定个体是否患病,报告的形式是正常或异常。

一、传统的遗传学筛查方式

(一) 基于孕妇血清生化指标的产前遗传学筛查

目标疾病是21三体综合征、18三体综合征以及开放性神经管缺陷(ONTD)。通过定量检测孕妇血清中与妊娠有关的生化标记物浓度,对胎儿患有21三体综合征、18三体综合征和ONTD的风险进行筛查评估,从而筛查出需要进步行产前诊断的高风险妊娠。采用的生化标记物有妊娠相关血浆蛋白A(PAPP-A)、甲胎蛋白(AFP)、人绒毛膜促性腺激素(hCG)或游离β-hCG、非结合雌三醇(uE₃)、抑制素A等。这些生化标记物在胎儿为21三体综合征或其他染色体病的孕妇血清中可能有不同程度的升高或降低。

当对不同的筛查模式进行比较时,有较高的检出率和较低的假阳性率的筛查模式被认为是筛查效能高的模式,但筛查模式的检出率和假阳性率是相互关联又连续变化的。血清学产前筛查模式经历了很多发展和变革,检出效率不断上升。但同时应该注意到的是,在检出率不断提高的情况下,一些筛查模式的假阳性率也不断上升(如早中孕期单纯的二次筛查模式),这也意味着更多不必要的有创产前诊断和更多正常胎儿的丢失。所以在选择合适的筛查模式时,一定要将假阳性率控制在合适的范围内。同时,血清学筛查模式高检出率的实现也伴随着筛查成本的巨大提升。此外,整合及序贯筛查需要早中孕期的二次随访,它所带来的医疗资源负担及成本也不应该被忽视,另外,有些孕妇从孕早期开始接受检查,但需等待至孕中期才能获得结果,容易产生焦虑情绪。因此,需要根据筛查人群的就诊孕周、受教育程度、可随访性、医疗保险或支付能力,以及孕妇人群的意愿等多方面因素来选择最适宜的筛查模式。

(二) 基于超声的产前遗传学筛查

约3%的妊娠存在产前超声可发现的胎儿结构异常,大多数情况下胎儿预后不良,且往往表现为一些致死性畸形,如无脑儿、严重脑膨出、严重开放性脊柱裂等。在临床上,首先要排除导致胎儿结构异常的遗传性原因。目前,产前的染色体核型分析和染色体微阵列分析或基于二代测序的基因拷贝数变异检测是对这类胎儿进行遗传学诊断的主要手段。产前超声发现胎儿结构异常者,明确导致异常发生的原因对于判断胎儿预后以及预估下次妊娠此种情况的再发风险具有重要的意义。但大多数胎儿结构异常要在孕中期或孕晚期才能发现,这对于妊娠严重畸形胎儿的孕妇及其家庭造成了沉重的精神压力。

超声软指标(soft sign)指的是一些特殊的超声特征,其意义并不明确,常常为一过性,在孕晚期或出生后不久即自然消退,如NT增厚、轻度侧脑室扩张、脉络丛囊肿、心室内强回声灶、肠道回声增强等,大多数胎儿并无不良结局,但这些软指标的存在与胎儿染色体异常和/或妊娠不良结局之间有一定关联。一般情况下,单独依据某个软指标来对孕妇进行产前诊断会导致不必要的有创操作,但有时高风险胎儿超声检查反而无异常发现,因此,胎儿遗传学的检查尤为重要。

超声在产前遗传筛查中的作用是识别胎儿、胎盘和羊膜异常的筛选工具,为具体产前诊断方法的选择提供依据。目前许多遗传综合征的基因型和表型关系是已知的,对这些遗传病发病模式的了解能够使超声更有效地服务于产前遗传筛查与诊断。

二、遗传病的产前诊断

(一)染色体病的产前诊断

染色体病是一类严重致愚、致残、致死性疾病,对该类疾病目前仍缺乏有效的治疗手段,预防染色体病唯一有效的途径是通过产前筛查、产前诊断、胚胎植入前诊断等手段发现染色体异常胎儿,避免该类患儿的出生。自 20 世纪 70 年代起,我国就开展了胎儿羊水细胞染色体检查,直至今日,其一直是染色体病产前诊断的金标准。胎儿羊水脱落细胞、绒毛细胞和其他组织细胞均可以通过接种、培养、促进增殖等以获得大量处于分裂期的细胞。对培养的分裂中期羊水细胞或绒毛细胞进行分析,是首选的染色体核型分析方法。

虽然染色体核型分析技术是研究染色体病的基础,但其仍存在一些局限性。荧光原位杂交技术是一种将传统的细胞遗传学技术与分子遗传学技术相结合的检测手段,该技术用特定荧光素(如生物素等)标记的 DNA 探针与靶 DNA 进行杂交,在荧光显微镜下观察探针标记的位置。运用不同探针类型,FISH 技术可以检测不同目标。

传统的染色体核型分析技术耗时较长,而间期核 FISH 技术可针对常见染色体非整倍体进行快速产前诊断,适用于一些在孕晚期或因为其他原因需要快速做出产前诊断的孕妇,因此间期核 FISH 技术得到了很多产科医生和细胞遗传工作者的青睐。美国医学遗传学与基因组学学会(American College of Medial Genetics and Genomics,ACMG)声明认为,间期核 FISH 技术对染色体异常的产前筛查和诊断有高敏感性和准确性,可提供非常准确的结果。但间期核 FISH 仅能检测探针覆盖的目标染色体,对于其他染色体非整倍体则无法检测。而且一些特殊的染色体结构异常、环状染色体、标记染色体和嵌合的染色体核型,可通过普通染色体核型分析发现,但通过常规 FISH 技术,即使试验准确度达到 100% 也可能漏掉 25%~30% 的染色体异常。因此 ACMG 认为,胎儿临床管理的最终决定需依据以下三个条件中的任意两条:阳性 FISH 结果、明确的染色体核型分析结果或临床信息一致。

(二)基因组拷贝数变异的产前诊断

CNV 是指至少 1kb 大小的基因组 DNA 片段的拷贝数增加或者减少,主要表现为亚显微水平的缺失和重复,一般无法通过染色体核型分析检测。这类患者的主要临床表现为智力障碍、生长发育迟缓和先天畸形等,对家庭和社会造成了巨大的负担,因此针对这类 CNV 进行及时、准确的产前诊断有利于减少出生缺陷的发生。自 20 世纪末以来,FISH、多重连接探针扩增技术、染色体微阵列分析和高通量测序技术被应用于 CNV。

(三)单基因病的产前诊断

单基因病通常由单个基因的一个或多个核苷酸的替换、插入或缺失引起。对于这类变异,利用聚合酶链式反应扩增的 DNA 片段进行 Sanger 测序是序列变异检测的金标准。若是有明确的检测目标位点,Sanger 测序能相对快速、经济、有效、准确地检测绝大部分点突变、小片段插入与缺失。因此,若孕妇夫妻一方有遗传病家族史或曾生育某种单基因病患儿,并且致病基因与突变位点已明确,可通过 Sanger 测序直接检测胎儿样本有无该突变进行产前诊断。对于特定片段或特定基因外显子的缺失、重复检测,目前多使用前文提到的 MLPA 技术。另外,MLPA 技术可区分仅有单个碱基不同的两个 DNA 片段。除上述情况外,针对表观遗传学异常导致的疾病,还可针对甲基化位点设计特异性探针,运用 MLPA 技术进行甲基化检测,即 MS-MLPA。除上述检测方法外,若超声发现胎儿表型具有高度异质性或提示为某类特定疾病,可使用高通量测序对一组或一类基因进行检测,即基因目标区域(panel),例如,对超声发现肾发育不全或多囊肾的胎儿样本行肾病 panel 检测。对超声发现胎儿表型异常,但诊断不明确或表型复杂、涉及多个器官和系统的情况,可选择全外显子组测序(WES)进行检测。已有越来越多的研究证实 WES 在胎儿产前诊断中的价值,及时的产前诊断可指导有遗传学异常的胎儿进行宫内治疗、制订分娩计划、生后早期治疗以及评估胎儿预后。部分研究显示,产前全外显子组测序的诊断率可高达 50%~80%。建议对于有多发异常的胎儿,若使用针对表型的特定基因检测未能诊断时,可考虑行 WES。今后随着生物信息学发展和分析能力的提高,WES 可能更多地运用于产前诊断,提高产前诊断能力。另外,测序成本的下降使检测方法从产前 WES 逐渐转向全基因组测序,为遗传病的产前诊断领域带来更多的机遇与挑战。

三、基于胎儿游离 DNA 的非侵入性产前遗传学筛查与诊断

由于传统的产前遗传学筛查技术仍存在检出率偏低、假阳性率偏高、风险计算影响因素复杂等问题,有创产前诊断的取样方法伴随一定的流产及感染风险,寻找筛查效率更高、方法更简单和创伤性更小的产前筛查及诊断技术一直是研究的重点。我国遗传学家在针对母血中胎儿游离 DNA 的无创产前检测或称非侵入性产前检测(NIPT)研究领域做出了重要贡献。

(一)非整倍体无创产前检测

常规的 NIPT 可检出常见的 21 三体、18 三体和 13 三体综合征,但仍不能满足临床需要,还有很多严重的遗传性疾病需要被检测出来。为此,研究人员开始将 NIPT 的检测范围扩大至其他染色体非整倍体和 CNV。自 2013 年开始,国外的一些机构开始推行扩大范围的 NIPT。扩展的无创产前检测(non-invasive prenatal testing plus,NIPT-plus)将筛查范围扩大到了染色体非整倍体综合征、>5Mb 的大片段缺失 / 重复综合征以及常见的微缺失 / 微重复综合征,染色体异常的覆盖率可达 80%。研究结果显示 NIPT-plus 不仅保持了针对常见染色体非整倍体高的阳性预测值(positive predictive value,PPV),对常见微缺失 / 微重复综合征也获得了满意的 PPV,其中针对 DiGeorge 综合征的 PPV 高达 93%,Prader-Willi 综合征 /Angelman 综合征和 22q11.22 微重复综合征的 PPV 也分别达到 75% 和 68%。这表明,NIPT-plus 可作为胎儿染色体异常的一线筛查。随着 cffDNA 筛查的广泛应用,国内外相关组织纷纷提出针对其临床应用的行业指南或专家共识,对其临床应用进行规范。

(二)单基因病无创产前检测

借助高通量测序,针对胎儿染色体非整倍体和一些临床意义明确的 CNV 的非侵入性产前检测已经能够在临床上应用,但针对单基因病的无创产前检测仍处在研究当中。由于单基因病种类繁多、遗传方式不同,致病基因的序列特征和突变类型各异,各类单基因病的 NIPT 不能一概而论。在近年的相关研究中,数字 PCR 和高通量测序逐渐成为单基因病 NIPT 的两个主流技术平台。

数字 PCR 被称为第三代 PCR,高精度的优势使数字 PCR 适用于检测母血游离 DNA 中的少量 cffDNA 变异的改变,通过判断胎儿 SNP 分型,实现单基因病致病性点突变的无创产前检测。数字 PCR 的高精度定量能力为母源性游离 DNA 中少量 cffDNA 变异的直接检测提供了良好的技术平台,且相对低廉的成本是其应用于临床的一大优势。然而,数字 PCR 的低通量是一把"双刃剑"虽利于少量临床样本检测的周转,但难以实现大量位点的同时检测,在一定程度上限制了数字 PCR 在单基因病 NIPT 中的进一步发挥。

高通量测序是染色体非整倍体 NIPT 的主流技术平台,也是单基因病 NIPT 技术发展的研究热点。高通量测序由文库制备、测序和数据分析三个主要技术环节构成,在每个环节上均有很大的灵活性和创新空间,可根据不同检测需求选择适宜的文库制备法,施以不等的测序深度,选择不同的分析算法。

尽管基于不同平台的高通量测序技术原理各异,但均能同时分析上百万个位点,这种特性为单基因病 NIPT 提供了新的思路。研究人员利用高通量测序技术开发了胎儿单体型分析方法。相较于数

Note:

字 PCR,高通量测序平台更为普及,技术开发空间更大,研发力量更强。随着测序成本的不断下降,未来可能实现将多种单基因病的 NIPT 与染色体病、基因组病 NIPT 相整合,为孕妇提供更全面的无创产前检测。

当孕妇血浆游离 DNA 中的胎源 DNA 比例或 cffDNA 浓度较低时,可能导致单基因病 NIPT 检测失败或得到假阳性、假阴性的结果,相较于染色体非整倍体和基因组病的 NIPT,单基因病 NIPT 的检测位点更少,更容易受到以上因素的影响。另一方面,由于单基因病科研样本相对较少,难以开展更大规模的临床试验,临床效度评价和质量控制标准相对缺乏。因此,单基因病 NIPT 的广泛临床应用当更加谨慎。

【小结】

自 1990 年人类基因组计划启动以来,胎儿遗传病检测的方法学研究成果层出不穷,产前遗传筛查与诊断模式发生了日新月异的变化。高通量测序技术的进步使产前遗传筛查和诊断方法更加准确、更加灵敏、更加便捷,NIPT 技术为预防出生缺陷拓宽了道路,降低了有创产前诊断的风险,为广大孕妇群体带来了福音,为生命的解码提供了深层信息。虽然目前各项技术仍有其自身的局限性,但产前遗传筛查和诊断的临床与研究工作仍在继续,相信在不久的将来,会有更加精准、全面、早期和无创的产前遗传筛查与诊断新技术服务于大众。

第四节　辅助生殖的遗传把控

人类辅助生殖技术(ART)自 1978 年首次成功实施以来,经过 40 多年的发展,获得了举世瞩目的进步。虽然 ART 的妊娠率近年来得到了很大的提高,但抱婴回家率却仍然徘徊在 30%~40%,可能与子宫内膜环境、胚胎发育潜能、内分泌因素、免疫学因素等诸多因素相关,但越来越多的研究显示生命形成过程中的遗传学因素很可能在其中发挥着重要的作用,因此,遗传学筛查在辅助生殖领域受到越来越多的关注。

一、辅助生殖前相关遗传病的筛查

我国出生缺陷的发生率为 5.6%,预防出生缺陷的三级预防中,最为有效和经济的预防节点在一级预防,即孕前预防。如果在孕前或胚胎植入母体前已获知夫妻双方或胚胎的遗传问题,通过干预手段可有效防止出生缺陷的发生。目前,随着技术的发展和进步,高通量测序技术可满足染色体病和单基因疾病携带者筛查的需求,尤其是在不孕不育和有不良孕产史的人群中,通过 ART,不仅可以满足夫妇双方生育子代的愿望,还可以实现生育健康子代的需求。

(一) 染色体相关遗传病的遗传筛查

人类染色体上的 DNA 序列不断变化,正是这种变化使人类得以适应环境并在适应的过程中不断演化。我们都知道,在细胞分子遗传学层面上存在着大量可识别的遗传变异,包括片段和单核苷酸的变异。随着技术的发展,已经可以发现越来越小的片段。而在 21 世纪前 10 年的科技进步中,科学家们已经认识到染色体变异中存在大量以前未曾检出的中等大小甚至于更小片段的变异,而在这类变异中,增加或减少 DNA 的含量的拷贝数变异(CNV),包括不平衡的结构重排,是发生染色体病综合征最主要的原因,染色体畸变约占出生缺陷遗传学病因的 80% 以上。与染色体病相关的临床表型范围很广,包括多种先天性异常、身体残疾、畸形、发育迟缓、智力障碍、癫痫、自闭症和学习障碍等。目前一般把 CNV 的大小定义在 50bp 以上,小于 50bp 的则称为插入或缺失。

多年来,染色体核型分析技术一直被认为是确诊染色体畸变的“金标准”,因而被广泛应用和接受。但其分辨率较低,无法检出 5Mb 以下的 CNV,且体外培养的过程还有引入变异的风险,因此在临床诊断中也有一定的局限性。另外,还有诸如荧光原位杂交、荧光定量 PCR、多重连接探针扩增等方法在临床染色体病诊断领域应用,这些方法操作简便,特异性高,但却都不能对所有染色体进行全面分析,因此临床应用亦受到限制。随着技术的发展,高分辨率的寡核苷酸和单核苷多态性微阵列技术、高通量测序技术 CNV-Seq 陆续进入临床。这些技术可以分析所有染色体的异常谱,包括在临床具有显著意义的染色体缺失和小于 5Mb 的片段重复或缺失。有数据表明,微阵列技术可以检测到 5%~15% 在核型分析中漏检的染色体异常;而借助高通量测序技术平台可以发现,在核型分析未见异常,但超声提示结构异常的胎儿中,有 6%~79% 存在明确致病或可能致病的 CNV,核型分析与超声均未发现异常的胎儿中有 1%~1.7% 存在明确致病或可能致病的 CNV。目前,芯片基础上的 DNA 微阵列及高通量测序基础上的 CNV-Seq 都已在临床应用,而这种全基因组水平上的 CNV 分析是作为产后智障、自闭症和/或多重先天性异常个体行分子诊断的一级测试。CNV 分析的应用已经发现了人类基因组中广泛存在的拷贝数变异、健康个体的多态性变异和致病性的拷贝数失衡,但这些新发现的变异存在良性 CNV 及未知的新变异,使得临床医生在对这些变异进行临床意义分类时遇到了挑战。因此,ACMG 在 2011 年发布了 CNV 报告与解释的标准和指南,以促进 CNV 结果解释和报告的一致性。我国在近几年也相继发布了高通量测序技术在产前诊断中应用的专家共识。

（二）单基因相关遗传病的遗传筛查

遗传性非综合征的单基因遗传病携带者筛查是孕前和产前预防的重要组成部分。携带者筛查的目的是确定携带遗传致病突变且具有将遗传病传递给后代风险的夫妇,并告知相应风险,请他们做出最有利于自身现实条件及未来生活的选择。传统的携带者筛查通常是针对由于认知和身体残疾或终身医学治疗的需要而显著影响生活质量的疾病,以及在胎儿期、新生儿期或儿童早期发病且有明确表现的疾病。传统筛查疾病种类的确定一方面是基于当时的技术水平,另一方面也与民众的认知和接受程度相关。

目前,高通量基因分析和测序技术已经允许同时有效筛选大量的疾病,这种筛选称为扩展性携带者筛查（expanded carrier screening,ECS）。虽然 ECS 提供了更全面的筛查,但这种技术也对患者管理提出了挑战。扩展性携带者筛查在 2009 年底首次提出,2011 年,首次采用二代测序技术进行了单基因遗传病携带者筛查研究。研究结果显示,对 104 个无关个体进行的 448 种儿童期严重隐性遗传病筛查发现人均携带 2.8 个致病突变;2013 年对 23 453 名个体所做的 ESC 研究发现,24% 的个体至少携带了 96 种严重的隐性遗传病中的 1 种。这些结果都说明了对普通人群进行 ECS 的必要性和可行性。不同种族/民族的疾病类别和发病风险都存在差异,而发病风险的预测与种族间的关系反而不如与检测 panel 中所涉及的疾病种类关系密切。因此,对于不同地区不同国家来讲,行扩展性携带者筛查时,进入筛查范围的遗传病种类至关重要。

对于进入筛查范围的遗传病种类的确定的确是一个极大的挑战。2018 年 5 月,国家卫生健康委员会、科技部、工业和信息化部、国家食品药品监督管理总局及国家中医药管理局等五个部委公布了联合制定的第一批罕见病目录,此目录涉及 121 种疾病,但相关基因则远远多于 121 个,而且有些疾病的分子机制尚不明确,因此在设计扩展性携带者筛查疾病种类时仍需有充分的前瞻性研究提供有力的支持数据。

ECS 要面临的第二个挑战是检测后致病突变的分析。遗传变异致病性的评价是目前临床遗传学领域最为复杂和富有挑战性的工作之一。已知人类种群中存在着巨大的遗传变异数量,而大多数的变异包括非常罕见的变异,不太可能对人类疾病造成实质性的贡献,因此解释这种变异的临床意义目前被公认为是阻碍分子遗传学技术在临床得以进一步应用的主要原因之一。2015 年,ACMG 发布了确定基因变异分类的指南,但并不能解决问题。解释遗传变异的致病性需要评估大量的异质类型的证据,从而得出一个单一的致病性描述,这些证据复杂且有些证据的有效性还存在不确定性;另外,评估变异分类需要进行专业培训,即使是有经验的专业人士也须经过培训,因为在使用遗传资源、评估变异证据及应用 ACMG 指南方面都存在一定的主观性。ACMG 的变异致病性分类指南只是提高实验室变异分类一致性的第一步,要真正做到提高基因变异分类的准确性必须与临床表型、家系信息、相关疾病的基础研究相结合,综合分析才可做到更准确。

Note:

二、辅助生殖过程中的胚胎遗传学筛查

(一) 非整倍体胚胎筛查

胚胎植入前非整倍体检测(PGT-A)主要针对高育龄、反复助孕失败、反复自然流产等患者,进行PGT-A,选择整倍性胚胎植入子宫。

PGT-A最初依赖于荧光原位杂交技术,后来升级为芯片比较基因组杂交(array-CGH)、单核苷酸多态性芯片(SNP array)和高通量测序技术。NGS技术比array-CGH更灵敏,可以检测到亚染色体结构异常和染色体嵌合。不同的NGS平台所检测的染色体嵌合率有差异。随着科技的进步和民众认知水平的提高,大众对PGT-A的接受程度也逐年提高。为了防止PGT-A技术临床过度使用的问题发生,2018年4月,国内专家发布了"胚胎植入前遗传学诊断/筛查技术专家共识",其中对PGT-A的适应证有了明确的描述,即仅针对女方高龄、不明原因反复流产、不明原因反复种植失败及严重畸精子症的患者可实施PGT-A。

研究表明,嵌合性染色体异常和夫妇的年龄没有直接关系,提示嵌合性染色体异常可能是胚胎发育所处的特定阶段的产物,并且可能只是短暂的,并不影响胚胎的活力。由于胚胎嵌合性染色体或亚染色体的变异的风险还未知,所以当有发育潜能好的整倍体胚胎可供移植时,不要考虑移植这些具有发育风险的胚胎。当只有这些具有发育风险的胚胎时,如果要移植这些胚胎,需要患者充分的知情同意。有关囊胚线粒体DNA含量的研究表明,囊胚细胞线粒体DNA的含量与胚胎的整倍性、夫妇年龄或植入潜能均没有统计学意义的关联。延时成像技术(time-lapse imaging)可以观察胚胎的形态动力学,虽不能预测胚胎是否为非整倍体,但可以作为整倍体胚胎发育潜能的一个指标。

另外一个可以评估整倍体胚胎活力的参数是胚胎的转录谱。尽管没有大量的数据,但是利用数字微滴PCR技术检测胚胎多个单细胞中的mRNA以及蛋白表达量的研究有助于评估转录水平的变化对胚胎发育潜力的影响。另外一个不能排除的影响因素是IVF操作对胚胎基因表观遗传学及基因表达的影响,最终可能导致胚胎植入失败或流产。目前,整倍体胚胎植入成功率与母体子宫内膜接受性之间的关系还在随机对照试验研究中。PGT-M联合PGT-A应用在进行单基因病检测的同时检测胚胎的非整倍体异常,可以显著提高临床妊娠率。

(二) 单基因遗传病胚胎植入前筛选

主要针对事先已经明确病因的单基因病患者,在植入前对胚胎进行相应基因检测,选择正常或者不致病胚胎移植。因技术不够实用,在临床上应用较少,在最初的几年里面只有少数的婴儿出生,并且有误诊的病例发生。误诊病例多是由于偏倚扩增或等位基因脱扣(allele drop-out, ADO)导致,亟待开发更可靠的检测手段。

等位基因脱扣的发生受细胞裂解方法、细胞类型和待检测的等位基因位点类型等因素影响。等位基因脱扣易导致误诊,特别是在携带复合杂合突变的胚胎检测中,因而PGT-M检测的可靠性依赖于对等位基因脱扣的发现能力。一种能够检测等位基因脱扣的方法能更好地避免PGT-M中的误诊发生。最初,检测等位基因脱扣发生的方法为在检测的过程中同时检测致病基因两侧的多态性位点,如短串联重复序列(STR)或单核苷面多态性(SNP)位点。同时检测致病基因两侧多个多态性位点可以将误诊率降低甚至降低到零。

近年来,随着全基因组扩增技术在PGT-M中的广泛应用,以及各种类型细胞全基因组扩增产物的高等位基因脱扣率,检测等位基因脱扣的发生变得更加重要。借助于单体型分型,核映射技术可以在不检测致病基因的情况下同时进行PGT-M和PGT-A检测,但不是每个单基因病均可以用核映射技术进行检测,特别是夫妇双方具有血缘关系或者夫妇双方中一方或孩子携带一个新生变异的单基因病。特殊情况下,可以通过极体(母源新生变异)或单精子(父源新生变异)检测确定新生变异所在的等位基因单体型和正常等位基因单体型,用于后续胚胎PGT-M检测。

常见单基因病主要有遗传性耳聋、地中海贫血、进行性假肥大性肌营养不良、脊髓性肌萎缩症、苯

Note:

丙酮尿症、甲基丙二酸血症、白化病、甲型血友病、先天性肾上腺皮质增生等,可以常规进行 PGT-M 检测。一些存在无先兆突发可致死的或无治疗方法的遗传易感性疾病(如乳腺癌等癌症、先天性心脏病等)风险的夫妇,可以针对此类疾病进行遗传咨询,PGI-M 检测可以作为其生育的一个选择,虽然此类选择还存在一定的争议。

（三）染色体结构异常携带者胚胎植入前筛选

主要针对罗伯逊易位、相互易位和倒位等染色体结构重排的患者,可以区分正常胚胎和平衡易位胚胎。PGT-A 和 PGT-SR 联合应用,可改善生殖效率。相互易位携带者夫妇在生育时能正常生育一个孩子的概率很低。染色体相互易位的患者夫妇比罗伯逊易位的夫妇正常生育的概率更低。如果不利用 PGT 技术来检测,染色体相互易位的夫妇可能要用好几年的时间才可能生育一个健康的孩子。PGT-SR 能够区分正常胚胎和平衡易位胚胎,起初利用 FISH 来检测处理后处于染色体中期的第二极体和卵裂球,近来越来越多利用 NGS 技术通过检测染色体断裂点来区分正常胚胎和平衡易位胚胎。利用 PGT-SR 检测后,自然流产率至少下降到了原来的 1/4,临床妊娠率显著提高,抱婴率从 11.5% 提高到 79.4%。PGT-SR 联合 PGT-A 应用更进一步提高了临床妊娠率,降低了自然流产率。

植入前组织相容性抗原检测(preimplantation genetic testing for HLA,PGT-HLA)联合 PGT-M 技术或单独应用,可以预先选择与可通过干细胞(脐血、骨髓等)移植治愈的患者 HLA 匹配的供体胚胎,作为治疗患者(供体胚胎的哥哥或姐姐)相应先天性遗传病如高 IgM 血症、地中海贫血等疾病或者后天获得性疾病(如白血病)的方法。尽管伦理上存在争议,由于与 HLA 配型相符合的供体在家系成员中很难找到,对于需要与 HLA 相符的干细胞移植进行治疗的患者,PGT-HLA 是一种很有吸引力的方案。

由于在 PGT-M 和 PGT-HLA 联合应用中获得的 HLA 配型成功且没有受累单基因病的胚胎少之又少,利用规律成簇间隔短回文重复序列(clustered regularly interspaced short palindromic repeats, CRISPR)科学家可以通过编辑 HLA 匹配胚胎中的受累单基因,为不能再获得足够卵细胞的夫妇提供 HLA 匹配的无单基因病致病胚胎。

PGT 技术从源头上避免了遗传性缺陷胚胎的种植,较传统的产前筛查具有明确的时间优势,避免可能的治疗性引产给母体带来的生理、心理伤害及伦理问题。多组随机对照试验表明,伴随着胚胎囊胚期活检、玻璃化冷冻及 NGS 的应用和非刺激周期胚胎移植,胚胎植入成功率和妊娠成功率显著提高,自然流产率显著下降。PGT 技术有别于传统的产前诊断技术,可以减少或者避免不必要的流产。

如何减少体外操作对胚胎发育潜能的影响,同时提高检测结果的可靠性,仍是 PGT 实验室技术中亟待规范的问题。有可能常规利用胚胎囊胚腔液或胚胎培养液进行无创胚胎植入前遗传学检测,但目前该技术还存在诸多技术局限,无法常规应用于胚胎植入前遗传学检测。

三、辅助生殖过程中的核质置换技术

核质置换技术是指核遗传物质与线粒体遗传物质的相互置换,将供体的细胞核移植至受体去除细胞核的胞质受体中,重新构建卵母细胞或受精卵的技术。核质置换技术可用于线粒体疾病的研究治疗和体细胞核移植(克隆技术)。线粒体疾病是指线粒体基因组和 / 或核基因组突变,导致细胞氧化磷酸化障碍而引起的一类疾病,目前尚无治愈方法。随着辅助生殖技术和现代分子生物学技术的发展,胚胎体外培养、操作及分子诊断技术体系逐渐完善成熟,尤其核质置换技术的出现为早期主动干预线粒体疾病,在生命起始阶段去除突变线粒体 DNA 提供了新路径。体细胞核移植(克隆技术)是目前已知的唯一一种可以高效、快速地使分化的细胞获得全能性的方式。该技术在过去的 60 多年里,对核质关系、细胞分化、细胞多能性、表观遗传学、发育生物学和生殖生物学等方面的研究,以及转化医学和遗传资源保存等方面做出了巨大的贡献。目前该技术还不够成熟,而且也存在伦理争议,因此,该技术应用于临床还有很长的路。

人类卵母细胞以减数分裂的方式复制与发育,在成熟前的生发泡期、第二次减数分裂中期及受精

Note：

后的原核期均可进行核质置换,因此衍生出相应的生发泡移植、纺锤体移植、极体移植、原核移植和体细胞核移植。

　　辅助生殖技术的发展在一定程度上解决了生殖缺陷人群所苦恼的问题,但离"十全十美"还有一定的距离,在许多方面还需要我们从遗传学角度更努力认识生命的形成。并且,如果从胎儿形成和发育的最初阶段探究生殖缺陷的真正由来,可能更为理想。

第五节　遗传因素与个体化用药

　　我们知道每一个个体都有自己的基因型。长期的研究揭示遗传因素是导致药物反应个体化差异的关键因素。此外,药物反应还受到外界环境、患者精神状态、年龄、体重、性别和新陈代谢等诸多因素影响。在药物作用过程中,不同的基因型会导致蛋白活性或表达水平的差异,进而使个体对药物产生不同的反应。基于基因型开展个体化用药可以显著改善与用药相关的问题,包括药物的安全性和有效性。现今的组学研究进展使得人们可以进一步深入了解遗传变异对个体药物反应的重要性,基于基因型进行个体化用药可以显著提高药物疗效,降低用药风险。

一、药效、不良反应与基因的联系

　　遗传和非遗传因素通过调节患者药物疗效和药物毒性的剂量效应曲线来影响个体的药物反应差异。尽管很多非遗传因素包括体重、年龄等也影响药物功效,但是我们现在认识到遗传变异对药物的疗效和毒性可能有更大的影响。

　　药物基因组学是一门研究遗传因素与药物反应相互作用关系的学科,以提高药物疗效、安全性及指导临床合理用药为目标,研究药物效应个体差异的分子基础,并以此指导个体化用药和新药研发。应用药物基因组学的研究成果,我们才能够根据个体基因型的差异快速预测个体对药物的反应,可以说药物基因组学是指导个体化用药的重要科学依据。近年来全基因组关联分析(genome-wide association study,GWAS)和二代测序技术的发展对药物基因组学的发展起到了强有力的推动作用,但由于尚未制定统一的临床应用标准及缺乏大规模的临床实验数据验证,目前已知的药物基因组学的结果中仅部分能在临床治疗中得到应用。

　　遗传变异是导致个体间药物效应差异的根本原因,药物在体内的吸收、分布、代谢和排泄过程相关基因的变异会导致药代动力学的变化,并进而影响体内药物作用。不同个体服用相同药物的效果是不同的,两个体重几乎相同的人在给予相同剂量的药物后,血浆药物浓度水平可能相差1 000倍以上。由于药物治疗一般存在治疗窗,即药物浓度太低不产生治疗效应,而浓度太高则产生难以耐受的毒性,因此我们需要以药物基因组学为依据进行用药指导。近年来,基因检测技术的推广使得基于患者基因型的用药指导逐步走入临床。例如,恶性肿瘤患者通过基因检测进行肿瘤亚型的分析,可以使用针对性的靶向药物进行治疗。个体化用药已成为临床医疗很重要的发展方向,未来我们进入医院的诊疗流程也或许会因此发生改变。研究发现某些罕见基因变异可能与使患者获益的表型相关,这也为新药开发提供了帮助。然而必须承认的是,目前对基因型和表型之间的相关性仍然缺乏全面的认识,这极大地限制了药物基因组学在临床治疗决策中的应用。

　　不仅是药效,基因与药物不良反应也存在密切关系。药物不良反应主要分为A类(剂量相关)反应和B类(特殊)反应,其中A类反应占药物不良反应的大多数,相对比较常见(发病率 >1%),该类不良反应可根据药物药理进行预测,同时药物剂量与其药物代谢动力学密切相关。B类反应无法根据药物药理简单预测,其发生与药物剂量没有明确联系,是相对不常见(发病率 <1%)而患病率和死亡率更高的一类不良反应。B类反应的发生常与免疫遗传因素有关。由免疫引起的不良反应约占所有不良反应的20%,常见的如严重皮肤不良反应、药源性肝损伤及粒细胞缺乏等,都被证明与人类白细胞抗原(HLA)基因具有高度相关性。随着研究进展,学者发现一些抗感染药物和抗肿瘤药物的常见

不良反应也与基因密切相关,如 β- 内酰胺类药物引起的速发型过敏反应被发现与若干炎症通路基因相关。顺铂是作为治疗多种实体瘤非常有效的药物,但顺铂最严重的不良反应之一就是耳毒性。某些基因突变会将这种耳毒性的风险提升 5~10 倍。但这些发现是否可以推广到其他种族或区域人群尚不清楚。此外,研究中的发现在临床诊断的应用也尚不明确。

二、基因检测与癌症个体化医疗

恶性肿瘤是严重威胁人类健康、导致人类死亡率急剧攀升的一大类疾病。全球范围内,越来越多的人受恶性肿瘤的影响,如果不及时干预,任其发展,将会成为危及民众的巨大疾病负担。在过去的 10 余年中,随着医疗水平和诊断能力的提高,恶性肿瘤生存率呈逐渐上升的趋势。目前,我国恶性肿瘤的 5 年相对生存率约为 40.5%,与 10 年前相比提高了 10 个百分点,但与发达国家还有很大差距。我国恶性肿瘤高死亡率的原因可能与早期低诊断率及不同地区非统一临床治疗策略有密切关系。此外,我国正处于癌症由发展中国家谱系向发达国家谱系转型的关键时期,卵巢癌、乳腺癌等癌症负担迅速增加,与感染相关的宫颈癌发病率较高。肿瘤发病多由于相关基因发生突变,从本质上来说是一类由基因变异驱动的疾病。除内在因素外,许多环境因素和感染因素也可能导致基因突变的发生从而导致肿瘤发病,如病毒感染、化学物质接触和辐射等。随着分子生物学和生物信息学的不断发展,基因检测分析肿瘤发病的相关基因突变,以及利用突变信息指导靶向用药已成为近年来肿瘤治疗领域的热点,呈现出蓬勃发展的趋势。多种类型癌症已可通过内分泌治疗、生物治疗和靶向药物治疗等手段达到临床治愈。如今,人类基因组计划基本完成,精准医学飞速发展,分子生物学、生物信息学及计算机科学等多学科开始交叉融合,在这些技术和学科的共同推动下,癌症治疗已进入以基因为导向的个体化医疗新时代。

(一)癌症相关基因检测

在癌症个体化医疗的背景下,特定生物标志物的检测可用于评估恶性肿瘤患者的治疗效果及预后,以及预测哪些患者对某些疗法有最优的治疗反应、可能产生哪些毒副作用。目前,许多癌症相关基因检测项目已被常规应用于临床,不仅能为癌症的分子分型和分子病理诊断提供支持,还能够指导临床化疗方案和靶向治疗方案的选择,评价肿瘤的治疗效果、预后,监控复发及面向健康人群或高风险人群的癌症早期筛查和患病风险评估。

通过核酸原位杂交、基因芯片、二代测序和生物信息学分析等技术手段可以检测恶性肿瘤组织中基因突变的情况,其检测类型可涵盖点突变、缺失、插入、拷贝数变异等常见的基因变异。基因突变检测可辅助疑似癌症患者的临床诊断,帮助分析肿瘤突变特征从而明确患者发病原因和疾病进展。

基因扩增状态及表达水平的检测,同样对临床诊疗具有重要指导作用。*HER2* 基因是目前为止研究相对比较透彻、与乳腺癌显著相关的重要基因之一。*HER2* 基因扩增状态及表达水平的检测是乳腺癌患者制订治疗方案和预后判断的重要指标。*HER2* 基因扩增患者不宜选择他莫昔芬作为内分泌治疗药物,且该类患者对 CMF 化疗方案的反应性低,应采用蒽环类药物治疗方案。靶向药物的选择方面,*HER2* 基因表达水平检测也同样有指导作用。使用曲妥珠单抗治疗乳腺癌时,对于 *HER2* 基因过表达的患者,无论是联合常规化疗还是维持治疗,都能显著改善其生存,使患者受益。此外,*HER2* 基因过表达还可作为重要的临床预后指标之一,主要表现为肿瘤浸润性强、无进展生存期短、预后较差,且患者就诊时肿瘤负荷更大,淋巴结转移概率更高,组织学分级更差,复发的风险更高。

随着基因组学在癌症基因检测应用方面的不断深入,研究者们发现在许多情况下即使没有发生基因突变,DNA 甲基化和组蛋白修饰的改变也可导致基因表达异常和癌症发生,这就将表观遗传学检测引入了癌症个体化医疗的体系内。这种预测的准确性较临床分级、临床分期、患者年龄等其他特征更有效。

(二)癌症个体化医疗进展与挑战

近年来有许多基因组学研究致力于从 NGS 测序结果中筛选基因标记,从而设计出对恶性肿瘤治疗有指导意义的 panel。常规针对癌症的基因检测只能靶向少数几个基因和突变位点,相比之下,通过设计合理的 panel,可以一次性了解患者肿瘤组织中几百个基因的全面信息,检测其中存在的关键遗传变异。肿瘤突变负荷(tumor mutational burden,TMB)是恶性肿瘤从基因组学角度解析的新特征,它与微卫星不稳定性、DNA 复制 / 修复缺陷,以及对 PD-1 和 PD-L1 阻断免疫治疗的反应有关。通过比较 200 多例实体瘤组织中全外显子组测序和 409 个基因的目标区域捕获测序(targeted panel sequencing),这两种方法得到的 TMB 检测结果,发现两种方法检测到的 TMB 值具有显著的相关性,表明 panel 测序所预估的 TMB 值能有效反映实际 WES 检测的 TMB 趋势。全外显子组测序检测 TMB 的费用较为昂贵,在检测 TMB 和癌症相关基因方面,panel 比 WES 更有优势。毫无疑问,癌症相关基因检测 panel 的研发,将成为未来癌症个体化治疗的一个重要组成部分。

个体化医疗与传统化疗不同,需要结合每个患者的自身特点,通过分子靶向药物或特异性抗体,最大限度地提高药物对恶性肿瘤的治疗效果,减少由药物产生的副作用。在临床实践中,个体化医疗的概念是根据复杂的基因组图谱将患者分组到不同的亚群中,对特定的亚群采取特定的治疗方法。基于上述概念,人源肿瘤异种移植(patient-derived tumor xenograft,PDX)模型是一个合适的癌症模型,因为它既保留了单个种瘤的基因组特征,又能代表具有类似遗传概况的一个亚群,PDX 模型甚至可以再现同一肿瘤标本内的异质性(瘤内异质性)。

目前,国内外针对肿瘤患者基因突变靶向治疗的研究,立项众多,已获上市批准的靶向药物达百余种,涉及 20 余种常见癌症。主要针对靶点为受体酪氨酸激酶,如表皮生长因子受体家族、血管内皮生长因子家族、成纤维细胞生长因子家族等,此外,还有 BCR-ABL、丝 / 苏氨酸蛋白激酶、肾素血管紧张素系统等。2019 年,中国国家药监局批准了几款新的小分子类靶向药物的临床试验申请。此外,随着近年免疫治疗的兴起,PD-1/PD-L1 与靶向药物联合使用的尝试也层出不穷,药企先后开展多项联合用药的临床试验,尤其是在联合抗血管内皮生长因子领域。

现阶段经批准用于癌症临床检测的基因组学生物标志物数量还相对较少,且临床前研究中正在探索的药物靶点范围有限,大多数癌症患者仍缺乏可选的靶向治疗方案。此外,癌症发生发展的典型特征是异质性及遗传不稳定性。目前主流的、以单一基因变化为靶点的研发思路必然不具有长期可应用性。再加上癌症发病过程中信号通路变化复杂多样,需要更深入系统的方法去理解这些调节网络的相互作用、交叉反馈模式。近年来生物信息学的发展,使得研究者们不仅能够分析大量肿瘤高通量数据,对单基因功能影响进行预测,对驱动突变和点突变进行分类,对不同分子的调节顺序和互作模式进行推测,而且能够联合治疗相关性的临床特征,多因素权衡后设计临床试验以评估最佳的治疗方案。相信随着多种分子检测及高通量测序技术的发展,以及近年来人工智能等新技术的出现,研究者对癌症检测和治疗靶点进行筛选的效率及准确度会大幅度提升,新癌症基因检测项目和靶向药物的研发速度将不断加快,从而极大地促进癌症个体化医疗的发展及应用,使更多的肿瘤患者从中获益。

【小结】

药物基因组学研究帮助我们了解为什么药物反应会存在个体差异,促使我们去开发出最有效、最安全的药物,并基于此根据个体的基因组特性预测个体对药物的反应,进而确定合适的药物及剂量。近年,基于基因型检测的个体化用药在疾病治疗中已逐渐成为一种强有力的临床策略。随着二代测序技术及各类组学技术的发展,个体化医学面临着新的发展机遇与挑战:一方面,越来越多的个体化医学分子标记物被挖掘和验证,同时药物研发领域中个体化药物所占比例不断增长;另一方面,面对复杂庞大的各类组学数据,系统性分析个体化医学相关分子机制仍面临许多挑战,需要多中心、跨学科、跨领域的合作。为了推动个体化用药领域的发展和应用,当前国内外相继成立了各类组织、协会与联盟,如国际上涌现出了临床药物基因组学实施联盟(Clinical Pharmacogenetics Implementation Consortium,CPIC)、国际遗传药理学倡导组织、国际严重药物不良反应联盟(International Association for Severe Adverse Event Consortium,iSAEC)等机构,国内也陆续成立了中国药理学会药物基因组学专业委员会、中国个体化用药 - 精准医疗科学产业联盟(China Alliance of Personalized & Precision Medicine,CAPPM)等,我们相信在国内外的共同努力下,个体化用药将不断得到推广与应用。

(陈　叙)

Note:

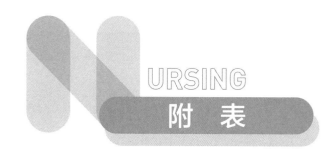

附表一　医学遗传学大事记

年代	里程碑	主要贡献者
1839	细胞学说	Matthias Jakob Schleiden 和 Theodor Schwann
1865	遗传定律	Gregor Mendel
1882	发现染色体	Walther Flemming
1902	发现先天性代谢缺陷病	Archibald Edward Garrod
1903	染色体是遗传物质的载体	Walter Sutton 和 Theodor Boveri
1944	遗传物质的本质 DNA	Oswald Avery
1953	DNA 的双螺旋结构	James Watson 和 Francis Crick
1956	镰状细胞贫血为点突变所致	Vernon M. Ingram
1956	人染色体数目应为 2n=46	Joe HinTjio（蒋有兴）和 Albert Leven
1959	首例染色体病（Down 综合征）	Jérome Lejeune
1960	首次产前筛查性别	Povl Riis and Fritz Fuchs
1960	外周血的染色体分析	Paul Sidney Moorhead
1961	PKU 的新生儿筛查	Robert Guthrie
1961	X 染色体失活现象	Mary Frances Lyon
1961	遗传密码	Marshall W.Nirenberg
1964	产前超声筛查	Ian Donald
1966	首次产前染色体分析	WR Breg 和 MW.Steel
1966	《人类 Mendel 遗传》(MIM)问世	Victor A McKusick
1970	染色体显带技术	T.Caspersson 和 Zech
1975	DNA 测序技术	Frederick Sanger、Walter Gilbert、Allan Maxam

续表

年代	里程碑	主要贡献者
1976	首次 DNA 诊断	Yuet-Wai Kan（简悦威）
1979	体外受精技术（试管婴儿）	Patrick Steptoe 和 Robert Edwards
1982	基因工程生产的胰岛素上市	众多学者
1986	发明 PCR 技术	Kary Mullis
1987	人类染色体连锁图	众多学者
1987	OMIM 诞生	Victor A McKusick
1990	首次基因治疗	French Anderson 和 Michael Blaese
1990	首次成功的 PGD	Alan Handyside，Robert Winston 等
2000	人类基因组序列的框架图	众多学者
2003	人类基因组测序完成	人类基因组测序协作组和 Celera 公司
2007	人类基因组 SNP 图谱公布	国际 HapMap 协作组
2008	对 20 个种族或民族的 1 000 多例个体进行基因组测序的千人计划开始实施	国际千人基因组计划
2010	人类可遗传变异大全出版（可能涉及 95%）	国际千人基因组计划
2012	细胞核的基因重编程	Gurdon 和 Shinya Yamanaka
2013	新一代测序技术用于植入前染色体非整倍体检测	众多学者

附表二　ISCN 制定的核型分析中常用的符号和术语

符号术语	意义	符号术语	意义
A-G	染色体组的名称		
1-22	常染色体序号	+ 或 –	在染色体和组号前面表示染色体或组内染色体增加或减少；在臂或结构后面，表示这个臂或结构的增加或减少
→	从…到…		
/	表示嵌合体染色体		
ace	无着丝粒断片（见 f）		
?	分类或情况不明	mat	母源的
cen	着丝粒	min	微小体
chi	异源嵌合体	mn	众数
:	断裂	mos	嵌合体
::	断裂与重接	p	断臂
ct	染色单体	pat	父源的
del	缺失	ph	费城染色体
der	衍生染色体	pro	近侧
dic	双着丝粒	psu	假

续表

符号术语	意义	符号术语	意义
dir	正位	q	长臂
dis	远侧	qr	四射体
dmin	双微体	r	环状染色体
dup	重复	rep	相互易位
e	交换	rea	重排
end	（核）内复制	rac	重组染色体
f	断片	rob	罗伯逊易位
fem	女性	s	随体
fra	脆性部位	tan	串联易位
g	裂隙	ter	末端
h	次缢痕	tr	三射体
i	等臂染色体	tri	三着丝粒
ins	插入	var	可变区
inv	倒位	mar	标记染色体
mal	男性	—	—

附表三　孕产妇疫苗接种建议

疫苗名称	疫苗类型	妊娠期建议	哺乳期建议
流感疫苗	流感灭活疫苗	可接种	可接种
	流感减毒活疫苗	不建议接种	—
百白破疫苗	破伤风类毒素、减毒白喉类毒素、无细胞百日咳疫苗	可接种	可接种
破伤风类毒素疫苗	破伤风类毒素疫苗	可接种	可接种
麻疹-腮腺炎-风疹疫苗	麻腮风联合减毒活疫苗、麻疹风疹联合减毒活疫苗	禁用，且育龄妇女接种后至少避孕3个月	慎用
水痘减毒活疫苗	水痘减毒活疫苗	禁用，且育龄妇女接种后至少避孕3个月	慎用
乙型脑炎疫苗	乙型脑炎减毒活疫苗	禁用，且育龄妇女接种后至少避孕3个月	慎用
	乙型脑炎灭活细胞	禁用	慎用
脑膜炎球菌疫苗	A群、A群C群、ACYW群脑膜炎球菌多糖疫苗；A群C群脑膜炎球菌多糖结合疫苗	有感染风险时可接种	慎用
肺炎球菌疫苗	23价肺炎球菌多糖疫苗	不应接种	不应接种

续表

疫苗名称	疫苗类型	妊娠期建议	哺乳期建议
人狂犬病疫苗	现代细胞培养和禽胚狂犬病疫苗	慎用,对胎儿不会造成不良影响	慎用
乙型肝炎疫苗	基因重组乙肝疫苗	接种禁忌	—
人乳头瘤病毒疫苗	双价、双价(大肠埃希菌)、四价、九价人乳头瘤病毒疫苗四种	避免接种	慎用

附表四　与产前或产后缺陷相关的异常及其对应的疾病

名称	核型	疾病
21 三体	47,XX,+21 或 47,XY,+21	唐氏综合征
18 三体	47,XX,+18 或 47,XY,+18	爱德华兹综合征
13 三体	47,XX,+13 或 47,XY,+13	帕陶综合征
X 单体	45,X	特纳综合征
XXX	47,XXX	超雌综合征
XXY	47,XXY	克氏综合征
XYY	47,XYY	YY 综合征 / 雅各布综合征

其他胎儿致命性染色体非整倍体疾病类型

1 三体(47,XX,+1 or 47,XY,+1)	Trisomy 2(47,XX,+2 or 47,XY,+2)	Trisomy 3(47,XX,+3 or 47,XY,+3)
4 三体(47,XX,+4 or 47,XY,+4)	Trisomy 5(47,XX,+5 or 47,XY,+5)	Trisomy 6(47,XX,+6 or 47,XY,+6)
7 三体(47,XX,+7 or 47,XY,+7)	Trisomy 8(47,XX,+8 or 47,XY,+8)	Trisomy 9(47,XX,+9 or 47,XY,+9)
10 三体(47,XX,+10 or 47,XY,+10)	Trisomy 11(47,XX,+11 or 47,XY,+11)	Trisomy 12(47,XX,+12 or 47,XY,+12)
14 三体(47,XX,+14 or 47,XY,+14)	Trisomy 15(47,XX,+15 or 47,XY,+15)	Trisomy 16(47,XX,+16 or 47,XY,+16)
17 三体(47,XX,+17 or 47,XY,+17)	Trisomy 19(47,XX,+19 or 47,XY,+19)	Trisomy 20(47,XX,+20 or 47,XY,+20)
Trisomy 22(47,XX,+22 or 47,XY,+22)	Triploidy(69,XXX,XXY or XYY)	Tetraploidy(92,XXXX or XXYY)

附表五　微缺失 / 微重复综合征

微缺失		微重复	
近端 1q21.1	血小板减少伴桡骨缺失综合征(TAR 综合征)		
远端 1q21.1	1q21.1 微缺失(可变表型)	远端 1q21.1 缺失	1q21.1 微重复
3q29	3q29 微缺失	3q29	3q29 微重复(可变表型)
4p16.3	Wolf-Hirschhorn 综合征	4p16.3	4p16.3 微重复综合征
5p15.3	猫叫综合征		
5q35	Sotos 综合征	5q35	5q35 微重复,身材矮小 / 小头畸形
7q11.23	Williams 综合征	7q11.23	7q11.23 微重复,自闭症
8p23.1	8p23.1 微缺失综合征	8p23.1	8p23.1 微重复(可变表型)

续表

微缺失		微重复	
15q11.2q13.1	Prader-Willi 综合征 /Angelman 综合征	15q11.2q13.1	15q11.2q13.1 微重复,对自闭症的敏感性
15q13.2q13.3	15q13.3 微缺失综合征	15q13.2q13.3	15q13.3 微重复综合征(可变表型)
16p13.11	16p13.11 微缺失综合征	16p13.11	16p13.11 微重复(可变表型)
16p11.2	16p11.2 微缺失	16p11.2	16p11.2 微重复(可变表型)
17p13.3	Miller-Dieker 综合征	17p13.3	17p13.3 微重复
17p12	17p12 微缺失综合征	17p12	17p12 微重复综合征
17p11.2	Smith-Magenis 综合征	17p11.2	Potocki‐Lupski 综合征
17q11.2	1 型神经纤维瘤病	17q11.2	17q11.2 微重复(可变表型)
17q12	17q12 微缺失综合征	17q12	17q12 微重复
17q21.31	17q21.31 微缺失 / Koolen-de Vries 综合征	17q21.31	17q21.31 微重复
22q11.2	DiGeorge 综合征 / 心动静脉综合征	22q11.2	22q11.2 微重复(可变表型)

注:从短臂(pter)的开始到长臂(qter)的末尾,按染色体数目和位置列出的已知微缺失和 / 或微重复疾病。

G

H

J

Z

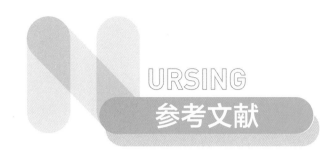

［1］陈立武,王洪波,王敬红.遗传与优生［M］.北京:人民卫生出版社,2019.

［2］刘彩霞,赵扬玉.双胎妊娠［M］.北京:人民卫生出版社,2020.

［3］郑修霞.妇产科护理学［M］.5版.北京:人民卫生出版社,2012.

［4］陈竺,医学遗传学［M］.2版.北京:人民卫生出版社,2005.

［5］刘铭,张开立.临床遗传咨询［M］.北京:人民卫生出版社,2020.

［6］陈雅芳,严碧芳,蒋梅珠.优生咨询与指导［M］.上海:复旦大学出版社,2015.

［7］EVANS DG,OUDIT D,SMITH MJ,et al.First evidence of genotype-phenotype correlations in Gorlin syndrome［J］. J Med Genet,2017,54(8):530-536.

［8］PILARSKI R,BURT R,KOHLMAN W,et al. Cowden syndrome and the PTEN hamartoma tumor syndrome: systematic review and revised diagnostic criteria. J Natl Cancer Inst,2013,105(21):1607-1616.

［9］VERLINSKYY,GINSBERG N,LIFCHEZ A,et al. Analysis of the first polar body: preconception geneticdiagnosis ［J］. Hum Reprod,1990,5(7):826-829.

［10］HANDYSIDE A H. PATTINSON J K,PENKETH R J,et al. Biopsy of human preimplantation embryos andsexing by DNA amplification［J］.Lancet,1989,1(8634):347-349.

［11］THAKKER RV,NEWEY PJ,WALLS GV,et al. Clinical practice guidelines for multiple endocrine neoplasia type 1 (MEN1)［J］. J Clin Endocrinol Metab,2012,97(9):2990-3011.

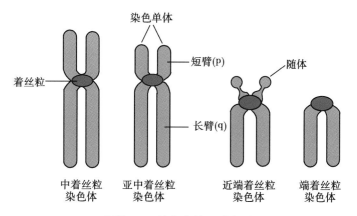

彩图 3-3　染色体的四种类型

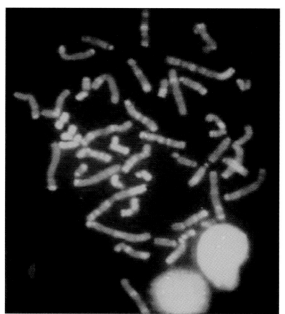

Q 显带

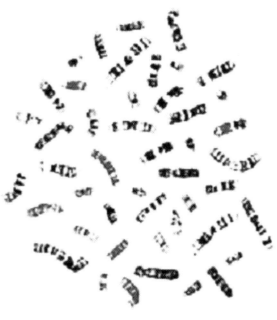

G 显带

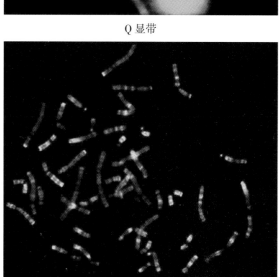

R 显带

彩图 3-5　正常人类染色体的 Q 显带、G 显带和 R 显带

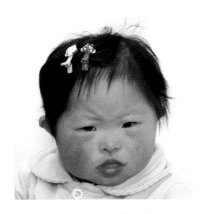

彩图 3-7 Down 综合征患者

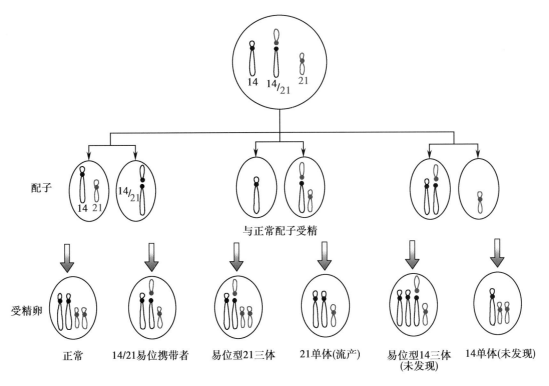

彩图 3-9 14/21 平衡易位携带者减数分裂后形成 6 种可能的配子及其后代核型图解

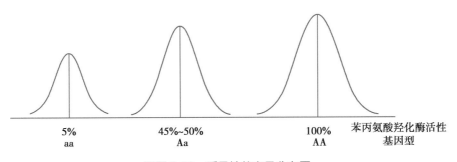

彩图 3-20 质量性状变异分布图

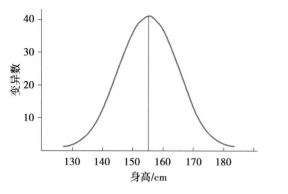

彩图 3-21 数量性状（人身高）变异分布图

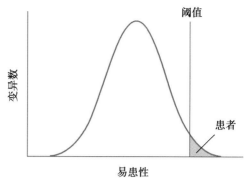

彩图 3-22 群体易患性变异分布图

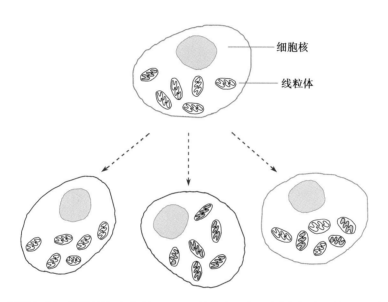

彩图 3-24 野生型和突变型 mtDNA 的分离示意图（涂色部分的为突变型）

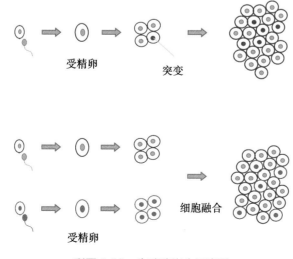

彩图 3-25 生殖腺嵌合示意图

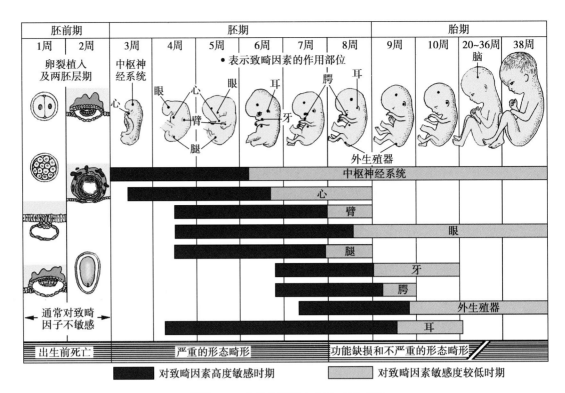

彩图 6-1　人体主要器官的致畸敏感期